国家卫生健康委员会全科医学规划教材

供全科医生学历继续教育、转岗培训、农村订单定向医学生培养使用

全科医学

第3版

主　编　梁万年　路孝琴

副主编　胡丙杰　王荣英

U0284516

人民卫生出版社

·北　京·

图书在版编目（CIP）数据

全科医学 / 梁万年, 路孝琴主编. —3 版. —北京：人民卫生出版社, 2023.5（2024.8 重印）

国家卫生健康委员会全科医学规划教材

ISBN 978-7-117-34299-5

Ⅰ. ①全⋯　Ⅱ. ①梁⋯　②路⋯　Ⅲ. ①家庭医学 – 职业培训 – 教材　Ⅳ. ①R499

中国版本图书馆 CIP 数据核字（2022）第 247752 号

人卫智网	www.ipmph.com	医学教育、学术、考试、健康，购书智慧智能综合服务平台
人卫官网	www.pmph.com	人卫官方资讯发布平台

全 科 医 学
Quanke Yixue
第 3 版

主　　编：梁万年　路孝琴
出版发行：人民卫生出版社（中继线 010-59780011）
地　　址：北京市朝阳区潘家园南里 19 号
邮　　编：100021
E - mail：pmph @ pmph.com
购书热线：010-59787592　010-59787584　010-65264830
印　　刷：天津画中画印刷有限公司
经　　销：新华书店
开　　本：710 × 1000　1/16　印张：21.5
字　　数：471 千字
版　　次：2013 年 5 月第 1 版　2023 年 5 月第 3 版
印　　次：2024 年 8 月第 3 次印刷
标准书号：ISBN 978-7-117-34299-5
定　　价：69.00 元

打击盗版举报电话：010-59787491　E-mail：WQ @ pmph.com
质量问题联系电话：010-59787234　E-mail：zhiliang @ pmph.com
数字融合服务电话：4001118166　E-mail：zengzhi @ pmph.com

编　者（按姓氏笔画排序）

王立成	哈尔滨医科大学附属第一医院
王荣英	河北医科大学第二医院
王戬萌	吉林大学第一医院
刘　颖	浙江大学医学院附属第一医院
齐殿君	中国医科大学附属第一医院
吴亚楠	昆明医科大学第一附属医院
单海燕	中国医科大学附属第一医院
赵亚利	首都医科大学
胡丙杰	广州医科大学
顾申红	海南医学院第一附属医院
梁万年	清华大学
路孝琴	首都医科大学
裴红红	西安交通大学第二附属医院
穆玉明	新疆医科大学第一附属医院

出版说明

为了贯彻落实党的二十大精神，充分发挥教育、科技、人才在全面建设社会主义现代化国家中的基础性、战略性支撑作用，全面推进健康中国建设，加快全科医学人才培养，健全公共卫生体系，加强重大疫情防控救治体系和应急能力建设，加强重大慢性病健康管理，提高基层防病治病和健康管理能力，在对上版教材深入调研和充分论证的基础上，人民卫生出版社组织全国相关领域专家对"全科医学规划教材"进行第三轮修订。

本轮教材的修订和编写特点如下：

1. 旨在为基层培养具有高尚职业道德和良好专业素质，掌握专业知识和技能，能独立开展工作，以人为中心、以维护和促进健康为目标，向个人、家庭与社区居民提供综合性、协调性、连续性的基本医疗卫生服务的合格全科医生。

2. 由国内全科医学领域一线专家编写，编写过程紧紧围绕全科医生培养目标；注重教材编写的"三基""五性""三特定"原则；注重整套教材的整体优化与互补。

3. 为积极应对人口老龄化的国家战略，结合全科医学发展、全科医生能力培养、重大传染病防控等方面的需求，本次修订新增2种教材（社区卫生服务管理、全科老年病临床实践），共计11种教材。

4. 充分发挥富媒体优势，配备数字内容，通过随文二维码形式与纸质内容紧密结合，满足全科医生移动阅读的需求；同时，开发中国医学教育题库子题库——全科医学题库，满足当前全科医生多种途径培养和考核的需求。

5. 可供全科医生学历继续教育、转岗培训、农村订单定向医学生培养等各类全科医生培训使用。

本轮教材修订是在全面实施科教兴国战略、人才强国战略，培养和建设一支满足人民群众健康需求和适应新时代医疗要求的全科医生队伍的背景下组织编写的，力求编写出符合医学教育规律、服务医学教育改革与发展、满足基层工作需要的优秀教材，希望全国广大全科医生在使用过程中提供宝贵意见。

新形态教材使用说明

■ 本套教材以新形态教材形式出版，即融合纸书内容与数字服务的教材，读者阅读纸书的同时可以通过扫描书中二维码阅读电子书。

如何激活电子书？

第①步：扫描封底蓝色二维码

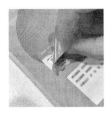

1. 找到图书封底的蓝色二维码贴标
2. 揭开第一层，扫描底层二维码

第②步：微信扫一扫，点击"立即领取"

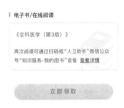

1. 微信"扫一扫"扫描二维码
2. 在新页面点击"立即领取"

第③步：授权并登录

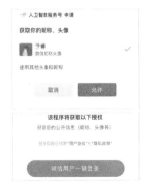

1. 根据页面提示，选择"允许"，允许人卫智数服务号获取相应信息
2. 在新页面点击"微信用户一键登录"
3. 新用户需要输入手机号、验证码进行手机号绑定

第④步：点击"查看"开始阅读

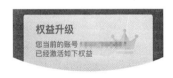
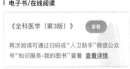

1. 点击"查看"即可阅读电子书
2. 再次阅读电子书可通过"人卫助手"微信公众号、微信小程序、App，在"我的图书"查看

主编简介

梁万年　　　　教授，博士生导师。现任清华大学健康中国研究院院长，万科公共卫生与健康学院常务副院长，万科讲席教授。兼任国家卫生健康委疫情应对处置工作专家组组长，世界卫生组织《国际卫生条例》突发事件委员会委员，清华大学《柳叶刀》"中国健康扶贫"特邀报告专家委员会委员，公共安全科学技术学会公共卫生安全与健康专业委员会主任委员，中国医师协会全科医师分会会长，*Global Transitions*期刊总编辑。曾任首都医科大学副校长、国务院深化医药卫生体制改革工作领导小组办公室专职副主任、国家卫生健康委员会体制改革司司长等职。

路孝琴　　　　教授，博士生导师。现任首都医科大学全科医学与继续教育学院党委书记，全科医学基础与管理学系主任。兼任教育部高等学校医学人文素养与全科医学教学指导委员会副主任委员，中华医学会全科医学分会副主任委员，中国医疗保健国际交流促进会全科医学分会主任委员，中国医师协会全科医生教育培训专家委员会副主任委员，《中华全科医师杂志》《中国全科医学杂志》《医学教育管理》、*Family Medicine and Community Health*等杂志编委。

从事全科医学教学和科研工作至今30年。承担多项省部级及以上课题研究，以第一作者和通信作者发表研究论文70余篇；获教育部教育教学成果奖二等奖1项、中华医学科技奖三等奖1项、北京市教育教学成果一等奖及二等奖各1项。主编或副主编全科医学教材13部。教育部精品资源共享课《全科医学概论》课程负责人，国家级线下一流课程《全科医学概论》负责人。

副主编简介

胡丙杰　　　　　教授，博士生导师。现任广州医科大学党委常委、副校长。兼任中国医师协会全科医师分会副会长，吴阶平医学基金会全科医学部副主任委员，广东省医师协会全科医师分会主任委员，广东省全科医学教育培训中心主任，《全科医学临床与教育》杂志编委。

　　　　　长期从事全科医学教育培训与管理、基层卫生、医疗改革等工作。主编、副主编、副主译全科医学教材与专著5部，获广东省科学技术进步奖一等奖等奖励5项。

王荣英　　　　　教授，博士生导师。现任河北医科大学全科医学院学术副院长，河北医科大学全科医学系副主任，河北医科大学第二医院全科医疗科主任。兼任中国健康管理协会全科与健康医学分会副会长，中国医疗保健国际交流促进会全科医学分会副主任委员，中国医师协会全科医师分会常务委员，海峡两岸医药卫生交流协会全科医学专业委员会常务委员，中华医学会全科医学分会委员，《中国全科医学》《中华全科医师杂志》《中国医药》等杂志编委，《中国毕业后教育杂志》《中国临床案例成果数据库》审稿专家。

前　言

　　全科医学是一门临床二级专业学科，也是世界各国高度重视和着力发展的学科。我国自20世纪80年代后期引入全科医学概念以来，一直致力于全科医学教育体系、全科医疗服务模式和全科医学人才培养模式的研究与实践，并且将全科医学的发展、全科医生的培养和全科医疗的推广上升为国家战略。历经30多年的发展，已经建立了具有中国特色的全科医生培养体系。党的二十大报告进一步提出了推进健康中国建设，发展壮大医疗卫生队伍，把工作重点放在农村和社区，提高基层防病治病和健康管理能力等奋斗目标和要求。为加强全科医生培养，提升全科医生能力与水平，促进全科医生培养"5+3"模式的顺利实施，我们组织了工作在全科医学教学、科研和临床服务一线的专家编写了本书。

　　本书作为国家卫生健康委员会全科医学规划教材第3版系列教材之一，主要目的是使学员了解全科医学学科的性质与特点，掌握全科医疗服务的知识和能力，树立以人为本、以健康为中心的服务理念，同时通过深入接触全科医疗实践，进一步了解全科医生的工作环境和服务内容，增强胜任力、责任感和荣誉感。全书共分十四章。第一至三章主要介绍全科医学、全科医生及全科医疗的基本概念和基本理论；全科医学的发展、全科医生在卫生保健体系中的作用、全科医疗的基本原则；第四至八章重点介绍全科医学的以人为中心、家庭为单位、社区为导向、预防为导向、全科医生的临床思维等核心理论和全科医疗工作方式；第九至十二章从全科医疗角度，重点介绍全科医生在工作中的循证实践、医患沟通、人文伦理及科学研究等知识；第十三至十四章聚焦全科医学教育和全科医生培养，阐述全科医生在我国医疗卫生体系中的作用。本书内容兼顾全科医学基本理论的深度与广度，注重教材知识的系统性和实用性。

　　本教材供"5+3"全科医生规范化培训使用，同时还可以作为"3+2"助理全科医生规范化培训、基层医生全科医学转岗培训及基层专业技术人员学习使用。

　　由于编者水平有限，书中难免存在疏漏和不足之处，恳请各位同道不吝赐教和批评指正。

梁万年　路孝琴

2023年3月

目　录

第一章　全科医学

全科医学（general practice）是20世纪60年代末在欧美兴起的一门综合性的临床医学学科。自学科成立至今，世界上对于该学科的名字有两种称谓：一是在英联邦国家及与英联邦医学教育体系相类似的国家或地区，称其为全科医学；二是在北美等国家及与其医学教育体系相近的地区，称其为家庭医学（family medicine）。在本教材中，我们统称为"全科医学"。与其他专科医学相比，全科医学在疾病预防、提高医疗服务质量、节约医疗成本、满足群众基本医疗保健需求等多方面体现出了巨大的优势，并在医疗卫生保健体系中起着非常重要的作用，引起了各国政府和医学界的高度重视。

全科医学在20世纪80年代末被引入我国大陆。30多年来，全科医学学科的发展经历了从无到有，从概念的认识、理解到概念的传播、人才培养模式和服务模式的探索与尝试，到现在该学科在国家相关政策的支持下发展到了其内涵建设和队伍发展不断规范的新阶段。

本章将从全科医学的概念和基本理论、全科医学发展简史、全科医学学术组织及其主要学术刊物几方面进行阐述。

第一节　全科医学的概念和基本理论

一、全科医学的概念

关于全科医学的定义，目前在世界各地有着不同的界定。

美国家庭医师学会（American Academy of Family Physicians，AAFP）和美国家庭医学专科委员会（American Board of Family Medicine，ABFM）定义：全科医学是为个人和家庭提供连续性和综合性卫生保健的医学专科。它是一个整合了生物医学、临床医学及行为科学于一体的宽广的专业学科，其学科范围涵盖了不同年龄和性别、各个器官系统的各种疾病实体。

AAFP强调家庭医学的主要目的是提供基层卫生保健，其作为医疗保健的一种形式，强调首诊服务针对性的个人化服务，负责对患者的健康问题或疾病进行全方位的协调性治疗、照顾和健康维护。咨询和社区资源的合理利用是有效实施基层保健的一个重要部分。

澳大利亚皇家全科医生学院（Royal Australian College of General Practitioners，RACGP）给全科医学下了这样一个定义：全科医学是卫生保健系统的一个组成部分，它把目前的生物医学、心理学及社会学科整合于一体，为所有人、家庭及社区提供基本的、连续性的、综合的和协调的医疗保健服务。

世界家庭医生组织欧洲学会（WONCA Europe）对全科医学定义为：全科医学是基层医疗中具有独特教育、研究和循证基础及临床实践的叙述性临床专业学科。

我国在引入全科医学时，结合了各西方国家对全科医学的定义，并将其总结为：全科医学是一个面向个人、家庭与社区，整合临床医学、预防医学、康复医学及人文社会学科相关内容于一体的综合性临床二级专业学科；其范围涵盖不同年龄和性别、各个器官系统及各类健康问题/疾病。其主旨是强调以人为中心、以家庭为单位、以整体健康的维护与促进为方向的长期负责式照顾，并将个体与群体健康照顾、防和治有机地融为一体。

以上无论哪种定义，都清楚地阐明：全科医学是一门具有独特的研究领域、服务内容和服务人群的综合性的、交叉的专业学科；该学科在整合了与基层医疗卫生保健相关的各种观念、知识、方法和技术的基础上，以解决社区常见健康问题和满足居民医疗需求，而不是诸多学科知识和技能的简单拼凑。

二、全科医学的理论和方法学基础

任何科学都以一定的理论和方法学作为基础，全科医学也不例外。

在医学的整个发展过程中，本体论（reductive theory）和整体论（holistic）的相互角逐是促使医学产生螺旋式向上发展的两个既对立又统一的理论基础。本体论认为，疾病是一种实体，是由外界因素引起的，几乎脱离患病的人而独立存在。整体论则认为，疾病是人与环境不相协调的结果，环境中某些因素的致病作用及精神获得与机体功能之间存在内在联系。治疗者常采用综合性方法来治疗疾病。在一段时间内，本体论和整体论在方法上常混合使用，如教堂音乐的产生就是一个典型的例子。

（一）一般系统论模型

一般系统论产生于物理学、工程学和操作性研究，它为全科医学系统地阐述整体论的思想和方法提供了理想的模型。

理论生物学家贝塔朗菲（L.Von Bertallanffy）指出，系统就是存在于相互作用的各个部分及其过程中的一种动力程序。这种程序遵循一定的等级制度，而宇宙就是由一种严格的登记程序组成的，包括有生命的和无生命的。每一个系统本身都是一个整体，它既是较高级程序系统的一部分，又包含许多较低级的亚程序系统。所有生命系统都是开放的系统，与周围环境形成了一个交界面，通过这个交界面与周围环境交换能量和信息，以维持自身活力、完整性和稳定性。系统之间的相互关系随着它们之间相互影响的强度而变化。

对于生命系统来说，维持正常的功能必须有一个制订规则的模板，如细胞核、人体的神经系统。对于生命系统还有另外一个非常重要的特征，就是系统中的各个部分相互依赖，系统中任何一个部分的变化都可能导致整个系统发生变化。

（二）整体性方法

整体性方法是全科医学认识问题和解决问题的基本方法。整体性方法是将患者放在他们赖以生存的大环境中（如家庭、社会、工作场所），同时考虑身体系统的变化与身体亚系统之间、与生存环境之间、与社会环境之间的相互影响。该方法使医生在诊疗患者时一般尝试回答："问题是什么？""问题出在哪里？""问题与其他系统的关系是怎样的？"。

在用整体性方法时，应该考虑到问题的原因、表现形式和影响都是多方面的，应该尽可能地解决问题的所有方面，而不仅仅是抓住问题的一个方面进行诊断治疗。如糖尿病的病因是多维的，在治疗上也不是使用单一的方法即可奏效。整体性方法是促使全科医生将生物–心理–社会医学模式落实到诊疗实践中最适宜的方法学基础。

三、全科医学的知识范畴与学科特点

（一）全科医学的知识范畴

由于全科医生所面临的任务与其他专科医生明显不同，因此全科医生的专业训练和继续医学教育中所掌握的知识都是有选择性的，这依赖于全科医生所服务的社区居民的健康需要与需求。从总体上来讲，可将全科医学的知识范围概括为以下五个方面。

1. 以疾病为中心的学科知识　主要包括基础医学学科和临床医学学科两部分知识。基础医学学科如人体发生学（生物学与进化论、遗传学和胚胎学）、人体结构与功能（解剖学、组织学、生理学、生物化学和免疫学）、医学病原学（微生物与寄生虫学）、人体病理学（病理解剖与病理生理）、诊断学与治疗学（药理学等）等；临床医学学科包括如内、外、妇、儿、眼、耳鼻喉、皮肤等所有临床学科的基本理论、基本方法、常见病的诊疗、急症的识别与院前处理，也包括中医学与护理学的知识和技术。

2. 以患者为中心的学科知识　如心理学、社会学、伦理学、人际交往、医学心理学、社会医学、医学伦理学等，这部分内容不是按学科体系来学习完整的学科理论，而是打破学科界限，使全科医生有能力将所学的知识进行横向整合，并用这些知识和技能服务于患者，形成关于疾病–患者–社会的完整印象。

3. 以人群为对象的学科知识　全科医学的服务对象不仅有患者个体，还涉及患者所在社区的人群。因此，在全科医学知识体系中包括了与社区人群健康评估、干预与管理的相关知识和技术，以帮助全科医生研究和解决社区人群的健康问题。这些知识包括社会医学、社区医学、卫生统计学、流行病学、卫生管理学、卫生经济学、公共卫生学或预防医学、卫生法学等。

4. 以家庭为单位的学科知识　家庭与个人的健康有着非常密切的联系，全科医学知识体系中包括服务于家庭所需要的知识和技术，包括家庭心理学、家庭社会学、家庭伦理学、家庭治疗学等。

5. 全科医学在其发展中凝练形成的专业知识　主要包括全科医学的理论与方法，以及在社区对常见健康问题发现及处理时，将全科医学基本理论贯穿于服务实践中所形成的服务方式、服务技能和技巧等。

（二）全科医学的学科特点

1. 综合性的临床医学学科　全科医学是一门独立的临床医学二级学科，但又具有跨

学科、跨领域综合性的特点，不仅涉及内、外、妇、儿等临床医学学科，而且也涉及社会学、行为科学、预防医学、医学伦理学、心理学等学科。但是全科医学并不是以上学科部分知识和技术的集合，而是基于整体的医学观和系统性理论，以健康为中心，发展创造新的知识与技能，长期连续地向患者提供综合性全面服务。

2. 定位于基层卫生保健领域的医学专科　全科医学定位于基层卫生保健领域，以家庭、社区为背景，处理的多为常见的未分化早期健康问题，干预各种无法被其他专科医疗治愈的慢性病及其所导致的功能性问题。全科医学服务对象面向社区全体居民，其服务内容丰富、服务形式多样、服务地点灵活，可在医院、诊所、患者家中及社区中的其他各种服务场所提供服务。

3. 秉承整体观、系统论的医学思维　全科医学秉承整体观和系统论的思维，把医学看成为一个整体，从生理、心理、社会等多方面将照顾对象作为一个不可分割的整体的人的特性，对其健康问题实施综合性的全面服务。

4. 注重艺术和人性化　全科医学倡导在提供照顾的过程中，既重视技术水平，更要顾及服务对象的感受，注重将其与服务艺术有机地结合为一个整体。因此，全科医学是一门极具人性化的医学学科，全科医生关注患者胜于疾病，关注伦理胜于病理，关注满足患者的需要胜于疾病的诊疗。

四、全科医学与其他医学学科的关系

（一）全科医学与其他临床二级学科

全科医学秉承整体医学观，为患者提供整体性的服务，在解决基本生理问题的同时，注重患者的心理需求和社会背景问题；同时，全科医学重视家庭和社区这些要素的作用，了解服务对象的生活方式、家庭境况及社区环境状况，这是其最鲜明的专业特征。全科医生使用独特的整体性方法，通过团队合作的方式，主动负责地为所有社区照顾对象提供连续的、综合的、协调的、经济有效的基层医疗保健服务。在提供健康服务的过程中，全科医学有机整合了其他临床医学各二级学科的知识和技能及其他各相关社会学科的知识和技术，综合它们的研究成果，然后在人的整体水平上进行横向综合性研究，形成基层医疗、社区卫生服务所依据的主要的理论和方法学基础。

其他临床专科以还原论、生物医学观作为其理论基础，把人作为生物机体进行解剖分析，致力于寻找每一种疾病特定的病因和生理病理变化，研究相应的生物学治疗方法，并追求特异性，即在疾病研究的各个领域进行深入的纵向分析研究和部分横向综合性研究，以寻求特定的解释和处理方式。

全科医学遵循的生物-心理-社会医学模式，与其他临床专科秉承的生物医学模式分别代表两种既对立又统一的医学观和方法论。生物医学是全科医学产生与发展的基础，而全科医学弥补了生物医学的缺陷与不足。全科医学从常见病、多发病、常见症状和体征入手进行疾病诊治，通过个人预防结合群体预防实现全人照顾；在遇到疑难杂症之时，及时将患者转诊至其他临床专科，进一步接受高度专科化的临床服务。全科和专科服务的紧密结合将是最经济有效的医疗实践模式、教学体系和科研基础。只有加强全科医学与其他临床专科之间的有效协作和沟通，实现医疗服务的无缝化衔接，才能为患者提供真正意义上的综合且深入的整体医疗服务。

（二）全科医学与预防医学

预防医学是医学的一个分支，它以环境-人群-健康为模式，针对人群中疾病的发生、发展规律，运用流行病学、基础医学、临床医学和环境卫生科学等学科的理论、知识和技能，研究自然和社会环境因素对健康的影响及其作用规律，并予以评价，进而采取有效的公共卫生措施，达到预防疾病或伤害、促进身心健康、延长寿命的目的。预防医学重视环境与健康的关系，强调对抗疾病的预防措施和措施的综合性，并吸取了流行病学、社会医学、社区医学、卫生统计学等学科的研究成果和方法。

随着疾病谱的转变，预防医学从针对人群的预防转向个体与群体预防相结合，从生物预防扩大到生物、心理、行为和社会预防，从独立的预防服务转向防治结合的综合性预防，预防疾病的责任在以政府、社会为主的同时，更强调居民个人所应承担的责任。新的医学模式的提出，提示预防工作者应注意工作重点的转移，重视社会心理因素对健康的影响，加强健康教育和健康促进，增强自我保健，提高人们的健康水平。

由于全科医生在基层医疗中对社区居民提供长期负责式照顾，与患者最早接触并保持着良好的医患关系，所以他们是在临床环境中提供个体化预防服务的最佳人选，尤其是提供针对性的一级、二级预防保健服务。因此，全科医生必须具备群体预防和公共卫生的基本思想、知识和相关技能，根据国家相关文件规定的要求和内容、社区居民的特定需要与需求，承担相应的预防保健和公共卫生服务任务和职责。

（三）全科医学与社区医学

社区医学（community medicine）是社会学与医学相结合的交叉学科，它以社区为立足点，应用流行病学、社会医学、统计学等多学科方法和技术进行社区诊断调查，综合研究人群健康和社区因素的关系，了解社区人群医疗保健需求情况，提出社区存在的主要卫生问题及优先干预顺序，根据可利用的社区卫生资源，制订社区卫生计划，动员社区力量，通过有效的防治措施，达到在社区水平上防治疾病、促进社区人群健康的目的。

全科医学与社区医学有极为密切的联系，二者有相同的着眼点和目标：立足于社区，为社区居民的健康服务。在全科医学研究中，常需要借助相应的社会学和社区医学的理论和研究方法，通过定性与定量研究相结合的方式开展调查工作，研究社区人群健康问题的性质和形态，参与解决社区中不同人群的健康问题，并将其与针对个人的医疗实践相结合。很显然，全科医学与社区医学的着重点是不同的，全科医学以个人为重心、家庭为单位、社区为范围，而社区医学则以人群为重心，较少涉及家庭和个人。

（四）全科医学与中医学

现代医学与传统医学作为两大医学体系在我国并存。中医学在我国源远流长，深受国人的推崇和信赖。

全科医学与中医学有许多相似之处，尤其在医学观、方法论和基本原则方面，两者具有相同的哲学基础，即唯物辩证的整体论；中医学的辨证施治和全科医学提供个体化服务都是在强调医生选择治疗和照顾的方法应视患者的具体情况而定。全科医学与中医学均强调医患关系的重要性，重视人的精神活动对健康和疾病的影响及开展以预防为主的服务。

当然，全科医学在整体论方面更系统，其采用现代科学方法在具体分析研究基础上建立了系统整体性的方法论。但是，基于中医学的全面性、实用性和可及性，在全科医学的发展中要将中医的精华成分通过循证医学理念辩证地引入，为社区居民提供全方位综合性的基层保健服务。

（五）全科医学与行为医学

行为医学（behavior medicine）是行为科学与医学相结合而发展起来的一门新兴的医学学科。从广义说，行为医学是研究和发展行为科学中有关健康和疾病的知识和技术，并把这些知识和技术应用于疾病的预防、诊断、治疗和康复的一门跨学科性的学科。行为医学与多学科交叉，它关注的重点是与人的健康密切相关的行为研究，目的是指导人们树立健康行为，矫正危险行为，改变不合理的生活方式和不良习惯等。

全科医学服务的范畴十分广泛，全科医疗服务中的患者教育与行为医学密切相关，如通过健康教育增加患者的遵医行为、改变不良生活习惯等。行为医学的理论和研究成果在全科医疗服务中得到了广泛的应用。

全科医生在学习的过程，应该了解行为医学的研究领域、研究内容和研究方法，掌握相关行为医学知识和技能在全科医疗服务中的健康教育、不良行为干预中的应用。全科医学的研究范畴包括行为医学研究的部分内容。

（六）全科医学与卫生经济学

卫生经济学（health economics）是经济学的一门分支学科，它应用经济学的基本理论和基本方法研究卫生领域中的经济现象和活动。卫生经济学研究的对象是卫生服务过程中的经济活动和经济关系，即卫生生产力和卫生生产关系；卫生经济学研究的内容是揭示上述经济活动和经济关系的规律，达到卫生资源最优的筹集、开发、配置和利用，提高卫生服务的社会效益和经济效益。卫生经济学理论与方法也是分析与评价卫生服务投入和产出、卫生政策和决策的主要工具。一般认为，人们对于卫生服务的需要和欲望是无限的，而能够用于卫生方面的资源总是十分有限的，卫生经济学研究的是如何最佳地、有效地、合理地使用有限的卫生资源，以满足人们日益增长的对卫生健康服务的需求。

合理利用卫生资源是全科医疗服务中十分重视的问题之一。全科医生作为团队的管理者，应该认真研究如何使有限的卫生资源得到最合理的利用，在保证质量的前提下，尽量降低医疗成本，同时实现最大的社会效益或经济效益。如慢性病管理是全科医生工作的重要内容，如何评价慢性病管理的效果，其中就会涉及卫生经济学的相关概念。全科医生应该了解卫生经济学的相关概念（如投入产出分析、效益、效用等）、基本原理和相关方法。

（七）全科医学与社会学

社会学（sociology）是起源于19世纪末的一门研究社会的学科。它是从社会整体出发，通过社会关系和社会行为来研究社会的结构、功能、发生、发展规律的综合性学科。其研究对象包括政治、经济、历史、社会结构、人口、民族、城市、乡村、社区、婚姻、家庭与性、信仰与宗教等领域。其方法论思想是多元的。如社会唯实论认为，人存在于社会之中，其行为和思想并非纯粹服从于个体理性的，而是受到社会的塑造、限制乃至决定。社会学与全科医学有着密切的联系，如全科医学中以家庭为单位的服务原则在贯彻实施中，会将社会学的研究结果如社会阶层、家庭结构与概念、家庭系统理论等用在患者健康问题的干预中。可见，全科医学的知识范围不仅限于医学知识，还涉及与人的健康相关的更广泛领域。全科医生只有不断地根据需要扩展知识和技能范围，才能满足以"患者为中心"的服务需要。

第二节　全科医学产生的历史背景和发展简史

一、全科医学产生的历史背景

（一）疾病谱和死因谱的变化

随着生产生活方式的改变和人均预期寿命的增加，人类所面临的健康挑战也越来越复杂：传染性疾病整体显著改善与新型冠状病毒（SARS-CoV-2）感染大流行并存，同时，疾病谱和死因谱正在向以恶性肿瘤、心血管疾病、慢性呼吸系统疾病、糖尿病等为主的慢性非传染性疾病过渡。特别是最近30年来，全球慢性非传染性疾病所致疾病负担比例从21%上升到34%，导致全球疾病负担增加的10个最主要疾病全部为慢性病。

慢性病风险因素和致病原因多样，既有经济水平、教育素养、医疗条件等社会因素，也有遗传、行为等生理因素和压力、焦虑等心理因素。另外，慢性病具有病程的长期性和护理上的复杂性等特点，大多数慢性病只能控制症状，而无法从病理上进行治愈，病程迁延数年乃至数十年；长期处于病理状态的慢性病患者，各器官和系统受到不同程度的损害，易形成多种并发症。其诊疗的核心在于建立覆盖疾病预防、控制症状、改善预后全病程的综合管理体系。在这种情况下，原有的以大医院为核心，专注"单一疾病框架"的碎片化医疗保健体系难以满足需求，越来越多的人开始倡导以"患者为中心"的全人服务理念。由此，基本卫生保健作为践行这一理念的最佳环境脱颖而出。只有通过深入扎根基层的广大社区卫生服务机构，才能提供连续、协调和全面的全科医疗服务，以较低的成本获得更好的医疗结果。

中国是世界上最大的发展中国家，在经济崛起却不均衡、人口众多但老龄化日趋严重的情况下，慢性病已经成为我国城乡居民死亡的主要原因（表1-2-1）。根据2020年世界卫生组织（World Health Organization，WHO）报告和中国第七次人口普查数据显示，中国有高血压患者2.7亿人，新发癌症457万人，糖尿病患病率已达到12.8%，心血管疾病、慢性阻塞性肺病、卒中、糖尿病的患病率均高于全球水平。慢性非传染性疾病占中国人群死因构成升至89%，每年约157万人因慢性非传染性疾病过早死亡。自1990年以来，慢性非传染性疾病造成的中国人群健康损失增加40%以上。慢性病已经成为严重威胁我国居民健康的一类疾病，成为影响国家经济社会发展的重大公共卫生问题。解决这一系统性的问题既需要自上而下的政策引导，又需要发动全社会的力量，从最基层的社区和乡镇开始，建设全民健康服务体系。我国政府积极响应联合国关于预防和控制非传染性疾病问题大会高级别会议的政治宣言，建立国家级慢性病综合防治规划，提出坚持正确的卫生与健康工作方针，以提高人民健康水平为核心，以深化医药卫生体制改革为动力，以控制慢性病危险因素、建设健康支持环境为重点，以健康促进和健康管理为手段，提升全民健康素质，降低高危人群发病风险，提高患者生存质量，减少可预防的慢性病发病、死亡和残疾，实现由疾病治疗为中心向以健康管理为中心的转变。而这一规划落实的关键在于以基层为重点，提高基层服务能力，提升基层慢性病防治水平。如不断提高国家基本公共卫生服务补贴、推动"互联网＋医疗服务"赋能基层、加强家庭医生签约服务团队建设等一系列围绕社区卫生服务机构和全科医生和社区护理的建设工作。

表1-2-1　2021年中国城市及农村地区居民主要疾病死亡率及死因顺位

疾病名称	城市			农村		
	1/10 万	构成 /%	位次	1/10 万	构成 /%	位次
心脏病	165.37	25.64	1	188.58	25.36	1
恶性肿瘤	158.70	24.61	2	467.06	22.47	2
脑血管病	140.02	21.71	3	175.58	23.62	3
呼吸系统疾病	54.49	8.45	4	65.23	8.77	4
损伤和中毒外部原因	35.22	5.46	5	52.98	7.31	5
内分泌、营养和代谢疾病	24.15	3.74	6	21.09	2.84	6
消化系统疾病	15.41	2.39	7	15.98	2.15	7
神经系统疾病	9.44	1.46	8	10.15	1.37	8

（二）人口的老龄化

人口老龄化是当今全球面临的共同问题，世界上几乎每个国家老龄人口的数量和比例都在增加。按照联合国的标准，当一个国家或地区60岁及以上人口数达到该国或地区人口总数的10%，或65岁及以上人口数达到7%，其人口即称为"老年型"人口，这样的社会称为"老龄化社会"。在社会经济飞速发展的背景下，生活环境改善、医疗卫生水平进步使得人口预期寿命不断延长，而社会、文化、生活方式的影响则让生育率持续下降，两个因素的叠加效应使得老年人口比重不断增多。一些较为发达的欧洲国家在从20世纪50年代起就开始向老龄化过渡。而现在，人口老龄化的速度正在逐步加快，甚至超过了经济发展的节奏。根据WHO的报道，2015—2050年间，世界60岁以上人口的比例将增加近1倍，从12%升至22%；到2020年，60岁以上人口的数量将超过5岁以下儿童的数量；2050年时，80%的老年人将生活在低收入和中等收入国家。广大发展中国家尚未富裕起来便要面临老龄化压力。如我国于2000年开始步入老龄化社会，从成年型到老年型仅用18年便走过了发达国家百年的老龄化进程。2020年第七次人口普查显示，中国60岁及以上人口占18.7%，比2010年人口普查上升5.44个百分点，其中65岁及以上人口占13.5%，比2000年人口普查上升4.63个百分点。2022年，中国65岁以上人口占总人口的14.9%，进入深度老龄化社会。

老龄化对经济和社会的影响是复杂且深远的，直接后果就是劳动年龄人口的减少和结构老化，前者影响劳动力数量，后者影响劳动力供给质量，进而使得劳动生产率下降，最终出现经济增长放缓或停滞；老年赡养率也持续增高，2020年全国老年人口抚养比为19.70%，也就意味着我国每100名劳动年龄人口需要负担近20名老年人，即5名年轻人要赡养1位老人；而医疗卫生服务体系则会迎来更大的压力，处在生命周期后期的老年人在生理上要与诸多疾病和身体功能老化抗争，同时心理上还要面对来自家庭关系及社会脱节造成的负面情绪，进而产生了一系列复杂、专业、持续的医疗和照护需求；对于这些需求，社会养老产业由于出现较晚、发展缓慢，行业不够成熟，养老服务供给存在较大缺口，所以难以满足。因此，在财政困难、家庭赡养力不足、医疗服务要求高、市场供应能力差的情况下，社区卫生服务以其可及性、持续性、协调性、综合性的特点，开始为社会发挥应对人口老龄化健康问题的兜底功能。对于生活在社区的老年人来说，社区卫生服务中心成为提供一般诊疗、慢性病管理、日常照护、上门服务、居家养老的最佳场所，扎根基层的全科医疗服务则是其核心模式。

（三）医学模式的转变

所谓医学模式，是对人类健康与疾病总体的特点和本质的概括，即以何种方式观察和处理医学问题，又称为"医学观"。受到不同历史时期的科学、技术、哲学和生产方式等方面的影响，在历史上曾经有过多种医学模式，主要有神灵主义医学模式、自然哲学医学模式、机械论医学模式、生物医学模式及生物-心理-社会医学模式。

专科医学秉承的生物医学模式，把人作为生物体进行解剖分析，致力于寻找每种疾病特定的病因和病理生理变化，并研究相应的生物学治疗方法。其特点是认为病因和症状间存在线性关系，使用还原方法追求特异性，在疾病研究的各个领域都寻求特定的解释和处理方式。直到现在，生物医学模式在医学界仍占据主流地位，大多数专科医院的专科医生在诊疗疾病的过程中仍旧沿袭生物医学模式，将人体机械分解，寻找科学证据来解释病因和治疗疾病。在这一过程中，专科医生无法关注到患者的心理及社会因素所引起的健康问题，很少能够将患者的身体疾患与其心理、社会、环境等因素联系起来考虑并解决问题。于是，随着疾病谱的改变，生物医学模式的片面性和局限性开始显露出来。19世纪末，随着预防医学、行为科学、心身医学、医学哲学等学科的发展，系统论的思维逐渐被接受，最终导致了生物-心理-社会医学模式的产生。医学模式的转变，促使人们的健康观念发生变化，健康需求不断提高，人们开始跳出"防病治病"的小圈子，追求一种保健、康复、精神愉快、健康长寿的综合性健康服务。

生物-心理-社会医学模式（bio-psycho-social medical model）的概念是由美国医生G.L Engle于1977年首先提出的，他认为医学模式必须考虑到与健康有关的患者自身状况及其周围的自然与社会环境。该模式采用的是多因多果、立体网络式的系统论思维方式，认为人的生命是一个开放系统，通过与周围环境的相互作用及系统内部的调控能力决定健康状况，生物医学仍是这一模式的基本内容之一，但其还原方法却被整合到系统论的框架中，与整体方法协调使用。无论是医学的科学研究领域、医生的诊疗模式还是医疗保健事业的组织形式，都将根据新的模式进行调整，使之适应医学模式转变的需要。

（四）卫生费用的上涨及卫生资源的不合理配置和利用

经济的发展、政府财政支持、人口老龄化，以及医疗技术的进步使得全球卫生总费用持续上涨。根据WHO的报道，2019年全球卫生支出占全球GDP的比重已经超过10%，年均增长率达3.9%，高于GDP的增长速度，给全球众多国家和社会带来了压力。特别是对于经济落后的中低收入国家，财政支出无法充分覆盖全部人口，患者自费比例达35%，每年有1亿人因此陷入赤贫。全民健康覆盖不足的背后是卫生资源存在不合理配置和利用的问题。主要设施、资金和人力都集中在了大型的综合医院，患者次均住院费用也不断上涨，但由于缺乏上游的预防服务和下游的健康管理措施，难以形成有效的全周期治疗，患者的长期预后并没有得到改善，甚至会反复入院，同时加剧了医疗资源消耗。这样的医疗体系，无论对患者自身还是整个国家都是投入大于收益。

对此，WHO在《全民健康覆盖检测报告》中提出，基本卫生保健是全民健康覆盖和改善人民生活的关键，必须尽可能在离家近的地方提供免疫接种、产前保健、健康生活建议等基本卫生保健服务，从而确保人们从出生前开始，一生能够获得大部分卫生服务需求。根据报告的预测，如果低收入和中等收入国家年均增加2 000亿美元用于扩大基本卫生保健服务，那么，到2030年，总共可以挽救6 000万人的生命，平均预期寿命将增加3.7岁，并将为社会经济发展作出重大贡献。

（五）家庭结构的变化

家庭是人类物质生活和精神生活最微观的环境，是人类各种活动最基本的决策单位，也是社会关系中最核心的利益共同体。人类从出生到死亡的大部分时间都是在家庭环境中度过的，它会对人的生理和心理产生潜移默化的影响。家庭的复杂作用由家庭结构决定，它是家庭中成员的构成及其相互作用、相互影响的状态，以及由这种状态形成的相对稳定的联系模式。家庭结构的变化会直接作用于成员自身。当遇到突发事件时，和谐、稳定的家庭会在逆境中表现出"跨越生命周期和代际的积极的治愈与转化潜能"，而消极、动荡的家庭则会对个人产生负面影响，继而损害成员健康。

在经济飞速发展，城市化水平提高、家庭观念改变、社会生育水平下降的情况下，社会主要家庭类型持续向由夫妇及未婚子女构成的核心家庭集中。家庭结构越来越简单，家庭规模不断缩小，使得成员之间的关联更为集中，影响也更为直接，认知、情绪等心理问题得不到缓冲，极易爆发。另外，社会生产方式的改变使得已婚劳动人口流动增加，以及老年人独居行为增多，其产生的留守儿童和孤寡老人埋下了多种社会和健康隐患。将家庭作为治疗单位，是应对当前家庭健康隐患的必然要求。这都与全科医学"以家庭为单位的照顾"的原则不谋而合，家庭医生签约服务团队将成为居民家庭幸福和健康的守护者。

2020年第七次全国人口普查结果显示，我国平均每个家庭户的人口为2.62人，比2010年人口普查的3.10人减少0.48人。在如此小的家庭规模中，成员往往要扮演多种角色，然而人的精力始终是有限的，一旦发生健康意外事件，仅靠个人难以应对诸多问题。这时，身边的全科医生及团队成员便可以为家庭提供有力的支撑与帮助。

另外，尽管家庭规模缩小，但由于预期寿命的增加和医学需求的提高，家庭成员将要面对的健康问题只增不减，而且覆盖每个成员的整个生命周期。从预防到治疗、从康复到保健、从孕产到养老，只有全科医生及其团队才有综合的技能与知识为家庭提供全人的医疗保健服务。

二、全科医学发展简史

经过几千年的发展，医学在20世纪逐渐形成一门科学。医学经历了从综合到分化，再在新的水平上由分化到综合的过程，全科医学的产生和发展就是这一过程的充分体现。

全科医学的建立源于西方的通科医疗。从通科医疗的兴盛期，到专科医学的崛起，直至全科医学学科的建立和发展，经历了漫长的过程。

1. 通科医疗兴盛期（18世纪至19世纪末）　19世纪前，欧洲的医学还十分落后，诊疗手段十分有限。在这一时期，绝大多数从事医疗工作的是各式各样、未经正规培训的所谓"治疗者"（healer，therapist），仅少数人是经大学正规训练的医生（physician），所从事的主要服务内容类似于内科。而外科如正骨、放血、外科手术等，则留给了理发师之类的"匠人"去做，被称为"理发匠外科医生"（barber-surgeon）。这种情况一直延续到18世纪的中期。18世纪中期，一些欧洲的"贵族医生"进入北美，以个体开业的方式面向公众提供医疗服务，常通过家访和守候在患者床旁为患者及其家庭提供服务，受此影响，开业医生在北美得以迅速发展。逐渐地，人们对医疗服务的需求不断提高，医生们开始学习外科手术、助产术和药剂学，成了"多面手"（generalist），这就是通科医疗（general practice）的由来。医学生毕业后若通过医疗、药物、外科及接生技术的考试，即可获得"通科医生"的资格。19世纪初英国《柳叶刀》（Lancet）第一次把这类具有多种技能的医生称为"通科医生"（general practitioner），以区别其他治疗者。因此，通科医生诞生于18世纪的美洲，而命名于19世纪的英国。

18世纪中叶到19世纪末，通科医生占据着西方医学的主导地位，差不多80%的医生都是通科医生，既诊病开药，又开刀手术，还给产妇接生，甚至医学院校的教师也由通科医生担任。独立开业的通科医生往往上门行医，在患者的床旁，细心倾听患者和家属的叙述，并亲自进行护理照料，深得患者家属的信任和尊敬，形成了亲密无间的医患关系。

2. 专科医学崛起期（19世纪末至20世纪60年代末）　18世纪英国的工业革命带来了近代的科技革命，但是医学教育的顽固保守、墨守成规，与科学技术发展的严重脱节引起了一些有识之士的焦虑和不满。1910年，美国教育家亚伯拉罕·弗莱克斯纳（Abraham Flexner）发表了著名的Flexner报告（简称弗氏报告），报告对当时医学院校"成批量地生产能力低下的医生"十分不满，报告建议用约翰·霍普金斯（Johns Hopkins）大学的理论、研究与临床实践为一体的四年制医学教育模式来改造医学教育，提倡把研究、病房教学和会诊制度作为医学教育的基本保证，从而为培养专科化合格的医生奠定了基础，为医学的专科化铺平了道路。

在Flexner报告发表之后，1917年眼科学首先成为美国医学会的第一个专科学会，到1950年美国医学会已设有19个专科学会。其后，医学专科再进一步根据学科间的交叉渗透、涉及的系统器官组织或采用的技术进一步细化，形成众多的分支学科，到20世纪60年代时，医学的专科化已达到了顶点。专科化的结果是以患者整体照顾为目标的通科医疗逐渐萎缩，通科医生无论是作为教师还是临床医生，都备受冷落；通科医生的人数锐减，在20世纪30年代时美国每600人有1名通科医生，通科医生和专科医生的比例为4∶1；到20世纪70年代每3 000人才有1名通科医生，通科医生和专科医生的比例成了倒置的1∶4。

可以说，医学的专科化进程推动了临床医学和基础科学的结合和先进实验技术的应用，促使医学院校的课程进一步细分，医学得到了高度发展，专科医生在一个相对狭窄的领域中的研究达到前所未有的深度，这个时期医学学科的成就和发展是空前的，医学完成了由经验医学向医学科学转化的过程。

但是医学科学的进步却掩盖了这样一个事实：医学的科学化猛烈地冲击了医学的人性化。临床服务按照各个系统器官，甚至组织细胞，将人体划分成了互相独立的片段，失去了对患者的个性化和整体性照顾；医生看病的方式有了很大改变，应诊场所由社区诊室、患者家里转到设备完善的医院；专科医生要在一定时间内接诊很多患者，致使无法花长时间来访视和守候患者，甚至无法对患者进行认真地观察和细致地询问，而更多是依赖于定位精确、手段完备的检查。患者的整体利益、心理情绪、人格尊严得不到应有的关注和尊重，导致医患关系逐渐恶化、医疗纠纷增加。

3. 全科医学发展期（20世纪60年代末至今）　从20世纪50年代后期起，社会经济飞速发展，公共卫生条件改善，促进了人类寿命的延长，社会人口老龄化进程加快，慢性病、退行性疾病代替急性传染性疾病，逐渐上升为影响国民健康的主要问题，这对以医院为基础的、在生物医学模式基础上建立起来的专科医疗服务是一个极大的冲击和挑战。于是，基层保健（primary care）的重要性日益突出，人们开始呼唤从事基层保健的通科医生的回归。

在新的历史条件下，人们需要的并不是传统的通科医生的简单回归，必然要求其以更高的素质出现。为了保证和提高服务的质量，一些国家开始对已经在基层执业的通科医生进行再培训，在医学院校开始建立家庭医学系，并开展毕业后的家庭医学住院医师培训项目。在西方发达国家，全科医学住院医师培训时间一般为3年左右。这种严格的规范化的全科医学培训有明确的培训目标、课程设置、教学方法。训练完成后，学员通过全科医师（家庭医师）专科学会的考试，才能取得全科医生的资格。他们需要用现代医学的最新成果来解释患者的局部和全身的变化，要从生物、心理和社会因素之间的关系来了解疾病的发生、发展和转归。全科医学的方法学不再是建立在经验基础上的思维论，而是完全建立在现代科学基础上的系统整体论。与历史上的通科医疗不同，今天的全科医疗是在一个完善的医疗保健体系中，与各种高度发展的专科并存，全科医生应能够与专科医生取长补短、协调合作，共同为患者提供一流服务。

英国皇家全科医师学院（Royal College of General Practitioners，RCGP）成立于1952年，是全世界成立最早的全科医学/家庭医学学术组织之一。目前由5万多名全科医生组成，致力于改善对患者的诊断治疗水平。RCGP鼓励并将全科医疗实践保持在最高标准，而且在教育、培训、研究和临床标准方面代表着全科医师的诉求。1969年，美国家庭医疗专科委员会（American Board of Family Practice，ABFP）成立，成为美国的第20个医学专科委员会，这意味着家庭医学作为一个新的临床专业学科正式建立，在家庭医学发展的历史上是一个里程碑；1971年，成立于1947年的美国通科医疗学会（American Academy of General Practice，AAGP）更名为美国家庭医师学会（American Academy of Family Physicians，AAFP）。加拿大于1954年成立加拿大全科医学院（College of General Practice of Canada），开始致力于家庭医生的继续医学教育，1967年更名为加拿大家庭医师学院（College of Family Physicians of Canada，CFPC），为加拿大家庭医生的培训、认证和终身教育制定了标准。澳大利亚的医学制度继承于英国，在1958年成立了澳大利亚全科医师学院（Australian College of General Practitioners，ACGP），正式确立了了"全科医学是临床学科，全科医生是基础医疗专家"的地位，1969年更名为皇家澳大利亚全科医师学院（Royal Australian College of General Practitioners，RACGP），并设立了资质认证考试制度，1973年获得政府资助开始实施澳大利亚全科培训计划，20世纪90年代中期建立澳大利亚乡村和远程医学学院（Australian College of Rural and Remote Medicine，ACRRM），侧重偏远地区全科医生的培训。

1972年，由18个国家的全科医学机构在墨尔本举行的第五届世界全科医学大会上正式成立了世界家庭医生组织（World Organization of Family Doctors，曾用名：World Organization of National Colleges，Academies and Academic Associations of General Practitioners/Family Physicians，简称WONCA）。WONCA的目标和使命是通过提倡和保持家庭医学高水平的服务改善世界人民的生活质量。WONCA按地区分设亚太、欧洲、北美、非洲等区域组织，各区域组织每年召开一次区域年会。通过每三年一次的WONCA世界大会和每年一次的WONCA区域会议，为全科医生提供学术交流和知识更新的讲坛，以促进世界各地的全科医生进行教育、科研和服务方面的交流与合作。此外，WONCA

通过其网站（http://www.globalfamilydoctor.com/）免费为世界各地的全科医生提供相关信息服务。

至此，专科医疗与全科医疗进入协调发展时代。

全科医学作为20世纪的一门新兴学科，与18世纪的通科医疗在科学基础、学科内涵、培训要求和服务能力上迥然不同，为区别起见，在北美（美国、加拿大）将经过毕业后2~4年全科医学住院医师培训的全科医生改称为"家庭医生"（family physician），全科医疗改为"家庭医疗"（family practice），全科医学改为"家庭医学"（family medicine）。除北美外，日本和我国台湾地区也称这样训练有素的医生为家庭医生，在英国和英联邦国家仍沿用"general practitioner"一词，在中文译作全科医生，以示区别。我国的全科医学一词最早从香港特别行政区引进，在内地的政府文件中至今只使用全科医学的称谓。

三、我国全科医学的引入与发展

由于20世纪60年代末专科化医疗服务导致医疗费用迅猛增长，给个人、家庭和国家带来了沉重负担，严重影响了社会的经济发展和公众的生活幸福，因而立足于家庭和社区的、以预防为导向的基层医疗服务引起政府和医学界的高度重视。全科医学及时地结合了社会发展的需要和公众的卫生服务需求，将基层医疗的一些成功经验结合到其理论和方法体系中，建立了一整套立足于社区和家庭、提供基本医疗与预防服务的、能降低医疗费用、合理利用卫生资源的理论和方法及服务模式。这是发展全科医学最为直接而现实的目的，也是它得到政府大力支持的重要原因。

（一）全科医学的引进（1997年以前）

1988年，首都医科大学率先将全科医学概念引入我国，成为全科医学理念的推广者和传播者。在1986年和1988年，中华医学会派代表参加在英国伦敦和中国香港特别行政区举行的WONCA年会及亚太地区会议，并邀请当时的WONCA主席Rajakumar（1986—1989年间担任主席）和李仲贤（Peter Lee，1992—1995年间担任主席）医生到北京交流。在WONCA的帮助下，于1989年11月在北京召开了第一届国际全科医学学术会议，这对于推动全科医学的引进起到了积极的作用；同年，在首都医科大学成立了我国内地首家全科医学培训中心，在我国内地传播全科医学的概念，并启动了全科医学培训工作，开始了中国特色的全科医学教育的尝试和探索。1991年6~11月，由加拿大国际发展署（CIDA）资助，加拿大家庭医师学会派家庭医生Brain Cornelson到首都医科大学全科医师培训中心指导工作；随后在1992年1~3月间，我国台湾地区中山医学院家庭医学系副教授李孟智到首都医科大学继续Cornelson的工作。1993年11月，中华医学会全科医学分会成立，标志着我国全科医学学科的诞生，全科医学作为一个新型临床二级学科在我国正式建立。

中华医学会全科医学分会成立后，一方面在国内努力发展全科医学事业，另一方面积极开展国际交流。除在国内多次组织全国性有关全科医学教育、医疗服务、医疗管理方面的学术会议外，还多次组团参加WONCA的国际会议，于1998年6月我国取得了"2003年WONCA亚太地区会议"的举办权。1995年8月10日，中华医学会全科医学分会正式成为WONCA组织成员。目前已有不少省、市建立了全科医学分会，有力地推动了我国全科医学事业的发展。1994年，上海医科大学附属中山医院成立全科医学科。1996年，首都医科大学成立了全科医学教研室，并于2000年成立卫生部全科医学培训中心，2006年成立北京市全科医学培训中心。2003年中国医师协会全科医师分会成立，致力于全科专科医师制度建设和全科医师培养工作。在中国全科医学的发展过程中，不仅得到了WONCA的直接支持，而且还得到了世界上包括美国、英国、澳大利亚、加拿大、以色列等多个国家和地区的全科医学专家的支持，国内部分地区开始尝试全科医疗的服务模式和教育模式。由于政策环境尚未形成，个别地区虽尝试进行全科医疗的实践活动，但从总体上看，这一时期的全科医学仍处于概念传播和理论探讨阶段，发展缓慢，且仅局限于局部地区的试点单位。

（二）全科医学在我国的发展（1997年以后）

从1997年开始至今，中国政府陆续出台了一系列的政策和文件，使全科医学在我国不断发展。

1. **适宜全科医学发展的政策环境已经形成**　1997年中共中央、国务院印发了《中共中央、国务院关于卫生改革与发展的决定》，明确提出要"加快发展全科医学、培养全科医生"。这一政策的出台，为我国全科医学的快速发展创造了新的契机，全科医学发展进入到一个崭新的阶段。各地开始尝试开展全科医疗的试点工作，国内外的学术交流日渐增多。

1999年卫生部召开了"全国全科医学教育工作会议"，标志着全科医学教育工作正式启动。2000年，卫生部印发了《关于发展全科医学教育的意见》《全科医师岗位培训大纲》《全科医师规范化培训试行办法》《全科医师规范化培训大纲（试行）》，提出了我国全科医学教育的发展目标，全科医师的培养开始进入规范化发展阶段。北京、浙江、上海等地开始尝试开展四年制的毕业后全科医师规范化培训项目。

2006年印发的《国务院关于发展城市社区卫生服务的指导意见》要求教育部门负责全科医学学科教育，将培育社区卫生服务技能作为医学教育的重要内容。2006年，人事部、卫生部、教育部、财政部、国家中医药管理局联合印发了《关于加强城市社区卫生人才队伍建设的指导意见》，落实国务院要求加强全科医学教育和学科建设的指示：要求医学院校开设全科医学课程；有条件的医学院校要成立全科医学系，将该类学科纳入学校重点建设学科整体规划；加强全科医学教材建设；组织医学生到社区卫生服务中心（站）进行见习或实习。

2009年国务院印发《中共中央、国务院关于深化医药卫生体制改革的意见》，提出要"健全基层医疗卫生服务体系""加强基层医疗卫生人才队伍建设，特别是全科医生的培养培训，着力提高基层医疗卫生机构服务水平和质量。转变基层医疗卫生机构的运行机制和服务模式，完善补偿机制。逐步建立分级诊疗和双向转诊制度，为群众提供便捷、低成本的基本医疗卫生服务"。

随着我国经济社会发展水平的逐步提高，人口增长和老龄化、疾病谱的快速发展，以及"保基本、强基层、建机制"医改的深入推进，建立全科医生制度，培养合格的全科医生已成为一项重要而紧迫的历史任务。2011年7月，《国务院关于建立全科医生制度的指导意见》（国发〔2011〕23号）提出逐步建立统一规范的全科医生培养制度：规范全科医生培养模式，统一全科医生规范化培养方法和内容，规范参加全科医生规范化培养人员管理，统一全科医生的执业准入条件，统一全科医学专业学位授予标准，完善临床医学基础教育，改革临床医学（全科方向）专业学位研究生教育，加强全科医生继续教育；近期多渠道培养合格的全科医生：大力开展基层在岗医生的全科医生转岗培训，强化定向培养全科医生的技能培训，提升基层在岗医生的学历层次，鼓励医院医生到基层服务；改革全科医生执业方式：引导全科医生以多种方式执业，积极探索建立分级医疗和双向转诊机制；建立全科医生的激励机制。

随着全科医学及社区卫生服务的不断发展，合理配置医疗资源、促进基本医疗卫生服务均等化，对深化医药卫生体制改革、建立有中国特色基本医疗卫生制度具有重要意义。2015年9月印发《国务院关于推进分级诊疗制度建设的指导意见》（国办发〔2015〕70号）（以下简称《意见》），指出：到2017年，分级诊疗政策体系逐步完善，医疗卫生机构分工协作机制基本形成，优质医疗资源有序有效下沉，以全科医生为重点的基层医疗卫生人才队伍建设得到加强，医疗资源利用效率和整体效益进一步提高，基层医疗卫生机构诊疗量占总诊疗量比例明显提升，就医秩序更加合理规范。到2020年，分级诊疗服务能力全面提升，保障机制逐步健全，布局合理、规模适当、层级优化、职责明晰、功能完善、富有效率的医疗服务体系基本构建，基层首诊、双向转诊、急慢分治、上下联动的分级诊疗模式逐步形成，基本建立符合国情的分级诊疗制度。

为贯彻落实全科医生制度及分级诊疗要求，2016年5月，国家七部委联合印发《关于印发推进家庭医生签约服务的指导意见的通知》（国医改办发〔2016〕1号），通过明确签约服务主体、优化签约服务内涵、健全签约服务收付费机制、建立签约服务激励机制、加强签约服务绩效考核、强化签约服务技术支撑等措施，推进家庭医生签约服务，以转变基层医疗卫生服务模式，强化基层医疗卫生服务网络功能，实现分级诊疗，深化医药卫生体制改革。

2017年国务院办公厅印发《关于印发中国防治慢性病中长期规划（2017—2025年）的通知》（国办发〔2017〕12号）、国家卫生计生委办公厅等印发《关于做好贫困人口慢病家庭医生签约服务工作的通知》（国卫办基层函〔2017〕928号），都强调了家庭医生签约服务在慢性病管理和服务过程中的重要作用。国务院办公厅在《关于推进医疗联合体建设和发展的指导意见》（国办发〔2017〕32号）中要求将分级诊疗试点和家庭医生签约服务扩大到85%以上地市。

2018年1月国务院办公厅《关于改革完善全科医生培养与使用激励机制的意见》（国办发〔2018〕3号）建议通过培养教育和绩效激励提高全科医生职业吸引力，并加强贫困地区全科医生队伍建设。9月，国家卫生健康委等印发《关于规范家庭医生签约服务管理的指导意见》（国卫基层发〔2018〕35号），进一步规范签约服务提供主体，明确签约服务对象及协议；丰富签约服务内容，落实签约服务费；提升家庭医生签约服务规范化管理水平，促进家庭医生签约服务提质增效。

2020年，面对新冠疫情，国家卫生健康委印发《关于基层医疗卫生机构在新冠肺炎疫情防控中分类精准做好工作的通知》（国卫办基层函〔2020〕177号），在疫情防控期间，鼓励基层医疗卫生机构在实施家庭医生签约服务和基本公共卫生服务项目中创新服务模式，优化服务流程，积极利用互联网手段，提高服务效率；家庭医生服务团队要主动关心签约居民，指导签约居民开展自我健康管理与个人防护，进一步提升签约居民对家庭医生签约服务的满意度与获得感。

2020年9月，《国务院办公厅关于加快医学教育创新发展的指导意见》（国办发〔2020〕34号）提出加大全科医学人才培养力度，提升基层医疗卫生行业职业吸引力；加快培养"小病善治、大病善识、重病善转、慢性病善管"的防治结合全科医学人才；加快推进全科医生薪酬制度改革，拓展全科医生职业发展前景。

政府印发的这一系列文件，大大改善了全科医学的政策环境，为全科医学的发展开辟了一条光明的道路。至此，适宜全科医学学科发展的政策环境已经形成。

2. 建立了全科医学教育体系　全科医学教育培训自1989年起进行试点，经历了多年的探索，现在已经基本建立起全科医学教育体系，包括医学本科生的全科医学教育、毕业后全科医学教育（包括三年制全科医生规范化培训及全科医学专业研究生教育）、全科医生继续医学教育等。相应的全科医生培养系列教材也应运而生，保证了培训工作的顺利开展。

3. 与社区卫生服务的开展紧密结合、不断发展　社区卫生服务的主要医疗模式是全科医疗，而全科医疗秉承的医学理论思维则是全科医学，因此全科医学的发展与社区卫生服务的开展息息相关，两者相辅相成，全科医学是为基层医疗保健体系专门培养全科医生的临床医学学科，其培养的全科医生是社区卫生服务的核心力量，其倡导的全科医疗服务方式代表了社区卫生服务发展的最佳服务模式。根据社区卫生服务发展的需要已陆续开展了上述各种全科医学人才培训项目。据2021中国卫生健康统计年鉴的数据，到2020年底，我国已建立基层卫生服务机构970 036家，其中社区卫生服务中心9 826家，社区卫生服务站25 539家；基层卫生服务机构拥有卫生技术人员4 339 745人，其中社区卫生服务中心拥有卫生技术人员520 534人，社区卫生服务站拥有卫生技术人员127 341人。

4. 全科医学的培训机构、学术机构不断涌现　为适应全科医学教育培训的需要，2000年成立了卫生部全科医学培训中心，挂靠在首都医科大学，为全科医学教育提供了发展平台，加强了国内的学术交流与合作。2003年11月，成立了中国医师协会全科医师分会，自此全科医生有了自己的行业服务、协调、自律、维权、监督、管理的组织。

5. 全科医学研究生教育和学科建设已在一些医学院校展开　目前在一些医学院校已相继建立了全科医学院、系、研究所。复旦大学医学院2004年在我国内地第一个启动了全科医学硕士学位教育，首都医科大学2005年在国家批准的临床医学一级博士学位授权学科内分别自主设置了全科医学硕士和博士学位招生目录，开始了全科医学博士、硕士研究生的科学学位和专业学位教育。2011年，受国务院学位办公室委托，全国医学专业学位研究生教育指导委员会印发《关于开展临床医学专业学位"全科医学领域"及"临床病理学领域"硕士专业学位研究生培养工作的通知》（医专业学位委〔2011〕第9号），在临床医学专业学位类别下增设全科医学领域，开始临床医学专业学位全科医学领域硕士研究生的招生和培养工作。其他许多大学从2012年起开展了临床医学（全科医学领域）硕士专业学位研究生的招生培养工作。

我国台湾地区、香港特别行政区、澳门特别行政区全科医学的发展，详见第十三章第三节。

（三）我国发展全科医学的机遇与挑战

全科医学在我国经历了30多年的探索与发展，至今已初步形成了全科医学人才教育体系，在人才培养方面也积累了一定的经验，为学科进一步发展奠定了一定的基础；《国务院关于建立全科医生制度的指导意见》和《国务院办公厅关于改革完善全科医生培养与使用激励机制的意见》的颁布标志着适合全科医学学科发展的政策环境基本形成，这给全科医学教育和学科发展带来了重大发展机遇。

然而，全科医学学科在我国内地建立时间尚短，高素质全科医生队伍的数量不足，全科医疗服务质量不甚理想，人们就医观念、医疗付费机制、全科医学师资数量和质量、基层卫生人力配置等方面与全科医学发展较早的国家相比还存在差距，全科医学的发展仍面临不少困难。到目前为止，适合中国特色的全科医学基本理论、基本方法仍在不断研究和尝试过程中；学科虽然经过30多年的发展，但是从全国的情况来看，经过"5+3"全科医生规范化培训合格的全科医生数量较少，全科医学的学科带头人、学科骨干队伍尤其是研究队伍尚未形成一定规模；全科医学人才培养基地建设尚需进一步完善，高效的教学模式尚在探索过程中，全科医学师资队伍匮乏，尤其是全科医生培养的基层实践基地中带教的合格全科医生队伍严重不足，在服务模式上难以起到教学示范作用；在医学领域中全科医生的作用还未完全被同行认可；虽然经过30多年的探索与发展，初步建立了全科医生的晋升制度、工资待遇有所提高，全科医疗的服务模式和效果得到社区居民的欢迎和认可，但全科医生的收入和社会地位仍较其他专科医生低，支持全科医学人才成长、全科医生队伍稳定与发展的相关政策需要进一步落实和完善。

随着我国医药卫生改革的深入，全科医生的作用越来越凸显，社区居民对全科医疗服务的客观需求量大而迫切，为全科医学的发展提供了积极的动力。只要广泛研究各国经验、博采众长，发扬我国卫生服务资源优势，具有我国特色的完善的全科医学教育和服务体系将会更好地满足民众对基层医疗服务的需求。

第三节　全科医学学术组织及其主要学术刊物

一、世界家庭医生组织

世界家庭医生组织（WONCA）是非官方的国际性全科医学学术团体，是全科医生的最高学术组织。WONCA 是 WHO 的学术咨询组织。在基本卫生保健方面，WONCA 和 WHO 有着密切的合作。WONCA 的主要活动之一是主办全科医学的国际会议，每三年一次；WONCA 也负责出版、发行国际性的杂志和刊物。

WONCA 自成立以来，以其出色的活动促进了全科医学在世界范围的发展。同时，随着各国全科医疗的发展及对 WONCA 的支持，WONCA 自身也得到了发展壮大。1972 年 WONCA 在成立之初仅拥有 18 个国家成员，截至 2018 年，WONCA 已经拥有 131 个国家和地区的 118 个会员组织，代表着全世界 50 余万名全科/家庭医师会员，遍及五大洲，覆盖了全世界 90% 以上的人口。

二、国外全科医学学术期刊

1.《英国全科医学杂志》（*The British Journal of General Practice*）　创刊于 1953 年，由英国皇家全科医师学院主办，是最早出版的全科医学领域的期刊，月刊，目前已被科学引文索引（SCI）收录。主要栏目有全科医学教育、全科医学继续教育、临床研究与方法、卫生服务管理、述评等。

2.《家庭医学年刊》（*Annals of Family Medicine*）　创刊于 2003 年，由美国家庭医师学会（AAFP）主办，月刊，目前已被 SCI 收录。杂志主要涉及临床医学、生物医学、社会学和卫生服务研究等。

3.《家庭医学》（*Family Medicine*）　创刊于 1985 年，由美国家庭医学教师学会主办，月刊，目前已被 SCI 收录。杂志主要侧重家庭医学教育研究。

4.《美国家庭医师》（*American Family Physician*）　创刊于 1950 年，由美国家庭医师学会主办，前身是《全科医生》（*General Practitioner*），月刊，目前已被 SCI 收录。主要目标是为家庭医生和其他基层医生提供高质量的继续医学教育，每期都提供相关临床主题，最新的诊断和治疗技术信息，以及主要医疗组织的家庭医学协会摘要。

5.《澳大利亚全科医学杂志》（*Australian Journal of General Practice*）　创刊于 1974 年，由澳大利亚皇家全科医生学院主办，前身是澳大利亚家庭医师（Australian Family Physician，AFP），月刊，目前已被 SCI 收录。办刊宗旨是为澳大利亚全科医生提供有助于其提供优质患者照顾的指南、证据基础、确切的医疗信息，引导全科医生从事全科医疗、研究、教育等工作时均需考虑不同地理和社会背景。

6.《加拿大家庭医师》（*Canadian Family Physician*）　创刊于 1967 年，由加拿大家庭医师学院（CFPC）主办，月刊，目前已被 SCI 收录。办刊宗旨是家庭医师、研究者、教育者和政策制订者及时了解最新信息、接触家庭医学最新理论，促进家庭医学学科不断发展和患者照顾质量的不断改进。

三、国内全科医学相关学术组织和学术刊物

（一）国内全科医学相关学术组织和机构

1. 中华医学会全科医学分会　中华医学会全科医学分会1993年11月在北京正式成立，它是中国大陆/内地第一个全科医学学术组织，也是最大的学术组织，1995年8月10日正式成为世界家庭医生组织（WONCA）会员，并于1996年、2003年分别在上海和北京成功举办了"第一届国际农村全科医学会议"和"第13届WONCA亚太地区会议"。多年来，全科医学分会一直致力于发展国内全科医学事业、开展全科医学人才培训及开展国际、国内全科医学的学术交流工作。

2. 中国医师协会全科医师分会　中国医师协会于2002年1月成立，其宗旨是服务、协调、自律、维权、监督、管理。中国医师协会全科医师分会是由首都医科大学与中国全科医学杂志社共同发起，并于2003年11月正式成立，主要由全国各地的全科医生自愿组成的全国性、行业性、非营利性组织。该分会从成立至今，一直致力于推进全科医学发展和培训基地建设，组织师资培训和培训基地评估认定，推动全科医生职业发展和维护合法权益等多项工作。

（二）国内主要全科医学学术期刊

1.《中华全科医师杂志》　创刊于2002年，由中国科学技术协会主管，中华医学会主办并编辑出版的全科医学领域的国家级学术期刊，为中国科技核心期刊。主要面向全体医务工作者，重点是各级医疗机构的全科医生、关注全科医学发展的各专科医师、住院医师、社区卫生服务各类技术人员、医学院校学生及全科医学和社区卫生的科研、教学、管理人员。

2.《中国全科医学》　创刊于1998年，由国家卫生健康委员会（原卫生部）主管，中国医院协会主办的国内首家公开出版发行的全科医学学术期刊，是全科医学学科引入我国以来创办第一本全科医学专业性学术期刊。刊物主要面向基层广大医务人员、医学院校广大师生，以及从事全科医学工作的科研人员。

该杂志目前有三个版本。①红色学术版：以全科医学和社区卫生服务的系列理论研究为主；②蓝色学术版：全科医学领域前沿进展及临床研究原著为主；③黄色读者版：也称医生"读者"版，主要宗旨是淡化理论，突出临床，强调实用，专家指导医生临床技能，以病例为主线，网络与杂志相结合，为临床一线医生工作需要的国家级继续医学教育读物。

3.《中华全科医学》　创刊于2003年，由国家卫生健康委员会（原卫生部）主管、中华预防医学会主办、国内外公开发行的国家级医学专业期刊。办刊宗旨：宣传全科医学知识，传播全科医学技术、方法及全科医学理念；建立和完善以患者为中心，以家庭为单位，以社区为范围的服务网络；开拓研究领域，介绍研究成果和学术成就，促进全科医学信息的传播和学术交流，繁荣和发展全科医学事业。刊物主要面向基层广大医务人

员、医学院校广大师生，以及从事全科医学基础、临床、科研、教学、管理工作者。

（梁万年）

思考题：

1. 全科医学的概念和学科特点是什么？
2. 全科医学产生的历史背景是什么？

第二章　全科医生

全科医生

自20世纪60年代全科医学学科正式建立，其在世界上得到快速发展。经过全科医学培训合格的全科医生（general practitioner，GP）是全科医疗服务的执行者，在很多国家尤其是欧美和一些亚洲经济水平比较发达的国家，已成为其卫生保健体系中不可替代的基本卫生保健力量，在国家医疗卫生服务体系中起着至关重要的作用。全科医生在社区卫生服务团队中因训练背景不同而在团队中肩负着领导者与管理者的角色。

本章主要介绍全科医生的概念及其角色，全科医疗服务内容、工作方式、工作特征，全科医生的职业发展。

第一节　全科医生的概念及其角色

一、全科医生的概念

全科医生在国外又称家庭医生（family doctor）或家庭医师（family physician）。全科医生所提供的服务是遵照全科医学的基本原则为社区居民提供全科医疗（general practice）服务。全科医生与目前我国基层医疗服务机构中工作的内科、妇科、儿科、中医科等专科医生不同，全科医生是经过全科医学的专门训练，掌握了全科医学学科的基本理论和服务方式，以全科医学学科要求的服务态度在基层医疗中为患者提供基本医疗和基本公共卫生服务的临床医生。经过专业训练的全科医生不仅具备了坚实的临床知识和技能功底，同时还能够为社区居民提供主动的、综合的和连续性的医疗卫生保健服务。

关于全科医生的概念，不同地域和国家的定义有所不同。全科医生在各个国家执行的服务功能也并不完全一样。美国家庭医师学会（AAFP）对全科医生定义为："家庭医师是经过家庭医疗这种范围宽广的医学专业教育训练的医师。面对患者与家庭成员，无论其性别、年龄或健康问题类型是生物医学的、行为的或社会的，家庭医生均能以其独特的态度、知识和技能，向家庭中的每一位成员提供综合的和连续性的医疗照顾、健康维护和预防服务；由于家庭医生特殊的学科背景及其与患者家庭的相互作用关系，使其具有资格服务于每一个患者；在必要时，作为所有健康相关事务的组织者也适当地协作专科医师、维持卫生服务及利用社区资源。"英国皇家全科医师学院（RCGP）对全科医生的定义则是："在患者家里、诊所或医院向个人和家庭提供人性化、基层和连续性医疗服务的医生。他承担对自己的患者所陈述的任何问题作出初步决定的责任，在适当的时候请专科医生会诊。为了共同的目的，他通常与其他全科医生以团队形式一起工作，并得到医疗辅助人员、适宜的行政人员和必要设备的支持。全科医生的诊断由生物、心理、社会几个方面组成，并为促进患者健康而对其进行教育性、预防性和治疗性的干预。"全科医生的最高学术组织——世界家庭医生组织（WONCA）将全科医生定义为："对个人、家庭和社区提供优质、方便、经济有效的、一体化的基层医疗保健服务，进行生命、健康与疾病的全过程、全方位负责式管理的医生。其服务涵盖了不同性别、年龄的对象及其所涉及的生理、心理、社会各层面的健康问题；并能在所有与健康相关的事务上，为每个服务对象当好首诊医生和健康管理人。这种全科医生的角色是在促进健康、预防疾病、提供治疗、照顾和减轻痛苦的以人为本的服务过程中训练成的。"

2011年7月1日，我国颁布了《国务院关于建立全科医生制度的指导意见》，其中提出全科医生是综合程度较高的医学人才，主要在基层承担预防保健、常见病和多发病诊疗和转诊、患者康复和慢性病管理、健康管理等一体化服务，被称为居民健康的"守门人"。我国全科医生的功能定位也将会根据该文件精神进一步发展和具体化。

综上所述，尽管不同国家或学术组织对全科医生的定义不同，但在其中均体现出全科医生应是经过全科医学专门训练、工作在国家的基层卫生保健系统中、能够熟练地解决社区居民常见健康问题或疾病、适时提供预防服务并及时协调医疗卫生资源、提供连续且综合的卫生保健服务的临床医师。全科医生所服务的对象不仅是患病的个体，而且还关注患者的家庭和所在社区相关人群；所用的技术不局限于临床生理疾病的诊治和管理，更注重疾病的预防和康复；不仅治疗生理疾病，而且还关注患者和服务人群的健康行为、心理和社区问题的解决及临终患者的生命质量。

二、全科医生在服务中的角色

全科医生与其他类别的专科医生不同，他们在社区卫生服务中面对不同服务对象和具体任务时扮演着不同的角色。

（一）患者及其家庭层面

对患病个体及其家庭来说，全科医生承担着临床医生、首诊医生、健康教育者与咨询者、医疗资源协调者、健康管理者、患者的朋友等不同角色。

1. 临床医生　全科医生对于患者来讲，首先是临床医生，能够针对就诊患者的健康问题，运用所学临床医学的知识和技能进行正确诊断、治疗和康复；对于不能完全治愈的疾病或健康问题，进行全方位全过程管理，包括疾病的预防、早期发现、干预、康复与临终关怀照顾；同时还负责服务对象的健康维护，促进其健康生活方式的形成，对疾病的危险因素进行筛查和干预。

2. 首诊医生　由于全科医生常接触社区居民，了解社区居民个体的健康状况，医患关系密切，服务地点接近居民住所，因此全科医生往往是社区居民患病后首先接触到的医生，全科医生因而成为居民就诊的首诊医生。2017年国务院在《国务院办公厅关于推进医疗联合体建设和发展的指导意见》（国办发〔2017〕32号）中提出扎实推进家庭医生签约服务，加强全科医生培养。通过签约服务，鼓励和引导居民在医联体内到基层首诊，上级医院对签约者提供优先接诊、优先检查、优先住院等服务。作为首诊医生，全科医生必须能够获取有效的医疗信息，并及时地对患者的健康问题及其严重程度作出判断，必要时能够帮助患者联系会诊和及时转诊等。

3. 健康教育者与咨询者　全科医生长期服务于社区居民，对社区中居民群体和个体的健康状况、患病现状和潜在的危险因素等颇为了解；在工作中，全科医生也应利用各种机会和形式，对社区中的健康人、高危人群和患者个体深入细致地进行全面的、科学的和针对性的健康教育工作，并注重健康教育的效果；同时，全科医生有责任为其服务对象提供健康与疾病的咨询服务，聆听患者诉说并体会患者的患病感受，利用有效的沟通技巧与患者建立信任关系，对各种健康相关问题提供详细的解释和资料，指导服务对象进行有效的自我保健。

4. 医疗资源协调者　一个经过专业训练的全科医生，通常能够解决就诊社区居民80%～90%的健康问题或疾病，对于不能在社区层面解决的问题或疾病，尤其在诊疗慢性病的并发症、威胁患者生命的疾病和疑难危重症时，通常需要组织救护或医疗团队，借助其他专科医生的帮助来照顾好患者。这种以患者的健康问题为中心组建团队的过程，就是全科医生为患者协调资源的过程，包括为患者请专科医生会诊、将患者转诊给其他科室的医生等。在这个协调诊疗资源的过程中，全科医生扮演了协调者的角色。全科医生能够在患者需要时，帮助协调社区内外各级各类的医疗资源，以及其他相关的健康照顾资源，与专科医生形成有效的双向转诊关系。

5. 健康管理者　全科医生了解社区居民的健康状况和影响健康的相关因素，并且具备与社区相关机构良好的沟通能力，可以动员社区中相关资源，在社区中针对慢性病患者实施系统化、规范化、连续性和综合性的管理计划；同时对健康人和高危人群进行评估和健康管理，如根据不同人群的分类为其设计出个性化的签约服务包，即健康管理计划。健康管理服务的内容包括健康档案的建立、健康宣教、随访评估、安排体检等，全科医生需根据居民的健康需求将上述服务合理量化并实施。因此，对于社区居民群体和个体来讲，全科医生是健康的管理者。除了管理社区居民的健康之外，全科医生作为社区卫生服务团队中的核心还承担着社区卫生服务团队管理者的角色，他们能够根据社区居民健康维护与管理、患者管理的需要来组建团队，有效维护和促进团队建设，提高居民健康管理的技能和服务质量。此外，全科医生还必须做好有效的自我管理，管理好自己的时间、家庭和业务，使个人生活和医疗服务事业均衡发展。

6. 患者的朋友　全科医生要对患者个人及其家庭的健康全面负责，必须全面了解所患健康问题的背景，成为社区居民及其家庭可以信赖的朋友，建立良好温情的关系，得到他们的信任和支持，了解患者和家庭的健康问题，最终有效地帮助患者和家庭解决与健康相关的问题。

（二）医疗保健与保险体系层面

作为首诊医生，全科医生同时也是医疗保健体系的"守门人"，严格依据有关规章制度和公正原则、成本/效果原则等从事医疗保健活动，与保险体系共同办好管理化医疗保健。对医疗保健与保险体系来说，全科医生扮演着如下角色。

1. 健康"守门人" 全科医生要尽量用最少的资源解决最多的健康问题或疾病，即要把大多数的社区常见健康问题在社区层面解决，只把少数的疑难问题转诊给专科医生，以便合理地使用卫生资源，降低医疗费用。其次，加强预防保健服务，防患于未然，防患于早期，减少疾病的发生，控制疾病的发展，改善疾病的进程和预后，提升治疗效果，提高卫生资源的使用效率。另外，控制患者的就医行为，准确地鉴别患者的健康问题，避免不适当的和重复的就医、检查、治疗，促进各级各类医疗单位的合作。全科医生的服务理念之一就是充分发挥患者个人和家庭的主观能动性，提高他们的自我保健能力，从而节省卫生服务资源。

2. 团队管理者 全科医生作为社区卫生服务团队的核心，在日常医疗保健工作中管理人、财、物，协调好医护、医患关系及与社区社会各方面的关系，负责团队成员的业务发展、业务审计，并保证服务质量和学术水平。

3. 推进科学发展的研究者 为了保持全科医学的学科发展水平，使全科医疗服务不断适应当地社区居民的健康需要和需求，改善全科医疗服务的质量，一部分全科医生在做好医疗服务的同时，还应投身于全科医学理论、教育研究与服务技能规范研究。作为一名工作在基层的全科医生，要做好社区卫生服务工作，就必须对本社区居民的健康状况、居民服务需求和需要、资源配置、居民常见健康问题或疾病的有效管理等方面进行有针对性的研究。例如，首诊和健康管理的角色使全科医生能获得居民健康信息的第一手材料，对这些数据的整理和分析有利于慢性病管理效果的评估和方法的改进，对我国慢性病管理事业具有重要的推动作用。

4. 控制医疗保险费用 在全科医生制度发展较早的国家，如英国、美国两种截然不同模式的医疗保险制度中，全科医生都扮演了医疗保险费用"守门人"的角色，有效地控制了医疗保险费用支出。在英国，全科医生协会与地方英国国民健康体系签订医疗提供合同；而在美国，全科医生除提供医疗服务外，还负责患者转诊的审核批准。同时，保险公司还加强对全科医生的病案管理，以保证医疗保健的延续性。与英国相比，美国管理保险费用的"守门人"——全科医生的经济色彩更加明显。

在我国，家庭医生团队为居民提供约定的家庭医生签约服务，根据签约服务人数按年收取签约服务费，由医保基金、基本公共卫生服务经费和签约居民付费等方式共同分担。家庭医生团队通过签约服务，实现对患者进行沿生命周期的长期负责式照顾；全科医生可及时发现患者及其家庭成员的健康危险因素，尽早实施针对性健康教育和疾病筛检，实现疾病预防和早发现的目的；对于已确诊的患者，可以根据病情需要进行适当的转诊和会诊，通过全科医生对签约患者和家庭全面细致地服务工作，实现节约医疗费用的目的。随着我国全科医生服务能力的不断提高，医疗改革和全科医生制度建设的不断推进，相信在未来全科医生将更好地发挥健康"守门人"和医疗费用"守门人"的作用。

三、全科医生的知识、态度与能力要求

（一）全科医生应具备的知识要求

为了诊疗疾病，并做到以患者为中心的服务和关注社区人群的健康，全科医生的知识结构应包括以下几个方面：以疾病为研究点的生物医学基础知识和临床医学知识；以患者为中心提供服务的全科医学基础理论和相关人文社会科学知识；以人群（家庭和社区）健康为导向的提供照顾的康复医学、预防医学或公共卫生知识；与职业生涯相关的管理学和法律相关知识等。

（二）全科医生应具备的态度

全科医生与从事纯科学研究或单纯的技术行业的要求不同，全科医生是服务于人的工作，其在服务中既需要科学知识和技术的支撑，也需要具备服务于人的态度。而这种态度是在训练过程中和未来的职业生涯中逐渐形成和不断完善的。全科医生在遵循"以人为中心的照顾原则"进行工作时，必须具有对人类和社会生活的热爱与持久兴趣，具有服务于社区、与人交流的愿望和需求；其对患者要富有高度的同情心、同理心和责任心。

全科医生是现代科学的产物，其在社区环境中从事的医疗工作相对较为独立，更需要持有严谨科学和乐观好学的态度，并注意保持与医院及专科医生的联系，参与各种教学、科研、学术交流活动及继续医学教育，使自身的知识技能与现代医学和相关人文社会科学始终保持同步发展。

（三）全科医生应具备的能力要求

全科医生所应具备的能力受国家的卫生保健制度、国家对全科医生的功能定位、社区居民的基本医疗卫生保健需求及全科医疗服务的基本原则的影响。不同国家全科医生所具备的服务能力是不同的，这些能力要求随工作地域和服务人群的不同而有所区别。但是，其应具备的核心能力却有着共同的特点，而且这种能力是随着专业培训的进行逐渐形成，并且随着职业生涯的发展而逐渐巩固和提高。一般意义上讲，全科医生应达到以下基本的能力要求。

1. 作为首诊医生应具备的能力 全科医生作为患者寻求卫生保健服务的首诊医生，要求其具备的业务技能要全面且扎实，不仅要能够熟练掌握就诊患者中常见健康问题或疾病，更要对临床上威胁患者生命安全的疾病和健康问题及时作出准确识别和初步处理，并将患者及时、恰当地转诊给相应的专科医生，以保证患者的生命安全。

2. 沿着人的生命周期提供以人为中心照顾的能力 全科医生除了对疾病的诊疗、救治、及时转诊外，还对社区中的健康人群、高危人群和患者个体全面负责，需要从全人的观念出发，即以人为中心，沿着人的生命周期各个阶段的卫生保健需求，利用相应的一级预防和二级预防理论和方法，提供针对性健康促进和健康维护服务。为取得最佳的健康结局、满足患者多样化的需求，全科医生应具备这种提供连续性、全面性、可及性和综合性卫生保健服务的能力。

3. 着眼于社区人群的健康维护、疾病预防和疾病控制的能力 具有群体预防和公共

卫生服务的观念，能够通过社区诊断，明确社区人群的主要健康问题，能够组织协调社区内外资源，为社区重点人群、高危人群和健康人群提供针对性的预防保健服务，如健康教育、健康促进、疾病筛检、疾病综合干预等；对已患病人群，尤其是慢性病人群，能够提供有效的干预和控制措施，将所学临床医学和预防医学的知识与技能，以及相关的社会学、行为学研究成果有效地应用于人群健康管理。这也是全科医生所具备的区别于其他专科医生的特殊能力之一。

4. 良好的沟通与协调能力　全科医生作为社区卫生服务的管理者和全科医疗服务的执行者，不论在诊疗个体患者的过程中，还是在社区人群健康教育、健康促进、疾病干预工作中，都需要与患者、患者的家庭成员、社区志愿者、社区管理者、专科医生、各类相关专家、卫生行政人员进行沟通，并进行疾病干预与管理的协调工作。可见，全科医生在其服务中具备良好的沟通与协调能力是必需的；在团队管理和卫生资源协调的过程，更需要良好的沟通能力。

5. 信息收集、利用与管理的能力　全科医生不仅要在医疗实践中有效地收集患者的诊疗信息，还应能够利用网络和其他现代化信息收集工具，科学、有效、及时、客观地收集相关医学进展的信息、相关学科的研究成果、循证医学信息等来指导临床实践。同时，在社区卫生服务中，全科医生还要根据本社区人群和健康问题的特点，运用卫生统计学和流行病学收集相关的信息来进行研究设计和内容管理，并将所收集到的信息有效地应用于健康管理、疾病干预与社区卫生服务管理实践。

6. 社区卫生服务和全科医疗服务管理的能力　卫生服务管理的知识和技能是全科医生必须要学习和掌握的基本内容。全科医生作为社区卫生服务团队的骨干，不仅要对团队的业务服务质量进行管理，还要对整个社区卫生服务机构或社区卫生服务站的人、财、物进行管理。因此，全科医生需要具备在社区卫生服务中成为一个多面手所需要的能力。

7. 自我学习和发展的能力　一个合格的全科医生，为了紧跟医学不断发展的步伐，更好地满足患者的服务需求，就要不断地巩固已学的医学知识和技能，还要不断地通过进修、自学、医学继续教育等方式学习新的医学知识、前沿诊治进展等。全科医生长期在社区环境中工作，由于社区卫生人力资源短缺，难以抽出时间离开其所服务的社区和患者到其他医疗机构长期进修学习，为了提高业务技能，多采取短期培训、网络医学继续教育授课和自学的方式，因此自学对于全科医生来说是主要的提高诊疗技能的手段之一。

8. 基本的教学能力　社区卫生服务事业和全科医疗团队需要后继有人，而社区卫生服务和全科医疗服务的技能又是在综合医院或专科医疗机构学不到的。正因如此，全科医生及社区卫生服务技术人员的相关培训通常安排在社区场所中进行，使全科学员在有限的时间内能尽快掌握他们职责所需具备的临床业务能力，培养医患沟通技巧，在临床诊疗过程中逐渐体会并实施全科医学的宗旨，完善全科理念，提升临床思维能力。这就意味着，一部分社区卫生服务机构将成为全科医生的培训基地，而全科医生更是成为社区带教师资队伍的主要成员之一。在教学过程中，同时要注重加强对全科学员在教学能力方面的培训，内容涵盖教学方法、教学技巧等，实现从"理论"到"实战"的转变。

四、全科医生与其他专科医生的区别

（一）全科医生与普通内科医生及其他临床专科医生

按照国际惯例，全科医生应该是在毕业后接受过全科医学专门训练的专科医生。他们与经过其他临床专业学科的住院医师培训合格的各临床专科医生相比，具有许多特殊性。

例如，全科医生与普通内科医生的工作内容和服务方式，既有很大区别，又有很多联系。就城市社区卫生服务中心中全科医生所治疗的疾病种类来看，与一个普通内科医师所诊疗的疾病种类基本相同，但是全科医生除了所诊疗的生理疾病与内科医师相似外，全科医生还肩负着患者个体和社区人群的预防保健、健康咨询、临床各种常见疾病的诊疗，如外科、儿科、妇科等常见疾病的诊疗也在全科医生的诊疗范围。在服务内容方面，全科医生的服务内容较普通内科医师宽泛得多，而且服务的模式也与普通内科医师有所不同，全科医生强调用适宜的技术为患者提供综合性、连续性服务，包括适当地邀请相关专科医生会诊、将患者转诊给相关科别的专科医生等。普通内科医师是内科医师的一种，他们的知识和技能范畴只是局限在内科学的范畴，服务的模式多以疾病的诊疗为中心。

与上述类似，全科医生与其他临床专科医生，也存在训练背景、服务范围、服务模式等方面的区别。全科医生与内科医生及其他临床专科医生的区别见表3-1-1。

表3-1-1 全科医生与其他临床专科医生的区别

项目	全科医生	其他临床专科医生
1. 所接受的训练	全科医学专业训练	专科训练
2. 服务对象	社区中的健康人群、高危人群和患者个体	只为就诊的患者个体
3. 健康问题的特点	以处理早期未分化的疾病为主	以处理高度分化的疾病为主
4. 照顾重点	疾病自身的康复、患者康复后的适应和生命质量	疾病自身的康复
5. 服务内容	融预防、保健、治疗、康复、健康教育于每一个患者的就诊和康复过程中，对医疗的全过程负责	注重疾病的治疗，只对医疗的某些方面负责
6. 诊疗手段与目标	以物理学检查为主，以满足患者的需要为目标，以维护患者的最佳利益为准则	依赖高级的仪器设备和实验室检查，以诊断和治疗疾病为目标
7. 服务模式	以生物-心理-社会医学模式为基础	以生物医学模式为基础
8. 服务中关注点	个人、家庭、社区兼顾	就诊的患者个体
9. 服务的连续性	提供连续性的服务	不连续（特定疾病或疾病的特定阶段）服务

项目	全科医生	其他临床专科医生
10. 服务的主动性	沿着人的生命周期和疾病周期主动服务	非主动性服务（只接待就诊的患者个体）
11. 医患关系	亲密、连续的医患关系	间断性的医患关系

（二）全科医生与社区医生

目前，很多人将全科医生称为社区医生（community physician）。其实，社区医生这个词汇在世界家庭医生组织（WONCA）有特定的定义，我们应该加以澄清和区别，不能将在社区卫生服务中心、社区卫生服务站工作的医生都统称为社区医生。

WONCA将社区医生定义为："是主要关注特定地域人群健康状况的医生。他通常负责社区卫生需要的评价，并使卫生服务组织适应这些需要；除特殊卫生问题如经选择的传染病外，一般不负责个体卫生服务。各国社区医生的作用有所不同，但他们一般是政府或与当地卫生行政部门签约机构的雇员。"

全科医生是指接受了合格的全科医学专业训练且工作在社区环境中的临床医生，其服务主体是患者个体，主要以个体化服务为主，并兼顾社区人群的整体健康。可见，全科医生与社区医生在概念和服务的主体上是有所区别的。

我国自引进全科医学和发展社区卫生服务以来，很多人都根据全科医生工作的地点是在社区，就习惯地将其称为社区医生。如果按照这样的称呼，在社区卫生服务机构中工作的很多其他类别的医生，如中医科医生、预防保健医生、康复医生等，也可称为社区医生。但是，我们必须清楚，目前的习惯称呼与世界家庭医生组织对社区医生的称呼是有根本上的区别的。如果按照世界家庭医生组织给的定义，社区中只有预防保健医生可称为社区医生。

（三）全科医生与公共卫生医师

公共卫生医师属于预防医学或公共卫生领域，主要是以提供群体的公共卫生服务为主，兼顾个体预防服务，所具备的知识和技能以公共卫生学科领域为主。公共卫生医师主要的工作内容为：通过专业技能的服务，预防疾病的发生和传播；保护环境免受破坏；预防意外伤害；促进和鼓励健康行为；对灾难作出应急反应，并帮助社会从灾难中恢复；保证卫生服务的有效性和可及性。

全科医生与公共卫生医师不同，其属于临床医学的范畴，所提供的服务内容以解决患者个体的健康问题为主，兼顾家庭和社区层面的健康问题；所具备的知识和技能以临床各科常见病或健康问题的相关知识和技能为主，为了给患者提供以人为中心的照顾，整合了很多与疾病或健康问题照顾和管理相关的其他学科的知识与技能。

社区卫生服务机构中大多设置了预防保健科，该科的医生为预防保健医生/医师，目前我国的预防保健医生多以儿童保健和妇女保健为其主要服务内容，还有一些保健科将精神卫生保健融入其工作范畴。但是，预防保健科医生很少能以患者为中心进行个体化疾病的诊疗。全科医生和预防保健医生分属两个不同的专业领域，全科医生除了训练内容不同外，其所从事的服务内容也不同于预防保健医师，全科医生主要是以个体化诊疗为主，兼顾个体和群体预防保健等服务内容。

第二节　全科医生的服务内容、工作方式、工作特征

一、全科医生的服务内容

综合来看，一个合格的全科医生应能胜任以下全科医疗工作。

1. 社区各种常见病、多发病的医疗及适宜的会诊和转诊。

2. 急、危、重患者的院前急救、转诊与出院后管理。

3. 社区健康人群与高危人群的健康管理，包括疾病预防与筛查、周期性健康检查与咨询。

4. 社区慢性病患者的系统管理。

5. 根据需要提供居家照顾、家庭病床及其他家庭服务。

6. 社区重点人群保健（包括老人、妇女、儿童、慢性病患者及残疾人等）。

7. 人群与个人健康教育。

8. 提供基本的精神心理卫生服务（包括初步的心理咨询与治疗）。

9. 开展医疗与伤残的社区康复。

10. 计划生育技术指导。

11. 社区卫生服务信息系统的建立、管理与使用。

12. 通过团队合作执行家庭护理、卫生防疫及社区初级卫生保健任务等。

此外，为了发展社区卫生服务，全科医生还被赋予了三项重要使命：①突出社区人群的公共卫生服务和个体基本医疗服务，防治结合，特别要围绕疾病周期加强个体和群体的三级预防工作；②根据医学模式和医学目标的转变，以人为中心，发展"照顾医学"，围绕生命周期的生命准备、生命保护和生命质量，全面照顾居民的健康；③加强卫生服务体系的基础建设，增进医患关系的和谐，推进卫生改革。

二、全科医生的工作方式

全科医生的工作场所可以是综合医院的全科医学科、社区内医学中心或社区卫生服务站、养老院、老年病医院、个体开业机构及患者家中等。但是无论全科医生在哪里工作，判断一个医生是否为一个合格的全科医生，要看两个条件：第一，是否经过全科医学专业培训获得全科医生资格；第二，是否具有全科医学的理念、遵循全科医生的服务原则、执行全科医疗服务模式。

全科医生的工作方式包括以人为中心的健康照顾、以家庭为单位的健康照顾、以社区为基础的健康照顾和以预防为导向的健康照顾。

（一）以人为中心的健康照顾

第一，全科医生不应仅重视患者的疾病，不应仅把患者看作是疾病的载体，而应把患者看作一个整体，既关注患者的生理健康，也关注患者自身对疾病的情绪体验，即他们的心理健康和社会需求。第二，全科医生要针对不同的患者提供个性化医疗服务。当全科医生面对一个具体的患者时，该患者不仅具有多数患者共有的特征，还具有个性化的特征。因而，全科医生要从患者的角度看问题，充分了解其患病体验、生活态度和价值观，做到人性化和个体化，维护患者的最佳利益。第三，全科医生要善于调动患者的主观能动性，让其积极主动参与到医疗活动中去。

（二）以家庭为单位的健康照顾

个体的健康不仅与患者自身的身体条件和生活方式有关，还与家庭人员关系及家庭成员对患者的治疗和康复意愿有关。家庭的结构与功能会直接或间接影响患者的健康，全科医生要善于了解并评价家庭结构、功能与家庭发展周期，通过详细的家庭调查和评估，及时发现其中可能对家庭成员健康造成危害的因素，并通过干预使之化解，还要善于运用家庭资源协助对疾病的诊断与长期管理。

（三）以社区为基础的健康照顾

全科医学以社区为基础提供全科医疗服务。全科医生要把握社区民众健康问题及背景，以患者个体化诊疗为主，同时关注社区人群的整体健康，将个体与群体健康照顾融为一体，合理地充分利用社区资源，为社区居民提供综合性服务。此外，全科医生要充分利用本社区的资源和有效可行的办法，在社区范围内开展疾病的防治和健康促进活动，主动服务于家庭和社区，维护家庭和社区的健康，为社区居民提供系统的、综合的、健康-疾病一体化的卫生保健服务。

（四）以预防为导向的健康照顾

全科医疗以患者为中心的模式使全科医生有充足的时间与患者接触，将预防性服务融入患者的每一次诊疗。以预防为导向的照顾重点在于对服务对象整体健康的促进与维护，即在其健康时、由健康向疾病转化过程中及疾病发生早期就主动提供一级预防、二级预防和三级预防。

近年来，在基层开展执业方式和服务模式改革试点工作，采取多种形式推进签约服务，取得了积极进展，积累了实践经验。转变基层医疗卫生服务模式，实行家庭医生签约服务，强化基层医疗卫生服务网络功能，是深化医药卫生体制改革的重要任务，也是新形势下更好地维护人民群众健康的重要途径。为落实《"健康中国2030"规划纲要》要求，国务院发布了《关于改革完善全科医生培养与使用激励机制的意见》及《深化医药卫生体制改革2021年重点工作任务》。

根据《深化医药卫生体制改革2021年重点工作任务》，应坚持预防为主，加强公共卫生体系建设，深化疾病预防控制体系改革，持续推进健康中国行动，创新医防协同机制。

同时不断完善签约服务内涵，突出中西医结合，增强群众主动签约的意愿；建立健全签约服务的内在激励与外部支撑机制，调动家庭医生开展签约服务的积极性；鼓励引导二级以上医院和非政府办医疗卫生机构参与，提高签约服务水平和覆盖面，促进基层首诊、分级诊疗，为群众提供综合、连续、协同的基本医疗卫生服务，增强人民群众获得感，为利民之举。

三、全科医生的工作特征

全科医生是人民群众健康的"守门人"，为社区家庭每个成员提供连续性和综合性的医疗照顾、健康维持和预防服务，其工作特征主要体现在以预防为导向，树立预防疾患观念；以团队合作为基础，提供全面的立体网络式健康照顾；以"五星级医生"为目标，使人人能享有优质的初级卫生保健服务。

（一）以预防为导向

对于慢性病来说，预防的价值已经远远超过非特异性治疗的价值，全科医生立足于社区，为社区居民提供连续性、综合性、协调性和个体化的预防保健服务。全科医生采用以预防为导向的服务模式，包括以下几个方面。

1. 将与患者个人及其家庭的每一次接触都作为提供预防保健服务的良机。患者就诊时，全科医生除处理现有疾病外，还应为患者做一次全科的健康状况与危险因素评价，据此制订一个规划性的预防计划，设计一张周期性健康检查表。全科医生在其他场合接触个人及其家庭时，应关注患者或家庭成员因机会性就医而提供的轻微症状信息，以便及时发现问题。

2. 将预防保健服务落实到日常医疗实践活动中。对于任何年龄、性别和疾病类型的患者，全科医生的服务计划中都应该包括详细的顺延性和规划性预防计划，并根据服务对象在不同的生命周期中可能存在的危险因素和健康问题，针对性提供一级预防、二级预防、三级预防。

3. 将以预防为导向的病史记录和健康档案作为患者健康照顾的基本工具。病史记录和健康档案一般包括：①疾病预防计划；②周期性健康检查表；③家庭周期性健康维护计划；④建立针对人群的预防医学档案。此外，还有针对新生儿、孕妇、产妇、老年人等的预防项目。

4. 个人预防与群体预防相结合。当某种问题在社区中广泛存在或某种疾病在社区中有流行趋势时，全科医生不能只停留在对个人及家庭的预防上，而应利用社区内外的各种资源，大力开展顺延性的社区预防。在进行社区诊断的基础上，制订和实施社区规划性的预防医学计划，主动维护和预防社区的健康。

5. 将提高全体居民的健康水平作为医疗服务的目标。全科医生医疗服务的目标是提高全体居民健康水平，主要任务是将逐渐从群体预防为主转向个体与群体预防相结合，从生物学预防扩大到心理、行为和社会预防，从独立的预防服务转向防治结合或防、治、保健、康复一体化的综合性预防，从被动预防转变为主动预防。

（二）以团队合作为基础

在全科医疗发展初期，全科医生以个人开业的方式为社区居民服务。随着实践的发展，全科医疗服务的综合性、持续性和协调性等特征，仅靠全科医生个人不可能解决所有的健康问题，从而逐步走上了团队合作（team work）的道路。

全科医生应将自己作为社区卫生工作网络及卫生保健组织体系中的一个重要组成部分，在与社区护士、营养师、心理医生、康复师、专科医生及社区志愿者等的配合下，逐步形成卓有成效的综合性工作团队，成为个人、家庭及社区所需要的所有医疗保健服务的协调者。要提供协调性的医疗保健服务，首先要在全科医生间开展相互合作，并激励其在全科医学的背景下发展专业特长；其次，要学会充分发挥三级医疗预防保健网的作用，适当地利用专科会诊和转诊，建立首诊、转诊制度，合理利用卫生资源；另外，要善于发掘、组织和利用社区内外一切可以利用的医疗和非医疗资源，提供全面的社区服务。

在基础医疗与各级各类医疗保健网络之间，存在着双向转诊和继续教育的团队合作关系。强调团队合作，不仅需要树立集体和整体观念，而且需要娴熟地掌握人际交往艺术，只有通过团队合作，才能充分满足社区居民及其家庭对卫生服务的需求。

第三节　全科医生的职业发展

一、全科医生服务水平的提高与保持

目前我国全科医生的培养主要有以下三种模式。第一种是学历教育模式，是以高等医学院为主体，进行全科医学专业本科生及研究生的培养。这种培训方式旨在培养满足社区卫生发展需要的高素质、创新型全科医学拔尖人才。第二种是规范化培训模式，是对高等院校医学专业本科毕业后拟从事社区卫生服务工作的医师，进行3年的全科医生规范化培训。第三种是继续医学教育模式，是以已从事社区卫生服务的职业医师为主体，采取脱产、半脱产或业余学习方式的全科医师培训工作，包括全科医生岗位教育和全科医生骨干教育。

全科医生通过继续医学教育保持执业水平是一个可持续发展的过程。全科/家庭医生无论是为了自我发展还是考虑到担负起照顾居民健康的责任，都应把继续教育作为其终身学习的主要方式，内容可依照居民服务需要及医生的兴趣来选择和安排。英国全科/家庭医生的平均继续医学教育时间为每年一周。美国家庭医疗专科委员会（ABFP）规定，要获得家庭医学专科医生资格证书则必须通过国家统一的严格考试。对于已获得家庭医学专科医生资格的家庭医生，要求每年须修满50个继续医学教育学分，每6年必须参加ABFP的专业资格再认定考试，才能保留全科医师执业资格证，而取得继续医学教育学分

则是参加再认证的必要条件。家庭医生专业资格重新认定的目的是保持家庭医生服务水平的连续性和学术水平的先进性。

我国结合社区卫生需求，针对已经从事社区卫生服务的执业医生，进行经常性、针对性和实用性强的全科医学继续教育，是根据我国国情，解决目前我国迫切需求全科医学人才和学历教育、规范化培训周期较长之间的矛盾的培训方式，也是现阶段我国全科培训工作的一个重点。

全科医生的继续医学教育一般是由全科/家庭医学学会负责组织实施，形式各异。不同地区、不同职称和不同年龄的全科医生有不同的继续医学教育需求，因此需要采取不同的培训方案。具体形式包括参加国际或国内的学术会议、参加各种集训或专题讲座、参加科研活动、参与住院医师的带教、参加学会出版刊物上的继续医学教育课程等。在全科医生的培训中，行为科学、人文社会科学的内容、流行病学观点与方法也得到了强调和更新。某些专科医学，如老年医学、精神医学、急诊医学、临床营养学、运动医学、皮肤科学、康复医学、替代医学等，由于其在社区卫生服务中的重要作用，而成为广大全科医生继续医学教育热门的备选科目。

自学能力也是全科医生必须具备的基本技能之一。全科医生在其训练中已经养成了在实践中发现问题、解决问题的能力；同时也练就了肯于钻研、自觉总结的工作作风，这十分有利于他们积累诊疗经验，提高服务水平。

二、以服务人群需求为导向，发展独特的兴趣领域

（一）专业特长

全科医生工作在基层，硬件设施虽不及综合医院，但是患者的服务需求很广泛，有时全科医生很难提供患者急需的一些服务。全科医生专业协会在努力开发特色的继续医学教育项目，但是远不能满足全科医生的培训需求。有人提出"全科医学是否应该下设亚专科"这样的问题，英国为该做法命名为具有特定兴趣的全科医生（general practitioners with special interests，GPwSI）。按照全科医生在卫生保健中的功能定位和全科医学学科性质，发展亚专科尚缺乏共识，致使全科医学是否应该设立亚专科的问题一直争论至今。

全科医疗的重点是满足它所服务的社区人群的卫生保健需求，所以全科医生必须接受全面的训练。在全科医学发展较成熟的国家，发展专业特长是指在已经获得全科医生资质能独立提供全科医疗的基础上，全科医生根据自己的兴趣并结合社区人群的卫生服务需求所要进一步深入发展的技能。全科医生为了应对患者的需求、保证医疗处置的安全性，不断寻求机会向专科医生请教、跟随专科医生查房和病例讨论等，这些全科医生在某些疾病的诊疗技能方面或某些专业知识方面逐渐地拥有专业特长。也正因此，全科医学的专业特长才逐渐被确定并发展起来了。如美国家庭医生学会（ABFP）将专业会员培训/学位研修（fellowship/degree study）定位为住院医师培训和继续教育之间的一种特殊的专长培养，其目的是培养全科医生特殊的专业能力，以利于从事特定医疗照顾或成为合格的全科医学教师。

应该说明的是，发展专业特长并不意味着全科医生团队中的每一个人都要学习某个临床专科的专业特长，以使他们在工作中互补。实际上专业特长的技能在应用于临床实践之前，必须经过专门培训且考核合格，获得相应的专业技能或服务资格证书。国外在进行这项培训时是十分严格的。

（二）特殊兴趣领域

国外全科医生的"特殊兴趣领域"一般集中在老年医学、运动医学、旅游医学、科学研究项目设计及实施、教学的基本技能培训、妇女保健、青春期保健和临床技能操作等领域的知识和专项技术操作。这些兴趣领域一般以培训项目的形式由相关专科学会与全科医师协会共同组织，培训也可由相关专业学会/协会独立举办。我国全科医生的队伍数量和质量均有待进一步提升，但在新一代全科医生队伍中，已经思考或正在发展独特的兴趣领域，致力于成为"具有特殊兴趣的全科医生"。

1. 旅游医学 由于时代的进步，目前国际旅游已是国人一般性的休闲活动，现在从一般观光客到商人、学生、工人等，从年轻到年长或幼童，甚至有些特殊人群，如慢性病患者等，均有机会从事国际旅游活动。随着国际旅行者的人数及其旅行范围的增加，保护这些旅行者在旅途中及其返回社区后的健康变得越来越具有挑战性。由于目前航空的便利性，36小时内可到达世界任何一个国家，然而很多传染病的潜伏期都长于36小时，所以疾病的传播速度更为惊人，据估计，43%~79%的国际旅行者可能会患上与旅行相关的疾病，这使得旅游医学更为重要。这与旅游者本身的健康及其他国民健康的维护也息息相关。

然而，有研究结果显示，在国内外，仅有10%的旅游者接受过旅游前的咨询服务，国内虽然对旅游医学逐渐开始重视，但只有少数医疗机构或单位提供这方面的服务。旅游医学是一门由多种专业学科整合起来的专业学科，包括流行病学、热带医学、公共卫生学、预防医学、疫苗学、地理学、职业医学、野外医学等，它所涵盖的范围相当广泛。①出国（发）前评估：医疗人员可根据旅游者的态度、病史、健康状况、行程内容、活动及目的地等多种因素，提出预防措施来降低旅途中疾病的发生率；②疫苗接种：是旅行前咨询的基石。根据旅游者的行程计划、活动、停留时间、健康状况、旅游方式、季节、目的地等有关因素，提供接种何种疫苗的建议；③出国前的卫生教育：如病媒蚊预防措施、抗疟疾药物使用、旅游腹泻的预防及处置、个人安全及行为（包括性）、旅游保险、旅游环境相关疾病（如高山病、游泳、潜水、高低温）、晕船、晕机及时差、特殊人群（孕妇、慢性患者群）的处置；④旅途中的医疗照顾：指导旅游者在国外寻求较可靠的医疗资源；⑤回国后的追踪：旅游者回国后，若身体出现症状，或有相关暴露的危险史，为其提供医疗评估。

为了应对旅游者的健康问题，全科医生可以根据当地旅行者的需求，学习旅游医学。这对于要从事旅游医学服务的人来说，的确具有相当大的挑战，而对一般民众而言，旅游前能进行相关的咨询，可得到生命及健康的保障。

2. 急诊医学 已被越来越多的医学界同行和专家认可为独立学科，它的重要性也受到社会上更为广泛和充分的理解。急诊医学是贯穿在院前急救、院内急诊、急危重症救治过程中，对急危重症、创伤和意外伤害进行早期评估和急诊处理及治疗、预防的学科。其之所以成为专科，是医学发展和社会需要这两个重要因素促成的。

急诊医学如同横向垂直于其他相互平行的专科医学的纵向线条，具有与其交叉又不覆盖的特点。故急诊医学和全科医学两者在社区或院前，以及院内医疗活动均存在一定程度的交集，包括以下几个方面。①患者社区截流：全科医学的快速发展，尤其是家庭医生签约制度的实施，使相当部分的患者首诊不再是急诊科，而是在附近社区医院，或是在患者家中；②疑难病源分流：全科医学将承担一些未能明确诊断的、多系统疾病的救治工作，会导致部分疑难危重症患者分流进入全科病房进行诊断和治疗，尤其是在一些大型医院；③分诊模式转变：由于患者在社区就诊，全科医生在转诊前就对患者进行了初步分类，显著提高了转诊患者时的效率。

像医学领域中所有专业学科一样，临床的经验和教训需要专业人员来分析和总结。全科医生发展急诊医学，尤其是院外急救技术，需要经过规范的培训，取得相应资格方可执业。

3. 老年医学　既是老年学的一个分支，也是医学科学的一个组成部分。随着时代的进步，其内容在逐渐扩大。如20世纪20年代开始临床研究和观察，40年代主要是病理形态的研究，50年代以生理功能及生物化学的研究为主，60年代以后发展到细胞生物学与分子生物学的研究。其研究范围也很广，目前已有老年基础医学、老年临床医学、老年流行病学、老年预防医学（包括老年保健）及老年社会医学等。老年基础医学主要研究老年人各器官、系统的组织形态、生理功能和生化免疫等增龄变化，以及探索衰老的机制及延缓衰老的方法。老年临床医学主要研究老年人常见病和多发病的病因、老年综合征的临床特点与防治技术，以及老年人的护理和康复医疗；研究总结符合老年特别是高龄老年患者的诊治规范、防控技术及如何有效推广实施。

随着我国老龄人口的增多，老年人的医疗与照护已成为不容忽视的家庭及社会问题，老年人期待全科医生/社区卫生服务中心提供更多的与老年人相关的医疗、保健、营养、照护等特色服务。在全科医疗服务中，针对老年人的服务占所有服务的一半以上，这就需要全科医生/基层卫生工作者掌握更多的服务于老年人的技能，在接受全科医疗培训的同时加强老年病专科培训，加强老年人的综合管理，学习老年医学的一些知识和技能，这对做好老年人的照顾至关重要。

4. 中医学　中医学是我国传统文化的瑰宝，其核心思想与全科医学存在诸多相似之处。中医学追求的环境-形-神医学模式与全科医学提倡的生物-心理-社会医学模式是相通的。近年来也发展出了中医全科医学专业，是中医学与全科医学密切融合的产物。中医全科医学提倡以"人"为中心的整体观念、辨证论治的个体化综合干预、治未病的预防养生理念及重视服务家庭与社区。

中医全科医学诊疗技术在社区服务中的应用主要为慢性病管理、体质辨识、调养方法、膏方治疗、冬病夏治、中医适宜技术筛选应用等社区健康问题的中医药干预。中医学与全科医学融合发展的优势在于，有利于慢性病管理，容易立足社区和家庭，节约医疗成本。全科医学中的中医学部分属于我国特色的全科医学领域。

5. 运动医学　运动医学是医学与体育运动相结合的综合性应用科学。研究与体育运动有关的医学问题，运用医学的知识和技术对体育运动参加者进行医学监督和指导，从而达到防治伤病、保障运动者健康、增强运动者体质等目的。

全科医疗和行为医学干预中，许多都与运动医学有关系。适当的运动不仅可以增强体质，而且对于慢性病的控制也至关重要。因此，做好患者的运动指导，使患者实现安全运动，也是全科医生的工作内容之一。

（单海燕）

思考题：

1. 全科医生的角色包括什么？

2. 全科医生与其他专科医生的区别有哪些？

第三章　全科医疗

全科医疗

全科医疗（general practice），在北美的一些国家和地区被称为家庭医疗（family practice）。一般认为，全科医疗是以社区为定向的医疗服务，是社会医疗体系的重要组成部分，是广大居民获得医疗服务的重要途径。作为在社区层面提供的医疗服务，全科医疗既是一种协作式的医疗服务，更是一种高价值的、人性化的和连续性的医疗服务。总体来说，全科医疗是以人为中心、家庭为单位，社区为范围的基层医疗保健服务。

第一节　全科医疗及相关概念

一、全科医疗的概念

全科医疗诞生于20世纪60年代，是指主要由全科医生主导的临床医学实践活动。它是通过整合生物医学、临床医学、行为科学和社会科学等领域的知识和技能于一体而发展起来的临床专业医疗服务，也是一种新型的基层医疗服务模式。在这种医疗服务模式的实践中，没有人的性别、年龄或器官系统的疾病类型及所应用的技术、方法、特征的分科，而是应用全科医学的基本原理来整合内、外、妇、儿等各临床专科的基础服务。它的持续性、综合性、协调性、整体性、个体化、人性化和防治保康教一体化的属性，能满足患者及其家庭的完整需要，是医疗保健系统的基础和"门户"。

国外把家庭医学、家庭医生和家庭医疗与全科医学、全科医生和全科医疗进行对应，针对家庭医疗和家庭医生的内容和责任进行定义。家庭医疗是一个将生物医学、临床医学和行为医学进行整合，在医学服务宽度上延伸的专业，它的范围涵盖了所有年龄、性别、每一种器官系统及各类疾病实体，是一个为个人和家庭提供持续性与综合性卫生保健的医学专业。家庭医生经过家庭医疗这种范围宽广的医学专业教育系统训练，使其具有向家庭中的每个成员提供持续性与综合性的医疗照顾、健康维护和预防服务的资质，这些医生由于背景与家庭的长期相互作用，最具资格服务于每一个患者，并作为所有健康相关事务的维护及提供者，包括适当地利用顾问医师、卫生服务及社区资源。

全科医疗既是一种协作式的医疗服务，也是一种高价值、人性化和连续性的医疗服务。我国引进全科医学概念，进行全科医疗服务模式的探索至今已有20余年。在我国，全科医疗一般被认为是以社区为定向的医疗服务，是社会医疗体系的重要组成部分，是广大居民获得医疗服务的重要途径。将医疗卫生服务责任落实到医生个人，是我国医疗卫生服务的发展方向。建立适合我国国情的全科医生制度，有利于优化医疗卫生资源配置、形成基层医疗卫生机构与城市医院合理分工的诊疗模式，有利于为群众提供连续协调、方便可及的基本医疗卫生服务。

二、全科医疗的服务对象

全科医疗的服务对象定位包括三类：第一类是个人，包括健康人、亚健康人和患者；第二类是家庭，包括健康家庭和问题家庭，由全科医生关注不同家庭和个人之间的关系和对个体健康的各种影响；第三类是社区人群，包括社区内的不同重点管理人群。

（一）个人

1. 健康人　即处于健康状态的个人。1946年世界卫生组织（WHO）成立时，对健康的含义进行了科学的界定："健康乃是一种在身体上、心理上和社会适应方面的完好状态，而不仅仅是没有疾病和衰弱的状态。"《辞海》（缩印本，上海辞书出版社1980版）把健康定义为："人体各器官系统发育良好、功能正常、体质健壮、精力充沛并具有良好劳动效能的状态。"

只具有生物性的人不能称为真正意义上的"人"，必须具有社会性。所以人的健康不仅要受生物因素的制约，更要受心理因素和社会因素的影响。1948年WHO在《组织法》中提出的"健康"（health）定义引用最为广泛，影响最大。其内容是：健康不仅为疾病或羸弱的消除，而且是身体、精神与社会适应上处于完好状态。因此，WHO健康定义的首要意义在于不再将健康简单地定义为疾病的反义词，其次，该定义是一个整体观的概念，强调健康的不同维度，如躯体、社会、精神、智力，以及总体的认知。由此可见，健康人应该处于三个方面的健康状态。①生理健康：生理结构完好和功能正常，即通过医学检查未发现异常现象；②心理健康：人格完整，对自我充满信心，情绪稳定可控，能保持心理平衡，人际关系正常，生活目标明确，能充分发挥心理对机体自身和环境因素的调节功能；③社会适应力健康：人的行为与社会道德规范一致，能在社会中扮演一个适合其身份和能力的角色，并使其能力得到充分发挥。

因此，可以将满足WHO的十大健康标准的人称为健康人：精力充沛，能从容不迫地应付日常生活和繁重的工作而无紧张感和疲劳感；处世乐观豁达，态度积极向上，勇于承担责任；休息得当，睡眠良好；应变能力强，对外界环境的各种变化都能适应良好；对一般感冒和传染病有基本抵御能力；体重适当，体态匀称，身体各部位比例及位置协调；眼睛明亮，反应快捷，眼睑无炎症；牙齿洁净，齿龈正常，无龋齿，无出血，无疼痛等炎症表现；头发光洁，头屑少；肌肉结实，皮肤有弹性，走路轻快，活力感强。在WHO一项全球性调查结果表明，全世界真正健康的人仅占5%。

2. 亚健康人　在健康与疾病的状态之间，还存在着一种非健康非疾病的中间状态，亚健康状态最早由20世纪80年代苏联学者Berkman提出，亚健康（sub-health）是介于健康与疾病之间的状态，故又有"次健康""第三状态""中间状态""灰色状态"和"潜病状态"等称谓。亚健康概念较为宏观，主要包括前后衔接的几个阶段。其中，紧紧邻近健康的时段可称作"轻度心身失调"，它多以容易疲劳、睡眠不好、食欲下降、情绪改变等为主要症状，但是这些失调容易恢复，恢复了则与健康无差异，该人群约占1/4。若此类失调未被觉察，持续发展可进入"潜临床"状态，就会具有发展成某些疾病的高危倾向，在悄无声息中向某种疾病发展的高度可能，他们的表现复杂多样，可为慢性疲劳综合征或持续的心身失调，在临床检测上，城市的这类群体比较集中为"三高一低"表现，即存在临界水平高限的高血脂、高血糖、高血黏度和低免疫功能。还有10%左右的人群处于潜临床和疾病之间，被称为"前临床"状态，是指已经有了病变，但临床症状还不显著或还未得到足够重视，严格地说，这类已不属于亚健康，而是疾病早期的不健康状态，只是尚待明确诊断而已。

亚健康人的定义较多，目前尚无统一标准，但多认为：①在生物学方面，亚健康人常有超重、脱发、睡眠紊乱、不明疼痛；②在心理学方面，亚健康人常有短期记忆力减退，注意力不能集中、情绪低落、急躁易怒；③在社会学方面，亚健康人常有人际交往频率减少，人际关系紧张，工作及生活适应能力下降。

中医亚健康学是中医学与亚健康学科交叉产生的新学科，"亚健康"这一词汇在我国正式出现可追溯到20世纪90年代，学科的建立则是以2008年中医亚健康学作为独立专业的成立为标志。中医学独特的"整体观念""辨证论治"和"治未病"的重要思想在国家医疗卫生政策战略前移的背景下充分显示了其无可替代的优势。在此背景下，中医学与亚健康学科相互融合渗透形成了新的学科——中医亚健康学。

3. 患者　即患有疾病的个人。疾病（disease）是机体在一定的条件下，受病因的损害性作用后，因自稳调节失衡而触发的异常生命活动过程。在多数患者机体中，往往会对病因所引起的一系列损害逐渐产生潜在抗损害反应。由于自稳调节的长期失衡，损害和抗损害的持续反应，患者各种错综复杂的潜在功能、代谢和形态发生异常改变，而这些改变又会使患者机体各个器官系统之间，以及机体与外界环境之间的潜在协调能力降低甚至丧失，从而引起各种症状、体征和行为异常，特别是机体环境适应能力和劳动能力逐步发生障碍，最终成为真正的患者。

（二）家庭

1. 健康家庭　健康家庭是人群和社区及社会健康的基础单位。目前，不同学科和学者对健康家庭的概念有不同的认识角度和理解差异，有的学者认为健康家庭是充满活力和生机的家庭，有的学者指出健康家庭必须家庭完好存在，包括家庭生活的各个方面，如家庭的相互作用和家庭的基本保障。护理专家Friedman认为健康家庭是指家庭系统运作有效，使家庭在生理、心理、社会文化、发展及精神方面处于一种完好的、动态变化的稳定状态。健康家庭并不等于家庭成员没有疾病，而是一个复杂的各方面家庭功能健全的动态平衡状态。

健康家庭有6项显著特征：①家庭角色关系的认同感及协调性；②个体在家庭中的自主性（individuation）；③个体参与家庭内外活动的积极主动性；④开放及坦诚的沟通方式；⑤支持和关心的温馨氛围；⑥促进兴趣与能力发展的成长环境。

2. 问题家庭　问题家庭是家庭功能不完整的家庭，它会影响家庭成员的个人成长与健康，也会对社区健康造成不良影响。

问题家庭类型可分为以下类型：①家庭关系不和谐，影响成员发展；②家庭成员生活方式不健康，有不良嗜好；③家庭居住环境不安全，有暴力事件；④家庭经济关系不稳定，生活困难；⑤家庭健康观缺失，影响成员的健康观念。这些问题家庭需要进行家庭评估、对家庭问题进行干预和照顾，改善个体健康的生态环境，减少对家庭成员健康的影响。

（三）社区人群

WHO于1974年集合社区卫生护理界的专家，共同界定适用于社区卫生作用的社区（community）定义："社区是指一个固定的地理区域范围内的社会团体，其成员有着共同的兴趣，彼此认识且互相来往，行使社会功能，创造社会规范，形成特有的价值体系和社会福利事业。每个成员均经由家庭、近邻、社区而融入更大的社区。"地域是社区存在和发展的前提，是构成社区的重要条件。社区人群是社区的主体，也是构成社区的第一要素。在此基础上，生活服务设施、文化背景及生活方式、社会规范及管理机构是社区人群相互联系的纽带。在城市，社区界定为街道办事处、居委会管辖的社会区域；而在农村，社区界定为乡、镇、村。不同社区都有不同的重点管理人群，它需要全科医生运用流行病学方法，评价社区人群的健康问题、主要危险因素和卫生服务状况，确定主要健康问题，制订社区干预计划，以优化健康服务、完善健康保障、建设健康环境、发展健康产业，从而维护和促进社区人群健康。

三、全科医疗的服务内容

（一）全科医疗的基本服务内容

在我国，大多数学者将全科医疗的基本服务内容集中在基本医疗、基本公共卫生和健康管理三个方面。

1. 基本医疗　作为全科医疗的核心内容，以全科医生为主体的基本医疗是维持人体的生存质量、正常发育和发展及生命终末质量所必须采取的一系列医疗措施。①社区常见病症及多发病症：包括有普通型的自限性病症（如病毒所致的普通感冒等）；处于维持治疗阶段的各种慢性病（诊断相对较明确）；轻微器质性病变的常见症状群及非器质性病变的功能紊乱综合征；轻症范围内的局部外伤和体表感染。社区常见病症及多发病症的诊治在临床基本医疗中占门诊各类病症的70%~80%。②院前急救：重点放在其识别与转诊急、危重症（短期内可危及生命或致重残的病症）。据统计，急危重症一般不超过临床门诊人次的1%。③社区康复：针对生理或心理功能不完善的群体制订详细的康复计划，给予序贯的康复训练使其生活能够自理。④慢性病管理：重点放在高血压、糖尿病、慢性阻塞性肺疾病等慢性病，老龄化社会的到来会增加基本医疗对这类疾病的群体管理。⑤中医药服务：结合老年人体检和慢性病管理，给予中医体质辨识和中医药保健指导等特色健康管理服务。

以上各种病症，从生理学角度来看，只要是由全科医生进行理性的而非过度的医疗诊疗措施应该都属于基本医疗的范畴。基本医疗质量水平的高低决定全科医疗的成功与否。

2. 基本公共卫生　作为全科医疗团队服务的基本内容，公共卫生服务是由政府出资、各级卫生部门和医疗卫生服务机构提供卫生产品和卫生服务，其内容主要包括对人群传染病、职业病、地方病和严重危害人民健康的慢性非传染性疾病，以及生存环境因素和不良生活方式引起的疾病进行综合性预防和治疗。作为社区全科团队考核的重要指标之一，它是以社区公卫医生为服务主体，以全科医生为协同支撑，控制和消除疾病危险因素，防止疾病的发生，提高健康水平来实现基本卫生保健的目标。

3. 健康管理　健康管理是对个体及群体的健康危险因素进行全面管理的过程。即对健康危险因素或疾病的筛查（发现健康问题）→评价（认识健康问题）→干预（规范管理或解决健康问题）循环地不断运行。其中干预是健康管理的核心任务。健康管理的不断循环，会使健康问题得到规范管理或有效解决，使管理对象恢复健康。其目的是调动管理对象的主观能动性，高效地利用有限的资源来达到最佳的健康改善效果，保护和促进人类的健康，达到预防控制疾病的发生及发展，提高生命质量、降低疾病负担的目的。

健康管理的有效实施与社区家庭医生签约服务密切结合，可以让全科医疗真正发挥作用，让被管理者的健康水平与其自身主动参与性相关，从而促进居民健康意识形成和健康水平的提高。

而在国外医疗服务系统中，由于服务模式的差异，全科医疗服务内容均较为广泛但不尽相同。

英国国家医疗服务系统（National Health Service，NHS）中的社区医疗采用国家管理型模式，让居民在全科医生处首诊并获得包括内、外、妇、儿、五官、皮肤、心理等各科常见病的诊断及治疗、患者转诊、传染病预防监测、慢性病管理、急救医疗、家庭护理、妇女围生期保健、儿童保健、老年保健、重点人群疾病筛查、疫苗接种、健康咨询、健康促进及社区康复等服务内容，以法律规定的形式强化全科医生"守门人"和"导航者"的角色。

美国的全科医疗服务内容则包含社区医院为急性病和创伤患者提供的短期住院治疗，家庭式护理中心为缺乏独立生活能力的老年人提供生活、医疗、心理服务，以及社区卫生服务中心的综合性服务、社区护理和照顾、全科医生提供的专业性服务。作为医疗保险注册方式选择的全科医生服务包括常见病诊断及治疗、患者转诊、慢性病管理、医疗保健、疾病筛查、医疗康复及健康咨询等。在医疗资源不充足的地方，全科医生可以在诊疗范围内扩大服务内容，如皮肤上小的脓肿切开引流手术等。

澳大利亚全科医疗服务则是由全科医生诊所、社区卫生服务中心、老年保健服务中心、老年公寓、护理之家、精神卫生中心、儿童保健中心等各种不同的卫生机构共同完成，他们的服务内容相辅相成，协调进行；而全科医生的服务内容与英国相似。澳大利亚政府近年来积极调整全科医疗模式以规范管理和协调工作。

（二）全科医疗服务的提供

由于不同国家实行的医疗卫生政策不同，全科医疗的服务内容也有所差异。但各国全科医疗服务还是按以下基本方式来提供的。

1. 个体化患者服务　全科医疗服务是为人提供的服务，而不是为器官系统提供的服务；每个人都有自己的唯一性，包括其独特的生活背景、个性需要，因此同一症状、疾病或问题在不同的人有不同的症状和应答方式，需要差异性的医疗服务和技术支持。只有充分了解患者的背景资料，才能理解患者的真实问题，才能提供患者所需要的可行性服务；而且理解患者比理解疾病更重要，全科医生与个人及其家庭建立了朋友式的医患关系后，通过提供连续性的服务，可以充分了解患者的完整背景，在此基础上，提供个体化的服务成为可能。

个体化患者服务（individualized service）是以每个患者的信息为基础决定治疗方案，从基因组成或蛋白表达等方面的差异来把握治疗效果或毒副作用等特点，对每个患者进行最适宜药物疗法；同时还包括个性化心理辅导和社会适应疏导。尤其针对家庭签约服务个体，具体为以下三个方面：①预约导诊及优先服务；②为临床患者提供个体化服务；③随访跟踪指导签约患者的健康生活，反馈治疗效果。

2. 家庭医疗保健服务　家庭医疗保健服务最初并不被人们所重视，而是随着住院费用的增加，医院病床过分拥挤，这种服务方式才逐渐被人们所接受和利用。在美国，有各种官方的或非营利的机构，以及私人开业的全科医疗诊所为患者提供家庭医疗保健服务，与我国的家庭病床雷同。家庭医疗保健服务就是在全科医生的监督下，在家中为患者或残疾者提供必需的医疗保健和支持性服务。家庭医疗保健服务有三种水平，包括：①对需要积极治疗或康复的患者，由医生及护士提供密切监护和管理在内的加强照顾；②为需要治疗和康复，或需要心理和生活护理的患者，提供中等水平的家庭照顾；③为病情基本稳定，康复程度达到满意的患者提供的维持水平护理。

3. 社区人群为基础的服务　全科医疗服务要想立足于社区，为患者提供全方位的服务，就要做好以下两个最为重要的工作。

（1）社区诊断（community diagnosis）：是对社区（个人、家庭、社会）的卫生问题（生物、心理、社会学）进行调查、分析和总结，并在总结的基础上明确社区主要健康问题，制定社区卫生服务规划，实施社区卫生服务计划，评价社区卫生服务效果、效益和效用的过程。

（2）提供以社区为基础的基层医疗卫生服务：以社区为导向的健康照顾（COPC）是全科医疗不同于其他专科医疗的独特理念。COPC重视社区环境和生活行为等因素与健康的关系，将以个体为单位的诊疗服务和以群体为范围的健康干预有机地结合起来。

4. 双向转诊服务　双向转诊制度，即社区卫生服务机构与区域大中型综合医院、专科医院签订协议，将社区常见的慢性病、多发病或疾病稳定期患者安排在社区卫生服务机构接受诊治和管理，将社区中管理效果不佳、患有急危重症者转至二级以上大医院的专科医生，而在大医院确诊或治疗后的慢性病管理和手术后的康复期患者则可转至社区卫生服务机构，以此推动城市医疗卫生资源合理配置，方便居民在社区看"小病"，发现"大病"向邻近大医院转诊。双向转诊制度计划解决政策突破和制度突破两个问题，明确守门机构资质及政策倾斜，在医联体共同利益制度下互利互惠，明确双向转诊指征，确保运作流畅，提高社区居民健康水平，最终降低整体医疗费用。

四、全科医疗的服务场所

全科医疗的服务场所主要有四个，即综合性医院、社区卫生服务中心（乡镇卫生院）、社区卫生服务站（村卫生室）和家庭。

1. 综合性医院　综合性医院作为全科医生培养的重要场所，应该也必须拥有全科医疗的服务场所，包括全科门诊和全科医疗科。即在综合性医院门诊中设定全科医学专科门诊，由擅长管理社区居民常见健康问题，并能够应对常见疾病诊疗的全科医生提供门诊服务。近年来，国内一些大型综合医院相继成立全科医学科来提供全科医疗门诊或/和病房服务，以满足多种疾病共存患者的门诊与住院服务需求。

2. 社区卫生服务中心（乡镇卫生院）　多以门诊形式处理常见病和多发病及一般急症，对危重急症识别并进行院前处理后及时转诊。对病情稳定后转回的慢性病患者和急重症患者进行后续的慢性病管理、康复治疗及定期随访。它作为全科医生培养的定位目标，是运用全科医疗服务技能，进行社区慢性病健康管理，社区重点人群健康保健管理和基层卫生服务管理的主要场所。

3. 社区卫生服务站（村卫生室）　按管理规范要求，相比社区卫生服务中心，社区卫生服务站（村卫生室）机构偏小，仍要有全科诊室、治疗室、处置室、预防保健室、康复理疗室。根据医护人员及必备设施配置开展相应工作。

4. 患者的家庭　一般为家庭病床（hospital bed at home，HBH）、家庭护理和家庭健康咨询。随着老龄化社会的到来，居家养老逐渐成为家庭场所中全科医疗服务的内容之一。

HBH是指医疗单位对适合在家庭条件下进行检查、治疗和护理的某些患者，在其家庭就地建立的病床，是一种适合中国国情的新型医学服务模式，它诞生于社区，是以居民健康为中心，社区为范围，家庭为单位，以老、弱、病、残为服务重点，以生物-心理-社会医学模式为指导，以全科医生及护士上门服务为手段的一体化服务，旨在提高居民健康水平和生活质量。此外一些家庭健康咨询"可选服务项目"，可提供一对一的免费健康指导、用药指导、儿童生长、发育和喂养咨询指导，以及妇科检查和计划生育技术指导、健康指导、中医养生咨询服务等。

五、全科医疗中常见健康问题的特点

全科医疗中常见的健康问题主要有三类：第一类是未分化问题，这类问题常伴有心理和行为问题；第二类是慢性病问题；第三类是多重疾病的综合管理问题。

（一）全科医疗中的未分化健康问题

全科医疗中的健康问题大多处于未经任何处理的原始状态，这些问题尚处于完整的背景之中，有利于全科医生完整地理解健康问题的性质和原因。

1. 大部分健康问题尚处于早期未分化阶段　在疾患或健康问题的早期阶段，大多数患者仅有一些轻微的症状和不太典型的体征，或个人只是在整体上感觉不舒适或生病了，还未出现明确的症状和体征，或个人表现出一些心理和行为及生活方面的问题，如情绪低落、性情暴躁、家庭关系紧张、记忆力下降等。对于疾病的诊断来说，这种早期未分化的问题因为没有出现典型的、特异性的症状和体征，所以很难在临床表现与疾病之间建立清晰的逻辑关系。但是对于问题处理却是最好的时机，花费最少、效果最好、效益最大。因此，全科医生应该着重掌握认识和处理早期未分化问题的基本技能。最重要的两种技能为：其一，在疾病的早期阶段将严重的、威胁生命的疾病辨识出来，即要掌握社区常见病症的鉴别诊断；其二，确定与问题可能有关的生物、心理和社会因素，进行筛检，处理症状于萌芽状态。

2. 大部分健康问题都处于未经分化的原始状态　全科医生是患者的首诊医生，所遇到的问题大多处于未经分化的原始状态，必须掌握识别、分析患者提供的临床资料的能力。一方面要耐心倾听患者诉说并采取开放式提问来引导患者，以便资料的收集更加全面而详细；另一方面要在充分了解患者的基础上来判断资料的真伪程度，理解和区分症状及问题的主次、性质、原因和意义，并根据常规分类或诊断路径使资料条理化、系统化。

（二）慢性病问题

慢性非传染性疾病（noninfectious chronic disease，NCD）指长期的、不能自愈的、几乎不能被治愈的疾病。《国家基本公共卫生服务规范》所涉及的慢性病重点是指发病率、致残率、死亡率高和医疗费用昂贵的，并有明确预防措施的疾病。当前主要指心脑血管疾病、恶性肿瘤、糖尿病、慢性阻塞性肺疾病、精神心理性疾病等。

1. 慢性病特点

（1）属于多病因疾病，病因复杂，发病与多个行为因素有关。

（2）潜伏期较长，缺乏对起病时间的明确判断。

（3）病程漫长，随着疾病的进展，表现为功能渐进性受损直至功能丧失，对健康损伤严重，影响生命质量。

（4）无法彻底治愈，表现为不可逆性。

2. 全科医疗服务在慢性病控制中的作用

（1）慢性病健康档案的建立：健康档案是记录与社区居民健康有关的系统资料（包括疾病记录），如某居民患某种疾病的自然史情况、治疗经过、健康检查记录、保健状况及个人和家庭的有关情况。健康档案协助社区医生更详细地掌握自己所服务的居民的基本情况和健康现况，为有计划地为服务对象开展诊断、治疗、保健等工作提供切实的依据。

（2）慢性病风险因素评估：慢性病风险因素评估是健康管理的重要方面。健康管理是对个人和人群的各种健康危险和健康保护因素进行全面管理的过程，调动个人、集体、社会的积极性，有效地利用有限的物力资源，控制疾病，促进健康，达到最好的健康效果。健康管理能够帮助居民识别、控制健康危险因素，实施个体化健康教育，并指导医疗需求和医疗服务，实现全程健康信息管理。健康风险评估作为健康管理的核心环节，是对个人的健康状况及未来患病和/或死亡危险性的量化评估，应受到足够的重视。

（3）慢性病风险因素干预：年龄、性别、遗传、高血压、糖尿病、慢性阻塞性肺疾病、血脂异常、超重和肥胖、不健康饮食习惯、缺乏体力活动、吸烟、精神压力过大、过量饮酒等都是慢性病事件的危险因素。除年龄、性别和遗传背景无法改变外，其他危险因素都是可以干预的。同时在慢性病患者治疗期间还可运用中医药理论宣教健康知识，重点关注患者个体因素，提供适宜技术、情志调摄、饮食与运动干预等中医药适宜技术干预，也可稳定患者心理状态、改善其预后质量。

（4）慢性病干预后评价：主要从生物学、心理学和社会学方面进行评价，通过建立健全指导、监督制度，经常性、高频次对患者及家属进行不间断的宣传教育，通过常回访、勤沟通及多提醒等综合措施的应用，不断提高患者的治疗依从性。并以社区卫生服务中心为依托，建立慢性病医疗服务队，对其辖区内的慢性病患者实施全程管理，对患者提供健康教育、治疗指导等服务，通过长效机制的建立确保患者得到规范治疗，从而促进疾病的管理。

（三）多重疾病的综合管理问题

全科医疗的重点管理人群中老年人群数逐年上升。而随着社会老龄化进程，罹患多重疾病的患者群体越来越庞大。针对各专科疾病技术的飞速发展，多重疾病的综合管理问题越来越多。由于各专科医生对本专业或亚专业的关注，患者疾病化和疾病器官化被强化，会发生各专业之间处理矛盾。全科医生作为患者的签约责任医生，由于对患者背景资料的熟悉与掌握，在疾病整体化的综合管理中实施全科医疗，有效区分衰老与疾病，协调各专科医生和患者及家属对疾病的认知，整合各项专科技术，以步骤化来实现多重疾病诊治，达到提高生命质量的目标。

六、全科医疗与其他医疗卫生服务的区别和联系

（一）全科医疗与其他专科医疗的关系

1. 就诊时间　患者首先找全科医生看病，因此全科医疗是一个国家健康服务系统的准入口。如有需要，专科医疗可在全科医疗之后进行。英国国家医疗服务系统（NHS）为了控制医疗成本，采用有"管理式医疗"组织，看病首先约见全科医生，任何进一步治疗都必须由基层医疗转介。全科医生的角色是"守门人"，发挥着成本控制、医疗资源合理使用及合理分配的重要职能。

2. 服务时间　全科医疗是一种沿着人的生命周期和疾病周期主动给予的连续性医疗服务。也就是说，全科医生负责患者筛查、诊断、治疗的全过程，负责协调各项医疗活动，包括健康维护、初始诊断、治疗、转诊、会诊、病情及治疗效果监测及随诊甚至生命告知。全科医生担当患者的建议人、劝告人和利益维护人。相比之下，专科医疗是非主动的、偶尔发生的、不定期发生的、有重点的及高强度的医疗服务。

3. 服务对象　全科医疗关注社区中的健康人群、亚健康人群和患者。在全科医生眼中，患者作为一个患了某种疾病的整体被关注。专科医疗只关注就诊的患者及患者的某

个特定疾病或器官/系统。由于患者往往同时有多重健康问题，而专科医师往往因为分科较细仅只解决其中的一个健康问题，其他健康问题可能因此而贻误或恶化。全科医生能够平衡健康人群、亚健康人群和患者的各类医疗需要，必要时，以管家角色将患者转诊到合适的专科医师。

4. 服务场所与诊疗手段　全科医疗可发生在诊室、家庭及社区，以物理学检查为主，这相较于专科医疗可通过更低廉的医疗成本来满足患者的需要，维护大多数民众的健康。专科医疗多发生在医院及诊室，由于所处理的多为疑难重症，往往需要动用昂贵的医疗资源，解决少数人的疑难问题。

5. 服务内容及重点　全科医疗处于卫生服务的金字塔底层，处理的多为常见健康问题，以处理早期未分化的疾病为主，还包括各种无法被专科医疗治愈的慢性疾患及其导致的功能性问题。疾病自身的康复、患者康复后的适应和生命的质量都是全科医疗服务的重点。专科医疗处于卫生服务的金字塔顶层，以处理高度分化的疾病为主，需要越来越复杂而精细的高级仪器设备，来协助诊断和治疗疾病。疾病自身的康复是专科医疗重要的目标。

6. 服务宗旨与模式　全科医疗服务宗旨关注的中心是人而不是疾病，无论服务对象有无疾病，全科医疗都要为其提供令人满意的照顾，因此全科医生类似于"医学服务者"与"管理者"，其工作遵循生物-心理-社会医学模式。专科医疗服务的宗旨是根据科学对人体生命与疾病的研究结果来认识与处理疾病，有时还承担疾病的病因及机制的探索。专科医生类似于"医学科学家"，其工作遵循生物医学模式，当遇到患者无诊断可能性或无治疗价值时会中断专科医疗服务，转为连续性的全科医疗服务。

（二）全科医疗与社区卫生服务的关系

社区卫生服务是将全科医疗的理论应用于患者、家庭和社区照顾，以解决社区常见健康问题为主的一种基层医疗卫生服务。全科医疗是社区卫生服务中的主要医疗形式；社区卫生服务中还包括除了全科医疗以外的其他服务内容，如其他专科医疗服务、护理服务、医学检验服务等。

（三）全科医疗与初级卫生保健的关系

全科医学的根本原则是初级保健原则，是以初级卫生保健（primary health care）为入口的一个门户，全科医生是"守门人"。

1. 终极目标是一致的　初级卫生保健的提出是为了实现全球战略，社会卫生服务是全球战略的最终目标和方向，全科医疗服务是社区卫生服务的主体。

2. 理论指导是统一的　初级卫生保健和全科医疗服务都是以医学模式转变为理论依据，贯彻整体化思想，通过生理、心理、社会多维度分析人的健康与疾病。

3. 服务内容有一定的差异性　初级卫生保健是社区内的个人和家庭能够普遍获得的基本卫生保健，这类保健的获得要采取他们能够接受且充分参与的方式，并且社区和国家能够承担所发生的费用。初级卫生保健还要求有足够的安全卫生用水和基本环境卫生设施。相比之下，初级卫生保健比全科医疗有更加宽泛的服务。

第二节　全科医疗服务的基本原则

一、以人为中心的健康照顾

以人为中心的健康照顾是全科医疗模式的基本特征之一。全科医疗的服务目标是维护服务对象的整体健康，这个目标不仅只针对患者，还包括处于健康、亚健康阶段的个人。为达到这一目标，全科医生必须坚持以人为中心的观念，充分认识和理解服务对象，以良好的感情交流技巧，把患者和健康人的健康需求和价值观念融入临床照顾中让其主动参与全科医疗，让其体会到医生的关心、同情与尊重，通过生理、心理、社会多层面地提供个体化服务，满足服务对象对整体生活质量的需要，而不仅是对疾病的诊疗，病理的关注，生存期限的追求。

例如，同样是高血压，需要长期甚至是终身服药治疗，对其治疗通常是以居家治疗为主。但由于多数患者依从性差，无法按时服药导致血压得不到有效控制。因此家庭护理干预为通过提高患者的服药依从性，从而促进患者血压的降低，提高高血压控制率，最终提高患者生存质量。在患者居家治疗的过程中，对其开展持续性健康教育，并时刻提醒和监督其治疗行为，对于患者规范治疗具有非常重要的意义。

因此，相比专科医生在临床上常规的非个体化的诊断和治疗标准的工作模式，全科医生更擅于从患者角度看待问题，除提供常规生物医学诊治措施外，还要做到个体化及人性化，以维护患者的最佳利益为准则。

二、以家庭为单位的健康照顾

家庭既是个体与社会的结合点，更是社会的基本单位。个体的疾病与健康不仅与个人遗传特征、生活方式、生活环境有关，还与人际关系十分密切，尤其是家庭内部人员的关系及家庭本身对患者的治疗康复均有重要意义。要求社区医务人员提供以家庭为单位的服务，就必须尽可能考虑家庭因素对疾病与健康的影响。

（一）以家庭为单位的健康照顾意义

1. 预防家庭内冲突并增强家庭对压力的调适能力。

2. 预防疾病的发生和促进健康的维护。

3. 促进家庭功能的健康发展。

（二）以家庭为单位的健康照顾内容

全科医生提供以家庭为单位的服务，应对有家庭服务需求的家庭进行适当的评估，对家庭存在的问题进行诊断或甄别，然后从该家庭的服务需求和需要两个层面来考虑所要提供服务的内容。处于不同生活周期的家庭，通过对家庭生活问题的预测、筛检和症状发现，来具体化可能需要的服务内容，用于以家庭为单位的健康照顾。当前，居家照护已成为养老照护的主流，失能老人对居家护理中的上门服务需求日益迫切。养老服务主体应积极开展社会化的居家照护服务，根据老人的需求，提供相应的、规范化的居家护理。同时加强与完善相关政策的引导与支持，共同提高老人的照护质量，满足老人的照护需求。

三、以社区为基础的健康照顾

全科医生在社区的服务目标是社区全体居民健康水平的提高和社区全体居民生活质量的提高。全科医生不仅关心主动就诊的患者，也关心不常就诊的患者和从不就诊的健康人；不仅关心个人，也要关心家庭和社区，充分认识个人与家庭、社区的相互关系。通过主动服务于家庭和社区，维护家庭和社区的健康，从而更有效地维护和促进个人的健康。所谓主动服务，就不在社区诊室坐等患者，而是主动进家庭和到社区，了解社区全体居民的日常生活背景、切实需求和真正需要，找出可能潜在的健康问题及其发生、发展规律，预测和预防问题的发生，主动解决居民尚未意识到的健康盲点。

以社区为导向的健康照顾（community-oriented primary care，COPC）是以社区为基础的健康照顾的主要内容。即以个人为单位，治疗为目的的基层医疗与以社区为单位，重视预防保健的社区医疗两者有机结合的基层工作。

四、以预防为导向的健康照顾

预防服务是以人群为对象，以健康为目标，以去除影响健康的危险因素为主要内容，以保护健康、促进健康、恢复健康为目的的全方位实施健康管理的策略与措施。

全科医生提供的全科医疗服务不仅要负责患者常见疾病诊疗，而且还应负责照顾对象在健康时期、疾病早期、疾病诊断后的全程管理和治疗康复，甚至经专科诊疗仍无法痊愈的各种病患的长期照顾。全科医生的关注中心是全人而不仅仅是专病，无论其服务对象有无疾病（disease；生物医学上定位的病种）或病患（illness；有症状或不适），全科医疗都要提供满足服务对象需求的照顾和服务，即它对自己的"当事人"具有不可推卸的责任。因此，全科医生类似于"医学服务者"与"医疗管理者"，其工作性质应遵循"照顾"的模式。全科医生提供预防服务的内容包括了一级预防（病因预防）、二级预防（临床前期预防）、三级预防（临床预防）服务，其工作的侧重点为提供一级预防、二级预防服务，同时也兼顾三级预防措施的落实。

五、综合性照顾

全科医疗服务是综合性的服务，是全科医学的"全方位"或"立体性"的体现。所谓综合性是指，就服务对象而言，不分性别、年龄，不管健康状况与疾病类型；就服务内容而言，包括疾病的预防、医疗、保健与康复；就服务层面而言，包括生物、心理和社会方面；就服务范围而言，包括个人、家庭和社区；就服务手段而言，可利用所有对服务对象有利的方式与工具，包括现代医学与传统医学，在位诊疗及在线管理。

老年人是接受综合性照顾的重点人群，社区全科医生开展老年人群综合性照顾管理的步骤主要包括：①完整的个体评估；②工作服务所需联系的社会资源；③合理利用权威政策；④序贯追踪与持续评估。在被日益关注老年医疗服务模式中，全科医疗服务可以涉及"健康促进，慢性病管理，中期照护，长期照护，临终关怀"五大方面。所以居家养老可以作为社区老年人群综合性照顾管理的延伸服务，更能提高老年人群的生存质量。

六、连续性照顾

全科医疗服务是连续性的全过程服务。这种连续性不是表现为一位全科医生一直负责治疗一位患者的一种疾病，而是体现在全科医生与患者之间的朋友式的医患关系的连续性上，以及维护和促进个人及其家庭健康的责任的连续性上。这种连续性的责任和关系既不因单一疾病的治愈或转诊而终止，也不受时间和空间的限制，更不与是否患病有关。全科医生与个人及其家庭的关系是开放式的，不受问题类型的限制，不受专科疾病的约束，从个人的生前到死后，从家庭的建立到解体，从疾病的发生、发展到治愈、康复等，这种关系持续存在。

七、可及性照顾

全科医疗是可及的、方便的基层医疗照顾，可及性是全科医疗第一线服务的一个重要评价指标。全科医生向患者提供可及性服务，不能拒绝任何患者，永远是患者的第一求助者。科医生擅长正确处理患者可能发生的常见病、多发病的初级问题（约占80%的问题），这意味着社区居民就医时，总是能够及时得到全科医生的服务。可及性服务还包括方便的设施、可靠的医疗、稳定的关系、有效的预约、非工作时间的值班服务、地域上的接近、病情上的熟悉、心理上的亲密程度，以及价格上的合理程度等。

八、协同性照顾与团队合作

全科医疗是一种需要全科医生掌握各级各类全科医疗和专科医疗的信息，完成健康问题并筛查的协调性的服务，它解决大部分健康问题的同时，只把极少的疑难问题转诊给专科医生去解决，实现医疗全过程的无缝对接服务，所以全科医生也被称为医疗保健系统的协调者及责任人，他们还要调动社区内外一切可以利用的资源，用于充分满足个人及其家庭的需要。全科医生更是患者及其家庭需要的所有医疗保健服务的医疗管家，通过统一协调各种人员，组织有效的医疗服务团队，发扬团队合作的优势，提供患者及其家庭需要的放心服务。

全科医疗团队合作是指由社区卫生服务中心全科医生为核心人物，由社区护士与公共卫生医师、营养师、健康管理师、康复师甚至社区志愿者等配合，一起为服务对象提供立体网络式健康维护和疾病管理，对推进社区居民卫生服务水平发展具有重要作用。因而提供协调性服务的全科医生，必须具备良好的组织、管理与交际能力和团队合作意识。

第三节 全科医疗与社区卫生服务

社区卫生服务（community health services）早在20世纪40年代就在西方国家逐渐形成雏形，经过长期医疗实践和改革，许多国家和医院都已经或正在建立和完善社区卫生服务体系。社区卫生服务的相关概念于20世纪80年代末引入我国，经历近40年的研究和实践，我国社区卫生服务日益完善，其在卫生服务体系中的地位也逐步确立。发展社区卫生服务是我国卫生服务体系改革的重要方面，完善社区卫生服务体系被认为是解决我国医药卫生事业发展水平与人民群众健康需求及经济社会协调发展要求不适应的矛盾的主要途径。

社区作为居民日常的生活空间，是城市社会的重要组成部分，也是国家治理体系中的基本单元，作为基层区域性"共同体"，社区具有整合社区资源、凝聚社区力量、协调社区矛盾等优势，在发生公共卫生危机时社区的行动往往发挥了极其重要的作用。在突发诊疗事件中社区可通过发挥动员能力，群防群控，有效落实综合性防控措施，做到"早发现、早报告、早隔离、早诊断、早治疗"，防止突发诊疗事件的输入、蔓延、输出，控制疾病传播。这充分证明了我国社区医院卫生服务达到了一定的高度，基层社区发挥了重要的协调作用。

伴随着社区服务的强大与完善，全科医学与社区卫生服务的关系密不可分，就其结构而言，前者为后者提供了理论基础，而后者为前者提供了发展空间。因此，研究社区卫生服务的基本理念、内容、提供方式及其相关政策和策略是全科医学的重要任务。

一、社区卫生服务的概念

（一）社区

最早定义社区的是德国学者F.Tonnies，他在1881年提出社区的定义为"是以家庭为基础的历史共同体，是血缘共同体和地缘共同体的结合。"世界卫生组织（WHO）在1978年提出了："所谓社区是以某种经济的、文化的、种族的或某种社会的凝聚力，使人们生活在一起的一种社会组织。"在我国，社区一词由著名社会学家费孝通教授引入，他认为社区是若干个社会群体（家庭、氏族）或社会组织（机关、团体）聚集在某一地域所形成的一个生活上相互关联的大集体。现代社会学认为社区有五个要素，即人口、地域、生活服务设施、特有的文化背景和生活方式的认同、一定的生活制度和管理机构。

社区是社会的缩影，家庭是社区的基本单位。社区人群之间建立政治、经济、治安、职业、教育、卫生、文体、环保、人际交往、生活方式等社区关系。WHO对社区进一步的解释是，一个有代表性的社区，人口10万~30万人，面积0.5万~5万km^2。社区是最基层的组织单位，贯彻政府各项方针政策，同时又与群众建立守望相助的密切关系，反映群众需求和意愿。在我国，就社区卫生服务而言，社区一般界定为城市的街道和农村的乡（镇）。

（二）社区卫生服务

社区卫生服务是社区建设的重要组成部分，我国关于社区卫生服务比较全面和具体的定义是在1999年由卫生部等十部委联合发布的《关于发展城市社区卫生服务的若干意见》（卫基妇发〔1999〕326号）的界定：社区卫生服务是社区建设的重要组成部分，是在政府领导、社区参与、上级卫生机构指导下，以基层卫生机构为主体，全科医师为骨干，合理使用社区资源和适宜技术，以人的健康为中心、家庭为单位、社区为范围、需求为导向，以妇女、儿童、老年人、慢性患者、残疾人等为重点，以解决社区主要卫生问题、满足基本卫生服务需求为目的，融预防、医疗、保健、康复、健康教育、计划生育技术指导等为一体的，有效、经济、方便、综合、连续的基层卫生服务。我国社区卫生服务的场所在社区；服务的目标以社区居民"需求"为导向，而不是以"需要"为导向；所提供的服务内容不仅仅是疾病的医疗，而应是集防治、保健、康复、教育、计划生育于一体的全方位服务；服务是居民在经济上能够承担且能方便地接受。此外，随着我国医疗卫生体制改革的不断深入，政府越来越关注发展社区卫生服务。1997年至今，国家下发了关于发展社区卫生服务的系列文件，其中推动城市社区卫生服务的发展成为重点。

二、社区卫生服务的功能

社区卫生服务以满足群众需求，保护和促进人民健康为出发点，在不同地区工作内容有所侧重，根据国务院配套文件《城市社区卫生服务机构管理办法（试行）》（卫妇社发〔2006〕239号），社区卫生服务应具备"六位一体"的功能。"六位"是指健康教育和健康促进、社区预防、社区保健、常见病和慢性病治疗、社区康复、计划生育技术指导；"一体"是指在社区卫生服务中心（站）提供上述综合、连续的优质服务。"六位一体"是我国社区卫生服务被赋予的具有中国卫生发展特色的创新内涵。另外，社区卫生服务机构应根据中医药的特色和优势，发挥中医药在社区卫生服务中的优势与作用。加强社区中医药和民族医药服务能力建设，积极开展对社区卫生服务从业人员的基本知识和技能培训，推广和应用适宜的中医药和民族医药技术。在预防、医疗、康复、健康教育等方面，充分利用中医药和民族医药资源，充分发挥中医药和民族医药的特色和优势。提供与上述公共卫生和基本医疗服务内容相关的中医药服务。

社区卫生服务对象与全科医疗相一致，主要包括健康人群、亚健康人群、高危重点保护人群及患者，社区卫生服务对象的多样性决定了其服务内容的广泛性。随着社区卫生服务的发展和完善，在"六位一体"的基础上，其服务内容也逐渐扩展，整体上可以分为基本医疗服务与公共卫生服务两个主要方面。

（一）社区基本医疗服务

高质量的社区基本医疗服务是社区卫生服务质量的基础，是实现分级诊疗的关键。社区基本医疗服务内容主要包括以下方面。

1. 一般常见病、多发病的诊疗和护理　主要是遵循"预防为主、防治结合"的卫生方针，利用社区卫生服务中心适宜的技术和条件对一般常见病、多发病进行基本诊断、治疗和护理。

2. 慢性病治疗　对诊断明确的慢性病患者提供诊查和治疗服务，其中也包括一些晚期不治之症的支持或姑息治疗；对一些常见的慢性病患者，如高血压、糖尿病等，运用慢性病监控网络进行随访和连续诊查治疗。

3. 社区现场应急救护　对于急诊病例应尽力就地急救，能够开展社区常见的应急救护，如心肺复苏、现场包扎止血、骨折的固定和搬运等。

4. 转诊服务　对一些疑难杂症及超出社区卫生服务中心治疗能力的重症患者要及时转诊至上级医疗机构；另外，急诊病例应急救护后，受条件限制难以进一步救治的病例也应及时转诊。

5. 康复医疗服务　根据"双向转诊"制度，在上级医疗中心已明确诊断、基本控制病情的恢复期患者，可转回居住地社区卫生服务中心继续康复治疗。

6. 政府卫生行政部门批准的其他适宜医疗服务　如家庭出诊、家庭护理、家庭病床等家庭医疗服务。

（二）社区公共卫生服务

社区公共卫生服务是促进基本公共卫生服务逐步均等化的重要内容，也是我国公共卫生制度建设的重要组成部分，2017年国家卫生和计划生育委员会（现国家卫生健康委员会）出台了《国家基本公共卫生服务规范（第三版）》（国卫基层发〔2017〕13号），其主要服务内容包括12项：①居民健康档案管理；②健康教育；③预防接种；④0~6岁儿童健康管理；⑤孕产妇健康管理；⑥老年人健康管理；⑦慢性病患者健康管理（包括高血压患者健康管理和2型糖尿病患者健康管理）；⑧严重精神障碍患者管理；⑨肺结核患者健康管理；⑩中医药健康管理；⑪传染病及突发公共卫生事件报告和处理；⑫卫生计生监督协管。

三、社区卫生服务的工作模式

（一）社区卫生服务的提供方式

1. 社区卫生服务提供者　社区卫生服务依靠由全科医生、社区护士及公共卫生服务人员等组成的服务团队，对所负责服务的辖区开展医疗、预防、保健、健康教育、康复及计划生育指导的服务。全科医生团队在社区全面推行全科医生家庭签约服务，落实家庭医生责任制工作，完善"15分钟"社区卫生服务圈；团队以家庭健康档案为切入点、以健康教育和慢性病管理为抓手、以团队联动服务为载体，对社区居民健康实施综合性、连续性管理，可以达到优势互补，整合增效的目的。

《国务院关于建立全科医生制度的指导意见》（国发〔2011〕23号）中指出，鼓励全科医生与居民建立契约服务关系，建议每名全科医生的签约服务人数控制在2 000人左右，其中老年人、慢性病患者、残疾人等特殊人群要有一定比例。此外，该文件也引导全科医生以多种方式执业，如取得执业资格的全科医生可以根据需要多点注册执业，如可以在基层医疗卫生机构（或医院）全职或兼职工作，也可以独立开办个体诊所或与他人联合开办合伙制诊所。

2. 社区卫生服务主要提供方式

（1）医疗机构内行医：是指医务人员在社区卫生服务机构内进行疾病的诊断、治疗的服务形式。

（2）上门服务：医务人员到患者家庭提供医疗卫生服务方式。

（3）电话、互联网服务：采用通信工具提供卫生服务的方式。可有两种表现形式，一种是患者或卫生服务需求对象向社区卫生服务的医务人员进行健康咨询；另一种方式是社区医务人员通过电话、互联网主动对服务人群进行电话随访。

（4）社区义诊：一般将社区卫生服务健康体检、健康教育、健康咨询等活动称为社区义诊，主要是在一次健康服务活动中人群对健康服务的受益面较大。

（二）社区卫生服务政策框架与宗旨

发展社区卫生服务，需要诸多政策支持。我国社区卫生服务政策主要是在新时期医改工作"保基本、强基层、建机制"的三大基本原则下，坚持以人为本，立足实际，兼顾公平与效率，把维护人民健康权益放在第一位，切实践行"为民、利民、便民、服务于民"的宗旨。为了进一步完善社区卫生服务体系，在当前和今后一个较长时期内，社区卫生服务政策性支持框架应包括以下几个方面：①公益性支持政策；②社区组织支持政策；③财政支持政策；④医疗保障支持政策；⑤医疗体制支持制度；⑥公共卫生体制支持政策；⑦药品经营管理支持政策；⑧人力资源支持政策。

四、全科医疗与社区卫生服务的区别与联系

全科医疗是社区卫生服务中的主要医疗形式，社区卫生服务中还包括除了全科医疗以外的其他服务内容，如其他专科医疗服务、护理服务、医学检验服务等。

社区卫生服务是将全科医疗的理论应用于患者、家庭和社区照顾，以解决社区常见健康问题为主的一种基层医疗卫生服务。

（一）社区卫生服务与全科医学的区别

全科医学是面向社区与家庭，整合临床医学、预防医学、康复医学及相关人文社会科学于一体的临床专业学科，是临床二级学科。社区卫生服务是将全科医学、临床医学、预防医学等相关学科的理论和技术应用于患者、家庭和社区照顾的一种基层卫生服务。

1. 服务内容　全科医疗被定位在临床的二级学科，因此主要以疾病为主。社区卫生服务被定位在"六位一体"服务。

2. 服务对象　全科医疗主要服务于以个人为主体的对象。社区卫生服务不仅服务以个人为主体的对象，还要服务家庭、社区，甚至是整个社会。

（二）社区卫生服务与全科医学的联系

社区卫生服务与全科医学有极为密切的联系，二者有相同的着眼点和目标，即以个人为中心、家庭为单位、社区为范围，为社区居民的健康服务。全科医学培养高素质的全科医生，推动全科医疗的发展。全科医疗是社区卫生服务的核心内容和基本任务，全

科医生是社区卫生服务的骨干，为社区人群提供综合性、连续性、人性化的服务，而社区是全科医疗的基地。因此，发展全科医学、培养全科医生是巩固社区卫生服务的重要条件，社区卫生服务为全科医学的发展创造了良好的空间。

（穆玉明）

思考题：

1. 全科医疗的概念是什么？

2. 全科医疗与其他专科医疗的区别是什么？

3. 全科医疗的基本原则有哪些？

第四章　以人为中心的健康照顾

以人为中心
的健康照顾

以人为中心的健康照顾（person-centered care），又称全人照顾（whole person care），是在生物-心理-社会医学模式指导下产生的一种以人为中心、以治疗和照顾为主要内容、体现人文关怀的新型医疗服务模式。以人为中心的健康照顾是全科医生诊疗服务中的重点内容，也是全科医学的基本特征。《WONCA全科医学辞典》中给出的"以人为中心的照顾"的概念是："生物-心理-社会医学模式指导下产生的新的卫生服务模式，医护人员在接诊时应将患者看作整体的人，充分尊重每一位患者，正确处理治疗疾病和管理患者的关系，诊断治疗中须同时了解患者的病情、就诊目的、期望、担心、情感状态、文化价值观及有关的就医背景等，据此作出整体评价和个体化的干预计划，并与患者协商，获得认可，尽力满足患者的卫生需求。"

本章将就两种不同的健康照顾模式、以人为中心健康照顾的基本原则、应诊过程及诊疗模式、全科医生在其中的作用及任务、以问题为导向的健康照顾等内容进行详细的介绍。

第一节　两种不同的健康照顾模式

"以疾病为中心的健康照顾"和"以人为中心的健康照顾"是医学发展史上两种主要的健康照顾模式。与"以疾病为中心的健康照顾"不同，"以人为中心的健康照顾"不单纯追求生物学意义上的诊断和治疗，而是从心理和社会层面给予患者全方位的关怀和照顾。

一、以疾病为中心的健康照顾模式

以疾病为中心（disease-centered care）的健康照顾模式是在生物医学模式的影响和指导下建立发展起来的。生物医学模式是把人作为生物体进行解剖分析，致力于寻找每一种疾病特定的病因和病理生理变化，并研究相应的生物学治疗方法。在这种模式中医生力求利用高科技的检查方法和检验数据来诊断疾病，通过药物、手术等方法治疗疾病，医生关注的中心始终是疾病，因此，在生物医学模式下产生了以疾病为中心的照顾。

这种健康照顾模式的主要优点是：①以处理疾病症状和体征为主，照顾目的比较单纯；②采用的主导方法是基于科学还原论的高新技术方法，手段简单、直观、有效，易于掌握；③对疾病的处理结果可得到有效科学方法的确认；④高度技术化的诊疗手段可使许多急危重症得到有效救治。

这种健康照顾模式在医学发展中曾起到过积极作用，但也存在一些重要缺陷。①忽略患者的需求：医生一般偏重以疾病为中心来解释患者的健康问题，而对患者心理、社会功能及情感需要方面的问题关注不够，忽略了患者的心理和社会方面的需求；②忽视人的整体性：忽视人和自然是一个整体，忽视人体本身也是一个相互关联的整体，构成人体的各个部分在结构上是不可分割的、在功能上是相互协调和影响的，各科医生只关注一个系统或一个器官的疾病，造成疾病诊治过程的片面性、局限性，整体管理患者的能力下降；③忽视预防保健的作用：医生重视对个体所患疾病的诊疗而忽视人群的预防保健，并且不认为预防保健是医学照顾的一部分；④导致过度医疗：医生为追求短时间内的精准诊疗，过度依赖各种现代化的检查手段及治疗方法；⑤造成医患关系紧张：医生只注重疾病的诊疗，患者的其他就医需求得不到及时满足，同时患者只能被动接受检查和治疗，感觉自身权利未得到充分的尊重，在心理上未对医生产生完全认同，信任度降低，导致医患关系逐渐紧张；⑥忽略了对健康人群和亚健康人群的照顾。总之，以疾病为中心的照顾模式常局限于以医院门诊和病房为范围提供专科医疗服务，是一种典型的"只见疾病，不见患者"的不完善的照顾模式。因此，以疾病为中心的照顾模式是一种存在缺陷、不能适应现代医学模式及社会人群需求的照顾，必然要被"以人为中心的照顾模式"所替代。

二、以人为中心的健康照顾模式

20世纪中期以来，疾病谱和死因谱发生了根本性的变化，影响人类健康的主要疾病从各种急慢性传染病、寄生虫病和营养不良转变为慢性非传染性疾病为主，如高血压、糖尿病、肿瘤等。这些疾病主要由于人群生活环境和社会环境变化所致，都包含了一定的心理因素和社会因素，如心理紧张、生活压力、环境污染、不良生活方式等。因此，生物医学模式已经不能适应人类疾病的变化及医学的发展，必然被一种新的医学模式所取代。1977年，美国纽约州Rochester大学精神病学和内科学教授恩格尔（Engel）呼吁"需要创立一种超越生物医学模式的新模式"，即生物-心理-社会医学模式，又称恩格尔模式，它强调健康、疾病与人的关系，重视研究疾病对患者生活的影响，心理、社会问题对健康的影响，使人类对健康和疾病的理解不再绝对，不再认为疾病纯粹是由于生物医学功能紊乱所引起。基于生物-心理-社会医学模式，英国精神分析学家Michael Balint教授提出"以患者为中心"的健康服务理念，并阐明了疾病诊断和治疗中了解患者的心理特点、社会环境、生活方式及疾病产生原因的必要意义和具体过程，提出了"整体诊断"的概念。

"以患者为中心"及"整体诊断"健康服务理念的提出，打破了"以疾病为中心"服务模式的局限，奠定了"以患者为中心"进而发展到"以人为中心"的健康照顾模式的基础，且其优点日益凸显，主要表现在以下几方面。①满足了患者的需求：以人为中心的照顾坚持"以人为本"的基本理念，其照顾目的不仅仅局限于为了寻找有病的器官，更重要的是从生理、心理、社会三方面去完整地认识和处理人的健康问题，并满足患者在这三方面的需求；②重视人的整体性：这种模式下人被看作一个既具有生理属性又具有社会属性的"完整的"整体人，患者是有思想、有个性、有情感的人，而不仅仅是疾病的载体，有利于全面地去考虑疾病诊治及患者的整体管理；③重视预防保健的作用：重视人群的预防保健，把预防保健视为医学照顾的一部分；④避免过度医疗：这种模式下，疾病的诊断和治疗不再是唯一的目标，面对患者不同的临床问题，医生通过对患者进行全方位深入了解，并根据问题的轻重缓急采取不同的诊治策略，一定程度上避免了过度医疗；⑤照顾的对象更广：包括了对健康人群和亚健康人群的照顾；⑥有利于构建良好的医患关系，践行全科核心理念：医生在理解和尊重患者的基础上正确认识和评价患者的健康问题，并基于社区特点和患者社会关系需要，将服务对象视为重要的合作伙伴，尊重患者的健康价值观念和患者的选择权利，与患者及其家属共同协商选择最合适的治疗与康复方案，动员并充分利用各种资源为患者提供综合性、连续性、整体性、可及性、协调性及个体化、人性化的健康照顾服务，真正体现了"以人为本"的全科核心理念。

第二节 以人为中心健康照顾的基本原则

一、生物-心理-社会医学模式下的健康与健康观

健康观是指人们对健康的看法，是医学模式的核心体现。不同医学模式指导下，人们对健康的认识和看法是不一样的。人们对健康的认识随着医学模式的变化和医学科学的发展而不断更新和完善。20世纪以前，生物医学模式占主导地位，人们认为健康是"没有疾病"，是"一个机体或有机体的部分处于安宁状态，它的特征是机体有正常的功能，以及没有疾病"，疾病则是"失去健康"。这一"健康"概念不仅没有全面地揭示出健康的本质而且也陷入了循环定义，它忽略了疾病与健康之间的过渡状态，以及人们的情感情绪和社会需要对健康的重要性，因此这一概念是不完善的。

进入21世纪，医学模式由生物医学模式转变为生物-心理-社会医学模式，人们对健康有了更加全面和深刻的认识和理解。1948年，世界卫生组织（WHO）提出了健康的新概念，即"健康不仅仅是指没有疾病或虚弱，而是包括生理、心理和社会方面的完好状态。"躯体健康是指躯体的结构完好和功能正常，即通过医学检查未发现异常现象；精神健康是指其人格完整，对自我充满信心，情绪稳定可自我控制，能保持心理上的平衡，有正常的人际关系和明确的生活目标，并能根据实际情况适时调整；社会适应上的完好状态是指人的行为与社会道德规范相一致，能在社会中扮演一个适合其身份和能力的角色，并使其能力得到充分发挥。这一概念不是孤立地仅从生理方面去考虑健康问题，而是将生理、心理、社会三方面融为一体，综合认识健康的本质。

生物-心理-社会医学模式下的健康概念是在人类疾病谱和死因谱的改变和人们健康需求普遍提高的基础上提出来的，它反映了医学科学认识论的进步和方法论的综合，强调了健康的生理、心理、社会三方面的综合性和完整性，揭示出医学的目的和使命不仅仅是诊断和治疗疾病，而且还包括预防疾病、增进健康、延长寿命和提高生命质量。全科医生应该充分理解新的健康概念，将新的健康理念体现在全科工作和健康服务中。

二、全科医生在"以人为中心的健康照顾"中的作用

全科医学提供的是以人为中心的照顾的整体性服务，全科医生在其中所起的作用是重要和广泛的，主要体现在以下几方面。

1. 提供整体性、综合性医疗服务，全面维护患者健康利益　全科医生不仅要做好疾病的诊断、治疗和康复工作，更要做好疾病的预防、保健、健康促进等工作，为居民提供整体性、综合性健康服务，并且不再视医学标准为唯一原则，而是经过综合评判之后，以全面维护患者健康利益而不是眼前疾病为最终目标。

2. 坚持"以人为本"的观念，充分认识、理解和尊重服务对象　全科医生的服务对象包括患者和健康人两部分。无论是患者还是健康人都是既具有生理属性，又具有社会属性，既具有生理特点又具有心理活动和一定的社会功能的完整人，是生理、心理和社会三方面的统一有机体。因此，全科医生需将患者看作有思想、有个性、有感情，生活在家庭、社区、社会等特定环境中的"活生生的、整体的"人，理解患者有不同的需要和情感，需要尊重他的权利，维护他的尊严，满足服务对象的健康需求，真正实现"以人为中心的照顾"。

3. 把健康需求、价值观念及主观能动性等结合到照顾中　全科医生在服务中应充分了解患者的具体情况、所处环境及就医背景等因素与疾患之间的相互作用和影响，主动探讨疾患或其他健康问题对患者或健康人的重要性，帮助患者树立正确的健康及价值观念，科学选择最优治疗方案。积极调动患者的主观能动性，在尊重患者意愿的前提下充分发挥其在决策中的作用，帮助患者及服务对象列出和优选设定最佳健康目标，并帮助患者最大限度实现健康目标。

三、以人为中心的健康照顾的基本原则

1. 关注患者胜于关注疾病　以人为中心的健康照顾既关注疾病也关注患者，关注患者胜于关注疾病。在这种模式下医学的目的绝不仅仅是寻找有病的器官，更重要的是维护服务对象的整体健康。所以，全科医生在医疗实践中首先要向患者提供人文关怀，要关心、了解、尊重和理解患者，不仅要用"科学"的方法去诊治疾病，同时还要用"艺术"的方法去了解和处理患者的心理和社会问题，这往往比处理客观的疾病更加复杂和困难。

2. 理解患者的角色和行为　患者角色是指从常态的社会人群中分离出来的、处于患病状态的、有求医行为和治疗行为的社会角色。著名加拿大家庭医学教授Ian R.McWhinney

指出："以患者为中心的方法的基本点，是医生要进入患者的世界，并用患者的眼光看待其疾患。而传统的以医生为中心的方法则是医生试图把患者的疾患拿到医生自己的世界中来，并以他们自己的病理学参照框架去解释患者的疾患。"因此，当代医学应该从心理学、社会学和人类学等方面加深对患者角色的认识与理解，主动探究并明确患者就诊的真正原因，深刻体会患者的感受，关注患者的患病行为、就医行为和遵医行为并适时加以指导和帮助，要以患者的健康需求和服务需求为导向，营造温馨、安全的就医环境，尽可能满足患者的各种期望。

3. **提供个体化服务**　以人为中心的健康照顾体现了个体化整体服务的原则。由于人与人之间存在着个体差异，患者需要个体化的整体性服务，全科医生根据患者的需要和特点提供的个体化服务包括以下五个方面。

（1）提供个体化的整体性服务：强调对患者的生理、心理、社会三方面的整体性服务，注重为患者提供心理、精神上的抚慰和照料，而不仅仅是对疾病的诊断和治疗。

（2）提供个体化的服务方式：针对患者的个体特征及背景、健康问题的性质、主要和次要需求等具体情况，选择相应的服务内容与方式，区分各种服务的先后次序。

（3）提供个体化的诊疗方案：针对患者的个体化特征，结合循证医学原则，拟定个体化的诊疗方案。

（4）提供个体化的健康教育：针对患者健康问题产生的个人或家庭原因，对患者及其家庭成员进行相关问题的健康教育。

（5）提供个体化的就医指导：针对不同类型患者的人格特征和心理特点，启发和调动患者的主观能动性，激发患者与疾病作斗争的勇气和潜能，树立康复信心，让患者形成良好的患病行为和遵医行为。最好的医生是能够把有健康问题的人转变为能够解决自身问题的人，这是全科医生为患者提供的个体化服务的最重要体现。

4. **尊重患者的权利**　患者的权利是指患者接受医疗服务时享有的权利，主要包括生命健康权、人格尊严权、人身自由权、病情及临床决策知情权、索赔权、要求惩戒权等。我国现阶段患者享有以下基本权利：①人格和尊严得到尊重的权利；②必要的医疗和护理权利；③参与医疗和对疾病认知的权利；④自主决策和知情同意的权利；⑤拒绝治疗和实验的权利；⑥医疗隐私权和保密权；⑦免除一定社会责任（如服兵役、上学、高空作业、坑道作业等）和休息的权利；⑧获得社会支持、帮助和各种社会福利的权利；⑨监督自己的医疗权利实现和对医疗机构批评建议的权利；⑩对医疗事故所造成损害获得赔偿的权利，包括请求鉴定、请求调解、提起法律诉讼等。尊重并保障患者的权利，熟悉并切实遵守相关法律法规，是全科医生及其医疗机构应尽的责任和法定义务。

5. **构建与发展稳定的患者参与式医患关系**　构建与发展稳定的患者参与式医患关系既是全科医学的核心问题，也是实施以人为中心照顾的先决条件，同时还是疾病防治和慢性病管理的工作基础。全科医生必须通过建立不同的机制，积极去构建、巩固并发展这样的医患关系。在保持这种平等的伙伴式医患关系中，全科医生要充分理解和尊重患者，与患者实现信息共享，及时互通有关信息，加强健康知识和行为干预的教育，提高居民自我管理、自我保健的意识和能力，帮助患者营造良好的家庭健康环境，充分有效地利用其家庭资源，共同维系良好的医患关系。

6. 以患者需求为导向，注重患者安全，强调服务的健康结局　以人为中心的健康照顾总是以患者需求为导向，注重患者安全，不但追求服务的过程质量，更强调通过服务达到患者的整体健康结局。全科医疗中的各种服务必须都要与照顾对象的整体健康结局这一总体目标紧密联系起来，力求公平、及时、经济、有效地利用各种资源维护居民健康，减少临床危险事件的发生，预防早死，提高生命质量，使患者及其家庭满意。

7. 对患者进行全面评价　对患者进行全面评价是以人为中心的健康照顾的基本要求和重要指导原则。对患者的全面评价包括对患者健康状况的评价、社区评价、社会评价和整体评价四个方面。

患者健康状况的评价又包括生物医学评价、心理社会评价和家庭评价。生物医学评价主要是指对患者健康问题尤其是躯体性问题的诊断和鉴别诊断。心理社会评价主要评价患者是否存在心理问题、患者的心理问题属于精神病还是属于心理障碍、鉴别心理障碍是源自躯体还是心理社会因素等。家庭评价主要是筛查、发现家庭问题，分析认识影响患者健康的家庭因素等。在以人为中心的健康照顾中，为患者作出生物医学的评价并着手解决患者的躯体问题是全科医生的首要任务，同时需进行心理、社会及家庭评价，才能对患者的健康状况作出正确的判断。例如，一个因反复胸闷就诊的中年女性患者，除考虑可能存在器质性疾病外，还有可能由于紧张、焦虑等心理问题所致，而心理问题的产生可能与夫妻关系紧张、工作压力大或子女升学就业等家庭、社会问题有关。但即使一个躯体症状看上去很可能是由"心理因素"引起的，全科医生首要的任务还是要先排除这一症状的躯体性原因。

社区评价主要评价工作和生活的社区环境中是否存在影响患者健康的因素，如职业因素、水源、环境污染、家庭装修等。

社会评价主要评价影响患者健康的社会因素，如经济状况、受教育水平、人际关系等。

整体评价主要评价患者健康问题的真正原因是什么，真正的问题是什么，真正的患者是谁。

第三节　以人为中心的应诊过程及其应诊任务

全科医学是一种"以人为中心的健康照顾"模式，这种照顾模式的应诊过程及其应诊任务都与"以疾病为中心的照顾"有所不同。

一、以人为中心的应诊过程

以人为中心健康照顾模式的应诊过程主要包括全面收集患者资料、对就诊者作出临床判断与评价、患者参与临床决策、利用各种资源提供整体性服务等四个环节。

（一）全面收集患者资料

包括收集患者的背景资料，探询患者的问题、患病体验、健康价值观念及对医生的期望等。

1. **患者的背景资料** 背景资料主要包括患者的个人基本情况及其所处的家庭、社区、社会背景。全面收集患者的背景资料，是正确把握及处理患者问题的基础和关键。

（1）个人基本情况：包括患者的"三维"（即生理、心理、社会三方面）资料。生理层面包括患者的性别、年龄、疾病与健康状况等，这些资料可通过询问病史、体格检查、实验室检查及特殊检查等获得。一般而言，全科医生更加注意患者生理层面资料的宽度、广度及其相互联系和影响，而专科医生则较关注于资料的纵深度。心理层面是指患者的心理状态与特征，主要包括气质与性格、需要与动机、兴趣与爱好、情绪与压力，以及健康价值观、健康信念模式等方面。社会层面是指患者社会层面上的相关状况，包括患者的社会环境如经济、文化、宗教、风俗习惯、人际关系等方面。

（2）家庭背景：主要包括家庭结构、家庭功能、家庭资源、家庭压力事件及家庭危机等方面。家庭是影响患者健康状况、疾病产生与转归的重要因素，家庭因素如家庭结构、家庭关系、家庭角色、家庭生活周期、家庭资源与压力、家庭成员的生活习惯、家庭价值观等均会对患者的健康产生不同程度的影响。例如，夫妻关系紧张对高血压患者血压的影响，家庭饮食习惯对糖尿病患者血糖水平的影响，单亲家庭对青少年心理疾病的影响等。

（3）社会及社区背景：是指患者所居住生存的社会及社区环境背景。社会背景包括社会政治制度、经济文化水平、社会支持网络、社会保障制度、人际关系、社会价值观念、风俗习惯、宗教信仰等；社区背景是社会背景的缩影，包括患者所居住社区的环境状况、文化习俗、健康意识及健康资源状况、社区服务网络及管理制度等。

2. **患者的问题** 以人为中心的照顾模式要求医生以问题为目标，关注并切实处理患者的问题，而非仅仅治疗疾病。患者的问题纷繁杂陈，但大体上可归为健康问题和非健康问题两大类。健康问题属医学范畴，确认并处理健康问题是医生应尽的职责；非健康问题不属于医学范畴，有些非健康问题处理起来难度还较大，并非医护人员及医疗机构的力量所能及，但因其与健康问题密切相关，医生也应该加以重视并动用各种资源尽力解决。

为了清楚、准确地理解并描述患者的问题，医生应充分了解疾病、疾患和患病这三个词语的不同含义。疾病（disease）是一个医学术语，指可以判明的人体生物学上的异常情况，这种生物学异常可以通过体格检查、实验室检查或其他检查而得以确认。疾患（illness）是指患者患有疾病的感觉，是患者对患病的认识与体验；患者通过自我感觉和判断，认为自己患了病，可能确实有病，也可能仅仅是患者心理或社会方面的失调，因此医生还需要将疾患置于患者个人的生活、家庭、社区和社会背景中来加以考虑。患病（sickness）是指一种社会地位和状态，指他人（社会）知道此人现处于不健康状态；"患病"状态下，个体可能确实有病，也可能是为了免除某种社会责任或需要医务人员照顾等原因而装病。疾病、疾患、患病这三种情况可以同时出现在同一个体身上，也可以单独存在或交替出现。一个人可能有明显的"病患"，感觉食欲不佳、胃部胀痛，他因此告诉别人或来医院就诊，就被认为是"患病"了，但在医院却查不出确切的"疾病"。或一个人并无明显的"疾患"，饮食起居均正常，别人也不知道他"患病"，但在单位体检时却发现已患甲状腺癌，其实"疾病"已经发生，只是处于早期并未察觉，此时被别人所知，他也就"患病"了。

全科医生要用三种"眼光"来分析处理疾病、疾患和患病问题。首先，要以"显微镜"的微观眼光检查发现个体器官组织上可能的病灶；其次，用"肉眼"观察目前的患者，了解其患病的体验与感觉；最后用"望远镜"的宏观眼光观察分析患者的社会与社区背景，以了解其"患病"状况。如此，全科医生就会树立起"立体式"或"全方位"的思维方式，并将这种思维方式紧密地与患者的需求联系在一起，运用到医疗卫生服务中去。例如，患者因"头痛头晕"而就诊，全科医生不仅要询问病史，为患者做体格检查、必要的实验室检查及特殊检查，以判断"头痛头晕"的生物学原因；还要了解患者对"头痛头晕"的感觉和体验，要问清楚患者有什么担心和忧虑，患者也许一直在考虑"我为什么头痛""我是得了严重性疾病吗""我是得了脑炎或高血压病吗""我必须住院吗""我需要手术吗"等问题，这些问题都是患者的感觉与体验，医生应当让患者充分地将这些感觉和体验表达出来，给患者一个提出问题的机会；此外，医生还应询问该患者的家庭、社区与社会情况，了解其家庭成员、同事、朋友及邻居等对患者"头痛头晕"状况的态度，特别是应考虑到"患者所在社区是否为疫区，有无传染病流行""有什么家人来照顾他""他的家人对他的健康状况会有什么担心"等问题，然后有针对性地为患者提供所需要的健康照顾。

3. 患者的患病体验　　患病体验（illness experience）是指患者所经历疾患的主观感受。大多数患者会被患病体验所困扰，造成生活质量下降。全科医生应及时了解患者的患病体验，给予有效的心理抚慰和处理。患者的患病体验是很复杂的，虽带有一定的普遍性，但也常因人、因病、因时而异。一般来说，患病体验主要表现在躯体与精神、心理与社会两个方面。

（1）躯体与精神方面：患者常有躯体方面的不适感，如乏力、疼痛、头晕等；精神上的患病体验常有心情紧张、焦虑、恐惧、烦躁、易怒、性格变化等。这种生理上与心理上的感觉往往互为因果、相互影响。例如，身体疼痛常使患者感到烦躁、焦虑，同时烦躁、焦虑反过来又会加重患者疼痛的感觉。由于个体对症状与不适的反应（阈值）及耐受力不同，因此，患病体验并非一定与疾患的严重性成正比，但任何疾病都会使患者产生一定程度的患病体验。例如，失眠与恶性肿瘤两者病情的严重程度不同，但均可使患者出现烦躁易怒或焦虑抑郁的表现。全科医生应正确看待患者的患病体验，一方面应积极寻找病因，当未发现躯体问题的证据时不能盲目否认患者的疾患与痛苦；另一方面应充分理解同情他们，给予他们更多的爱护和心理抚慰。

（2）心理与社会方面：疾患不仅表现为个体心理状态的变化，也会对患者所承担的家庭与社会角色产生影响。例如，许多人患病后常常会考虑"患病后我还能重新回去工作吗""我的病会传染给家人吗""乳腺癌切除术后我丈夫还会爱我吗"等许多问题，这些问题都会给患者带来心理上的紧张与焦虑，甚至影响到家庭和社会角色的功能。在某些特殊情况下，疾病会给患者带来严重后果，例如，骨折对于在办公室工作的人来说可能算不了什么，但对于一名职业运动员来说，可能意味着他的职业运动生涯的终结。因此，医生了解"疾患对患者意味着什么"是十分重要的。

4. 患者的行为及其健康信念模式　在以人为中心的健康照顾的应诊过程中，需要详细了解和掌握患者的行为及其健康信念模式。

（1）患者的行为：包括患病行为、就医行为及遵医行为等，这些行为的产生多与患者的健康信念模式密切相关。

患者的患病行为分为广义与狭义两种。广义的患病行为是指患者患病后表现出的与疾病有关的所有行为；狭义的患病行为是指患者在就医过程中向医生诉说问题的同时，所表现出的对自身健康状况、医学解释及医疗服务的态度与行为。患者的患病行为与患者的个性特征、生活与文化背景、健康信念模式、疾病因果观、占主导地位的需要层次和生活目的等因素有关。例如，肺癌发生在不同的人可能出现不同的行为表现。一个经济状况较差的老年人往往表现为不愿意接受费用昂贵的治疗，甚至完全放弃治疗；一个经济状况较好的中年成功人士可能会希望在有限时间里最大限度地体现自己的人生价值，因而患者可能会积极配合治疗，同时对工作还会表现出极大的欲望和热情；一个行事谨慎、性格多疑的人，在接受治疗以前可能会动用自己的各种社会关系，寻找不同的医生，辗转在不同的医院就诊。

（2）健康信念模式：指人们对自己健康的价值观念，反映了人们对自身健康的关心程度。这一模式有两层含义，一是个人对疾病威胁的感受，包括疾病对个人危害的严重性与程度，以及个人被疾病侵害的可能性（易感性）；二是对疾病防治和保健行为所带来利益的认识。健康信念模式（图4-3-1）的基本理论假设是当认定某一特定疾病对某人威胁很大，而采取就医行为所产生的效益很高，则该人就可能就医，以获得适当的预防或治疗照顾；反之，则可能不会就医。健康信念模式受个体背景因素的影响，如个体的生理、心理、社会背景等因素，也受到外界提示因素的影响，这些外界提示因素可来自传媒、医生、亲友等。

健康信念模式关系到患者就医行为的价值与可能性，如部分糖尿病患者，由于没有感觉到身体的不适，也没有认识到糖尿病的危害，他可能不会遵医嘱长期服药，也几乎从不监测血糖或定期到医院复诊。患者的上述认识和想法不仅影响其就医、遵医行为，还会影响疾病的转归与预后。因此，全科医生应通过问诊、医患交流等手段主动地了解患者的健康信念模式。了解患者对自身健康的关心程度，清楚患者对相关疾病的认识及就医行为是否正确。总之，只有了解患者的健康信念，才能从中发现可能存在的问题并予以引导与纠正，帮助患者改变其健康信念模式，减少和杜绝那些因健康信念模式不正确而导致的"过度就医""过少就医"及"不遵医行为"等错误行为。

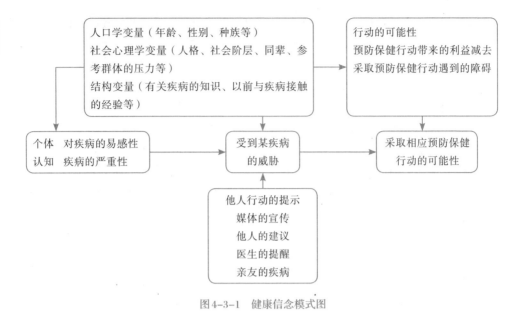

图 4-3-1 健康信念模式图

5. 患者对医生的期望 患者总是带着一定的期望和目的而来就诊，患者对医疗服务的满意度也取决于其期望被满足的程度。了解患者对医生的期望，满足患者就医的目的，这也是以人为中心的健康照顾的基本要求。患者就诊时对医生的期望可分为以下两大类。

（1）共同的期望：虽然患者对医生的期望有很大的个体差异，但大多数患者有共同的期望。①对医生品德和服务态度的期望；②对医生医疗技术水平的期望；③对医生服务技巧、同情心、人文关怀能力的期望；④对就诊结果的期望。

（2）特殊的期望：是指患者带有个性特征的期望，或在特定背景、特殊情况下的患者期望。例如，患者证明自己健康无病或延长病休时间的期望、欲利用某些卫生资源的期望、对某些医生或医疗机构的特殊要求等均属此类。

6. 完整、准确、客观、及时地收集患者资料 在收集患者资料的过程中，全科医生通常采用问诊、医患沟通的方法，问诊及医患沟通技巧可能直接影响到是否能全面、准确地收集患者的资料。因此，在问诊过程中应特别注意以下两点。

（1）用心倾听，并适时予以确认和反馈："倾听"是全科医生接诊过程中的一个重要环节，娴熟的倾听技能是全科医生的基本功之一。医生用心倾听患者的诉说会给患者留下良好的最初印象，可以拉近医患之间的心理距离，是进一步建立和谐医患关系的前提条件，同时医生只有聆听患者的诉说，才能从中发现问题，找出患者就诊就医之症结和原因所在。另外，诉说对患者来说也是一种求助性行为，具有使患者精神放松和治疗的作用。如果医生不在意患者的诉说，表现出不耐烦情绪，甚至无故打断或终止其诉说，不仅会影响到对患者病情的深入了解，而且也会使患者对医生产生不满情绪。

（2）开放式引导：临床上的问诊主要有两种方式，即封闭式问诊和开放式问诊。封闭式问诊往往有明确的目的，医生把注意力集中于预先假设的疾病上，根据自己的临床思路询问患者，去寻找证明或排除该种疾病的依据。这种问诊方式患者的回答多为"是"或"否"等，如医生询问一个胸痛的患者：你心悸吗？胸闷吗？有没有咳嗽？患者的回答往往局限于"没有""不咳嗽"等。封闭式问诊针对性强，可获得确切的答案，有助于医生获得特定信息，缩小讨论的范围，如果患者陈述偏离正题，此类提问可引导患者切入正题，节约看诊时间。但封闭式问诊易受先入为主的影响而诱导患者，使患者的陈述受限于医生感兴趣的问题或主诉上，因而有可能遗漏一些重要的线索，甚至可能错误引导患者，难以获得详细、全面的信息和患者的真实感受，同时这种问诊方式还忽略了对患者生理、心理、社会各方面的主观需要地询问和了解。这种问诊方式多以疾病为中心，以获得疾病相关信息为目的，不能满足全科以人为中心的照顾模式。

开放式问诊即在问诊时运用开放式引导的方法，这类问题以患者为中心，以了解与患者有关的信息为目的，没有思维定式和限制，让患者把自己要讲的话讲完，使患者充分表述自己对疾病的印象、感觉、体验和担心等，同时还鼓励患者发表自己的意见和看法。其主要的引导语涉及以下几个方面（以胸痛为例）。①问题发生的自然过程："您能告诉我胸痛是怎样发生的吗？""您能描述一下胸痛的过程吗？"②问题所涉及的范围："您认为这个胸痛与哪些因素有关？"③患者的疾病因果观和健康信念模式："您认为这一问题严重吗？""您认为这是怎么回事？"④患者对医生的期望和患者的需要："您希望医生能为您做些什么？""您最希望解决的问题是什么？"等。开放式问诊是全科医生最常用的问诊方式，通过开放式问诊，全科医生不仅可以收集到较为客观完整的病史及患者背景资料，还可以留给自己充足的思考与梳理患者病史及背景资料的机会与时间，有助于从患者和疾病这两个范畴构建疾患框架并促进患者参与模式的建立，进而有效地准确地进行诊断分析。但开放式问诊患者可能有时不知从何说起，或抓不住重点，甚至偏离问诊的内容，需要医生适时加以引导。

因此，为了全面、客观、准确、详尽地采集患者病史和背景资料，全科医生接诊时应该先用开放式问诊，让患者敞开心扉尽情诉说，医生耐心倾听，从患者的诉说中发现蛛丝马迹，寻找问题所在，待患者将问题诉说清楚并将问题集中于某几种假说之后，医生再适当运用封闭式问诊逐步地加以判断和鉴别。

Stuart 和 Lieberman 于1986年提出了一种全科医疗问诊方式，即 BATHE 的问诊及记录格式，通过这种简明、系统的问诊方式，可以迅速达到患者心理、社会问题的核心。这种开放式问诊强调从患者的背景、情感、烦恼、自我管理能力等几个方面收集心理、社会资料，其要点如下。

B（background）：背景，了解患者的就医背景、心理状况和社会因素等。医生最常问的问题是："最近你的自我感觉怎么样？""最近家里情况怎么样？""最近单位里有什么事吗？""从你觉得不舒服到现在，你的生活有变化吗？"等。

A（affect）：情感，询问了解患者的情绪、情感及其变化。医生常问的问题有："你对那件事的感受如何？""与丈夫（妻子）相处得怎么样？""最近工作、学习情况怎样？""你的心情怎样？"等。

T（trouble）：烦恼，主要了解现患问题对患者带来的影响。医生常提的问题是："您最近有哪些烦恼？""您最担心的是什么？""您觉得这些问题对您的生活和健康有什么影响？"等。

H（handling）：处理，是指了解患者的自我管理能力。医生会经常问以下问题："您打算如何处理这个问题？""您的家人在处理这一问题时给了您怎样的支持？""您的同事给了您哪些帮助？"等。

E（empathy）：移情，即换位体验，也就是对患者的痛苦和不幸表示理解和同情，从而使患者感觉到医生对他的理解、支持和关心。医生常常对患者表示"是的，您可真不容易啊！""是的，换了谁都会这样！""是的，要那样做的确很难。"

BATHE问诊的语言很朴素，但正是通过这些朴实无华的问诊语言，医生可以很快了解患者的背景、问题产生的原因，并通过问诊给患者以心灵上的抚慰和支持。这样的问诊使患者能充分敞开心扉，医患交流深入顺畅，并使医疗服务更为有效。

另外，还有一种更为简洁的全科问诊模式——RICE问诊。RICE是由英文原因（reason）、想法（idea）、担忧（concern）、期望（expectation）四个单词的首字母组成，即了解患者为什么就诊、患者自己认为是什么问题、患者忧虑什么、患者希望医生为他做些什么。

R（reason）：了解患者就诊的原因。医生通常询问"你好，最近还好吗？"（开放式提问）"类似的事情以前发生过吗？""一般在什么情况下会发生？"

I（idea）：了解患者对自己健康问题的看法。"你认为，你的问题是什么原因呢？""你对你的问题有什么看法？"（让患者自己说出对问题的看法）

C（concern）：了解患者的担心。"你很担心这个事情吗？""当时你肯定很难过吧？"（共情，理解同情患者，增进医患关系）

E（expectation）：了解患者的期望。医生通过询问"得病了对您意味着什么？"（了解疾患对患者的特殊意义）

RICE问诊模式指导全科医生在问诊过程中除了重点寻找患者身体器官疾病的证据，还关注到了患者的期望、患病体验、患者的行为及健康信念模式等方面，体现了全科医生以人为中心的整体诊治原则，并增加了患者对医生信任度，有利于建立良好的医患关系，是目前较为常用的一种全科问诊模式。

（二）对就诊者作出临床判断与评价

在这一环节中，全科医生要根据收集到的患者"三维"资料，进行科学推理，综合分析，对患者作出生物医学的评价并着手解决患者的躯体问题。一般而言，全科医生所接诊的患者绝大多数都存在某种或某几种躯体性问题，例如血压较高、头痛、腹痛、腹泻、发热、咳嗽及外伤等。全科医生应该首先根据医学知识对患者的症状作出"可能是某种疾病"的判断，即使患者的躯体症状看上去好像是由"心理因素"或"社会因素"引起的，全科医生也要先考虑躯体性问题，再考虑"心理和社会问题"。例如，一个诉说"心悸、胸闷"正在紧张复习准备考研的年轻人，全科医生虽然认为患者的"心悸、胸闷"问题很可能与学业压力有关，并不一定存在器质性病变，但全科医生首先还是应该考虑可能是某种疾病所致，并行相关检查，以排除导致"心悸、胸闷"的常见器质性病变。

全科医生完成对患者生物医学的临床判断与评价后，还应为患者作出心理和社会方面的评价，并将躯体、心理、社会三方面的判断和评价结合起来，综合分析后作出整体性结论。对全科医生来说，心理–社会因素造成的危害与器质性病变所造成的危害同等重要，这是全科医学的服务优势之一，也是提供全人照顾的一个重要方面。

（三）患者参与临床决策

20世纪70年代，英国描述全科医生应诊应该是：对于患者提出的健康问题给予足够的关注并由医患双方共同解决。"患者参与临床决策"既是循证医学的基本要求，也是全科医学的一项重要原则，是在对患者问题的性质、严重程度、产生原因等进行基本判断与评估的基础上，医患双方经过协商与讨论，共同制订处置计划，确定健康目标。

在生物医学模式指导下，医生是决策者，患者得不到参与临床决策的权利和机会，只能被动听从医生的意见，任凭医生处置。以人为中心的健康照顾模式则认为，健康具有相对性和渐进性，个人或人群健康目标的设定也应该具有多元选择性。设定健康目标和处理计划时，必须充分考虑和衡量患者及其家属的客观需要与主观愿望，因为对某个人来说是最佳的健康目标和处理计划，不一定适合于另外一个人。

随着社会、经济和文化的发展及健康教育活动的开展与普及，患者的健康意识、相关医学知识及参与临床决策的意识在不断增长与提高，同时患者也是健康目标与处置计划的唯一体验者与主要执行者，对于健康目标与处置计划应当具有知情权和参与权。如果没有患者的参与和认同，再好的健康目标和处置计划也难以成功实施。

全科医疗服务中，全科医生应当把患者的利益放在第一位，作出符合患者及其家属利益的决策。例如，对于经济困难的患者，医生除考虑治疗方案的科学性、可靠性及先进性之外，还要权衡这种治疗方案对患者和家庭所引起的其他连锁性后果，力求选择最便宜、最可靠、最方便、最符合患者经济利益的治疗方案，除此之外，医生还要慎重考虑与衡量治疗效果与其不良反应之间的利弊关系。

（四）利用各种资源提供整体性服务

为患者提供整体性服务是全科医疗的主要特征之一。整体性服务包括生理、心理、社会三方面，涉及面较广，需要动用多种资源。全科医生对患者及其家庭提供健康与疾病咨询服务，负责健康的全面维护和健康生活方式的形成，定期进行适宜的健康检查，利用各种机会进行健康教育，负责常见健康问题的诊治和全方位、全过程的管理，并且作为全科医疗服务团队的核心人物，在日常医疗保健工作中管理人、财、物，协调好医护、医患关系及社区、社会各方面关系。为此，当全科医生仅靠自己的力量无法满足患者的需要时，应为患者协调利用多方资源，如卫生资源、家庭资源、社区及社会资源等。另外，全科医生还应根据患者整体性服务的需要，构建整体性照顾服务体系，这一体系应由全科医疗和专科医疗两个团队组成。全科医生首先应依靠全科医疗团队内部的力量，当需要专科医疗时，要从已构建的整体性照顾服务体系中的专科医疗机构选择适当的专科医生和资源，适时提供转诊服务或其他照顾。

根据服务对象的意愿，提供整体性服务时也应充分利用替代医学、传统医学的资源与优势。例如，在我国，可以充分利用和发挥传统医学的作用。中医药学强调整体观念，整体性照顾在传统医学领域既是一个基本的医学理念，也蕴含着丰富的哲学原理。中医学中不但强调人体组织结构的内在整体性联系和相互作用，还强调人体与自然界的"天人合一"、和谐适应和良性互动，这对提供以人为中心的整体性全人照顾有着很大的帮助。

二、以人为中心的诊疗模式

以人为中心的诊疗模式是一种整体性诊疗模式（图4-3-2），这一模式与传统的"以疾病为中心的"专科化诊疗模式有明显区别。

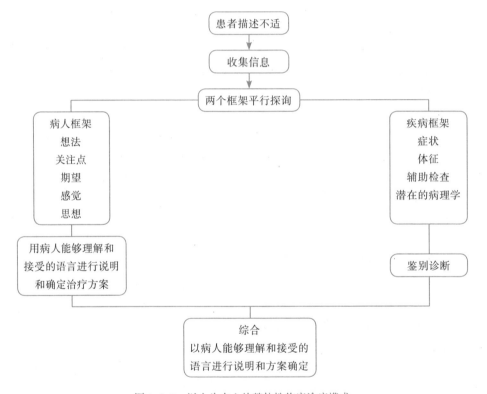

图4-3-2 以人为中心的整体性临床诊疗模式

在生物-心理-社会医学模式指导下，以人为中心的诊疗模式重点强调要从以疾病为中心、以诊断治疗疾病为主要内容转变到以人为中心、以治疗和健康照顾为主要工作内容并体现出强烈的人文关怀。"以人为中心"的诊疗模式应当特别突出以下两个基本特征：一是患者参与健康照顾；二是患者的健康照顾要做到个体化。为此必须加强医患沟通，加强对患者及其家属的教育，使患者参与并认同临床决策方案。

1. 美国Picker研究所和哈佛大学研究人员的研究结果认为，以人为中心的健康照顾应满足以下8项基本要求，并应据此形成有关评价的基础指标。

（1）尊重患者的权利、意愿、价值取向和已经表达的需求等。

（2）协调不同的卫生机构和资源，为患者提供防治结合的团队式整体服务。

（3）保持医患双方有关病情、诊疗过程及患者自我保健等方面信息交流的畅通并共享这些信息，加强医患沟通和对患者的教育。

（4）为患者提供就近、方便、温馨的服务；减轻患者躯体疼痛。

（5）给予患者情感支持，由于疾病给患者及其家庭带来了许多问题，造成很大影响，应尽力减轻患者对疾病的恐惧和对各种问题的焦虑。

（6）让家庭成员和亲友参与临床决策并照顾患者。

（7）保持服务的连续性并提供转诊服务。

（8）提高服务的可及性。

2. 以人为中心的诊疗模式为基层患者提供了方便式的服务，这种服务应符合和服从患者的根本利益，其原则如下。

（1）着眼于多数患者，不能因满足少数人而影响和牺牲大多数人的利益。

（2）着眼于患者的根本利益和长远利益，不能为取得患者的一时高兴和满足而影响治疗和康复。

（3）着眼于服务质量，不能为满足患者的某些要求而影响医疗质量和效果。

（4）着眼于全局，不能为满足患者的特别要求而大量浪费卫生资源或破坏医疗卫生秩序。

（5）着眼于实效，杜绝形式主义。服务模式和措施要因地制宜、从实际出发、扎实可行并能长期坚持。

三、应诊中的主要任务

以人为中心的健康照顾服务模式与以疾病为中心的诊疗模式最大的区别在于其体现出的全过程和全方位式的照顾。因此，全科医生在接诊中有以下四项主要任务。

（一）确认和处理现患问题

确认和处理现患问题是全科医生应诊中的首要任务。现患问题主要是指患者近期感觉到的身体不适或怀疑患上了某种疾病，或是原有的慢性病在近期发生了变化。现患问题一般是患者前来就医的主要目的和主要原因。Mc Whinney在《超越诊断》一书中，详细描述和总结了促使患者就医的七方面主要原因：①躯体的不适超过了能够忍受的限度；②心理上的焦虑达到了极限，这种心理的焦虑大多源自患者对症状、体征和疾病的意义产生了误解；③出现信号行为，患者自认为发现了一些可能与某些疾病有关的症状或体征，希望得到满意的解释；④出于管理方面的原因，这种患者就医的原因一般是要求医生出具诊断证明、病假证明及提供民事纠纷的有关医疗信息等；⑤机会性就医，患者因为其他一些原因有机会接触到医生，如医生进入家庭为其他家庭成员提供医疗服务时，顺便提及自己的一些症状和体征；⑥预防保健的需要，出于周期性健康检查或预防、保健的目的，无任何不适和症状；⑦随访，主要是一些慢性病或需要随访观察的患者。

全科医生在确认和处理患者的现患问题时，要充分体现"以人为中心的健康照顾"特点，具体要做好以下几方面工作。

1. 了解患者是一种什么样的人　希波克拉底曾说过"了解你的患者是什么样的人，比了解他们患了什么病更重要。"全科医生面对患者时，应首先了解患者是一个什么样的人。只有深入全面地了解和掌握患者的有关背景资料，如患者的个人背景、家庭背景、社区背景、社会背景等，才能了解熟悉前来就医的患者。全科医生在患者就诊时可先浏览患者的健康档案，以快速了解患者的基本情况。

2. 了解患者的就医背景　患者都是在一定的背景下前来就医的，只有了解患者的就医背景，才能真正理解患者的主诉和现患问题的性质，才能发现产生这些问题的真正原因。

需要了解的就医背景主要包括以下内容。①患者有哪些就医的原因：患者为什么来就诊，为什么在这一特定时刻来就诊，受疾病的性质和严重程度、个人的性格类型与价值观念、家庭和社会背景、家庭资源及卫生服务模式等多种因素的影响。对于这些影响患者就医取向的诸多因素，医生都应有所了解和掌握。②患者有哪些需要：患者需要查找病因还是调整治疗方案，或是疾病咨询等。③患者有哪些期望：了解了患者的需要以后，医生就可以在尊重患者意愿的基础上了解患者要求医生为他做些什么，是需要治疗还是需要预防和保健，或是需要对患者进行健康教育，这些决策均需由医生与患者及其家属共同协商完成。

3. 分析现患问题的性质　全科医生在充分了解患者及其就医背景的基础上分析确定患者现患问题的性质。全科医生要从系统论、整体论角度去考虑分析患者的现患问题，即从患者的生物、心理和社会三方面全方位地考虑判断现患问题。患者的现患问题主要根据生物医学、医学心理学、社会医学及社会学等知识去判断认定。具体来说，全科医生确认患者现患问题时的思维方式应以生物–心理–社会医学模式为指导（图4-3-3）。

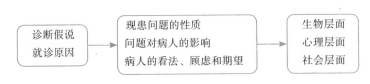

图4-3-3　全科医生确认现患问题的思维模式

4. 处理现患问题　全科医生在确认现患问题的性质及有关心理、社会背景之后，要依据患者的具体情况和现患问题的特性制订出一个科学合理的处理方案与计划。处理方案与计划既要包括生物医学疾病方面的治疗、预防措施，也要包括心理抚慰、社会功能矫治与康复等措施。除此之外，全科医生还应注意在以下几方面加强与患者的沟通。①向患者详细说明并解释病情，并对患者的痛苦表示理解，向患者表示同情，并给予心理抚慰；②向患者详细说明并解释所制订的处理方案，了解患者对处理方案的态度，征求患者对处理方案的意见和看法，并对患者的意见和看法表示极度的尊重；③当医患双方对处理方案存在分歧时，医生要与患者加强沟通，交换意见，必要时作深入细致的解释说服工作，最终与患者达成共识，并根据具体情况及患者的态度适当调整处理方案；④启发患者的主观能动性，提高和保护患者的自主性，鼓励患者承担起健康自我管理的责任，让患者充分参与处理方案的制订、修改与实施过程。

由于全科医生对现患问题的处理是整体性的、系统性的，并不是单纯从疾病角度出发，没有忽略患者的心理需求和社会功能方面的照顾，所以在确认和处理现患问题时，患者的依从性、遵医率及对全科医生的信任度和满意度都是非常高的。

（二）对服务对象进行连续性管理

全科医生需要给予患者全面的、持续性的照顾。连续性管理既是"以人为中心的健康照顾"的突出特征之一，也是其与"以疾病为中心"的诊疗模式的区别所在。所谓连续性管理就是指在时间上的长期的不间断性管理，这种持续性照顾涵盖人生的各个时期、疾病的各个阶段及各种新或旧、急性或慢性的健康问题。管理的任务既包括对现患问题的管理，也包括对人的心理、社会各方面的管理，其中以对现患问题的管理最为重要。现患问题的连续性管理的内容主要体现在以下几方面。

1. 对患者行为生活方式的管理　尤其是对与现患问题关系密切的行为生活方式的管理，如对于原发性高血压患者，应教育其控制盐及脂肪的摄入，坚持运动，戒烟限酒，改变不良生活方式。

2. 对患者心理状态的管理　不良心理状态常是构成现患问题的重要因素，也是长期连续性管理的主要内容，例如，在管理原发性高血压患者时，应教育患者保持愉快、轻松、和谐的心态。

3. 对患者社会功能方面的管理　例如，因现患问题引起的患者的休工休学、社会或家庭角色功能的缺失等方面的管理。

4. 对患者所患慢性病的管理　慢性病是社区常见的健康问题，所谓慢性病是指由于长期的、低强度（浓度）的暴露造成累积作用，使机体发生持久性，甚至不能逆转的病理损害，一般病程在3个月以上的疾病。慢性病大多终身带病、无法根治，因此，全科医生应着重于努力控制症状和疾病进程，尽力提高患者的生命质量，维护其躯体、精神和社会交往各方面相对的最佳状态。在管理过程中需注意以下几个方面。

（1）加强居民健康教育，干预、纠正不良习惯及生活方式：注意对患者进行疾病相关知识的教育及生活指导。例如，让糖尿病患者了解糖尿病的危害，了解自我血糖监测及遵医嘱用药的重要性；严格饮食控制和坚持科学运动锻炼；丰富文化生活，保持良好心态；戒烟限酒等。

（2）调动、激发患者在管理中参与的主动性和积极性：全科医生有责任把慢性病管理的有关知识教给患者，提高患者自我保健和自我管理的能力，帮助患者自我治疗并积极主动参与到管理中来。

（3）加强团队合作，各司其职：慢性病的连续性照顾覆盖人生的各个时期、疾病的各个阶段，且涉及生活习惯、生活方式、人际关系、家庭角色等因素的改变和调整，就需要全科医生与其他专业医生形成慢性病管理的团队，同时也需要与患者及家庭成员形成一个团队，相互间紧密联系，在慢性病管理的过程中各自履行自己的职责，共同参与和执行医疗保健的决策和实施。

（4）积极应对慢性病管理中的特殊情况：警惕暂时性问题对主要慢性病的影响，并采取相应的防范和处理措施。例如，糖尿病患者因感冒就诊，不能只治疗感冒，还要考虑感冒对患者原有糖尿病的影响及糖尿病对感冒的影响。另外，需加强临终关怀和姑息疗法在慢性病管理工作中的运用。

（5）全面、有效地对慢性病的管理质量和效果作出科学评价：全科医生在管理过程中还应明确慢性病是否得到有效规范地管理和控制，本社区一些主要慢性病的管理率、控制率、再住院率、危险事件发生率、复发率及死亡率、致残率等管理指标是否有所改善。

全科医生可以利用慢性病管理概念框架、COOP/WONCA功能状态量表等有效地对慢性病进行管理和评价。协助慢性患者控制疾病的症状和进程，实现最佳功能状态，帮助患者达到躯体、精神和社会适应上的完满健康状态。

COOP/WONCA功能状态量表（表4-3-1）是1988年世界家庭医生组织（WONCA）分类委员会与科研委员会合作，在美国Dartmouth医学院研制的COOP量表基础上提出的。COOP/WONCA功能状态量表从7个方面让患者对过去2周内（其中疼痛为过去4周内）的功能和健康状况进行自我评价，7个方面列有7个问题，每个问题的答案分为5个等级，得分从1~5分，患者只能选择其中一个答案，累计得分越高评价越差。该表设计简练，便于操作，反映了一个人整体的实际健康状态和在日常环境中做事的能力。COOP/WONCA功能状态量表的评价结果应记录在患者的健康档案或病历上，全科医生可从评价结果中获得评价患者的第一手材料，还可以通过连续的评价判断慢性病管理的效果。

表4-3-1　COOP/WONCA功能状态量表

1. 体能	你能承受下列何种运动量并持续2分钟以上			
很大运动量：快跑	大运动量：慢跑	中等运动量：快步行走		
小运动量：中速行走	很小运动量：慢走或不能行走			
2. 情绪	你有没有受情绪的困扰，如焦虑、烦躁、抑郁、消沉或悲哀			
完全没有	轻微	中度	严重	非常严重
3. 日常活动	你的身心健康问题对日常生活或工作造成了多大困难			
无困难	轻微困难	有些困难	很困难	做不了
4. 社交活动	你的身心健康问题有没有限制你和家人、朋友、邻居和团体间的交往活动			
无限制	轻微限制	有些限制	很大限制	极其严重
5. 健康状况	和2周前相比，你现在的健康状况是			
好得多	好一点	大致一样	稍差一点	差很多
6. 整体健康	你的整体健康状况是			
非常好	很好	还好	不太好	很差
7. 疼痛	在过去4周内，你常感到身体上有多大程度的疼痛			
无	很轻微	轻微	中度	严重

（三）适时提供预防性照顾

预防性照顾在全科医疗中占有重要地位。提供预防性照顾是"以人为中心的健康照顾"的又一项重要任务。将预防服务与临床治疗有机结合，从而提高服务质量，是全科医疗的基本要求和重要特色。全科医生对前来就诊的患者应主动地评估危害健康的各种因素并加以处置，即将预防措施作为日常诊疗的常规，在为患者提供服务的各个环节都应以"预防为导向"，体现"预防为主"的观念，根据照顾对象的具体情况，将疾病的三级预防工作贯穿并整合到健康照顾的整个过程中，尤其是一些慢性病，如糖尿病、高血压、心脑血管疾病、恶性肿瘤等疾病，其预防的意义更为重大。例如，对具有不良生活习惯的居民开展健康教育，倡导合理膳食、控制体重、适量运动、戒烟、限酒、心理平衡的健康生活方式，提高社区人群的糖尿病防治意识，即2型糖尿病的一级预防。对2型糖尿病的高危人群进行糖尿病筛查，及时发现早期糖尿病，并进行生活方式干预等，在已诊断的患者中预防糖尿病并发症的发生，即2型糖尿病的二级预防。对已发生糖尿病并发症的患者积极进行血糖、血压及血脂的综合管理，延缓并发症的进展，对已出现严重糖尿病并发症的患者及时转诊，降低致残率和死亡率，从而改善生活质量和延长寿命，即2型糖尿病的三级预防。

全科医生应该充分利用每次应诊机会，针对患者的具体情况给予适当的健康教育和指导，在患者尚未意识到不健康生活方式对健康的影响时，给予解说和科学指导；在治疗过程中患者遇到挫折气馁时，给予及时的鼓励和支持；在患者取得进步和效果时则给予赞赏和表扬。当不良行为对患者健康的影响不明显时，改变其行为方式比较困难，但在其患病时最容易改变不利健康的行为，所以全科医生应抓住患病的有利时机进行有效的预防。只有防患于未然，才可能真正给予人们以健康，缩减疾病治疗费用。

（四）改善患者的就医和遵医行为

全科医生对服务对象现患问题的处理、连续性管理及预防性照顾，都是在患者就医、遵医的基础上实施并产生效果的。教育指导患者何时求医，寻求何种层次及类型的医疗帮助，如何加强自我管理也是全科医师的重要任务。

就医行为是指人们感到不适或觉察到自己可能有某种疾患时，寻求医疗帮助的行为。根据就医行为主体和客体的情况不同，可将就医行为分为三类：一是主动就医行为，是由患者自己主动作出的；二是被动就医行为，如幼儿患者、处于休克或昏迷中的患者等，其就医行为多是由别人代替作出的；三是强制就医行为，多指由法律、法规、卫生管理条例等强制执行的求医行为。一般情况下，人们感到有病就会就医，但在现实生活中，由于受到自然和社会多种因素的影响和干扰，并不能及时就医。而有些没病的人或仅有轻微疾病的人却频繁就医。常见的影响就医行为的因素主要包括患者对疾病及病因的认识、对疾病症状的理解和判断、患者的年龄、社会经济条件和经济能力、文化及受教育程度、当地医疗服务资源的多少、服务模式与水平等。改善患者的就医行为主要是让患者知道在什么时候就医、什么情况下不应该就医。就医过多反映了患者紧张、敏感、依赖的心理，就医过少反映了患者对自己的健康不重视或缺乏一定的医学知识。如能适时就医则既可以避免患者对医疗资源的浪费，也可以避免患者耽误病情，进而减轻痛苦，减少更大医疗资源的浪费。

遵医行为又称依从性，是指患者对医护人员的医嘱、建议、要求等遵守的程度，包括按时按量服药、按照预约复诊、执行推荐的预防干预措施等行为。提高患者遵医率是保证全科医疗服务质量的重要条件。在临床实践中，由于种种原因经常出现患者不遵医嘱的行为。WHO的有关报告指出，20%~50%的患者并不遵照医嘱定期复诊，25%~60%的患者不按时按量服药。全科医生应了解导致患者不遵医嘱的原因，并采取相应措施改进患者的遵医行为。

常见的影响患者遵医行为的因素主要如下。

1. 患者健康信念不正确　这部分患者因健康信念问题而使遵守医嘱的动力不足，缺乏遵守医嘱的积极性和主动性。对这部分患者，医生应加强说服教育，帮助其改变不正确的健康信念，激发其遵守医嘱和治疗计划的动机，并充分征求患者意见，与其一起设定治疗目标，明确患者自己应该承担的责任。

2. 患者健康知识贫乏　这部分患者往往文化水平不高，缺乏相应的健康知识，不理解甚至误解医生的治疗方案或措施而导致不遵守医嘱。医生应针对医疗方案、医疗措施及药物等方面向患者作出耐心细致的说明和解释。

3. 药物处方的特性　若处方上的药物种类、服药次数过多过杂，药物毒副作用过大，服药方法过于复杂而使患者难以接受等，皆可使遵医率下降。医生开具处方时，应书写认真，字迹清楚，便于患者辨认记忆；在选择药物的种类、剂型、剂量和服用方法时，要根据患者实际情况进行调剂，确需患者忍受一定痛苦时要耐心说明其重要意义和有关对策。

4. 患者的经济条件　患者的经济收入、医保类型、付费方式等经济问题也可能影响患者的依从性。如某种药物效果很好，但价格昂贵，特别是一些治疗慢性病的药物，虽需要长期服药，但超出了患者能够负担的范围，患者可能就不能坚持用药，导致治疗的失败。因此，全科医生在制订治疗方案时，一定要了解患者的医疗负担问题，与患者充分沟通，共同制订治疗方案，以提高患者的依从性。

四、应诊能力评价

英国的Kurtz教授在《卡尔加里－剑桥观察指南》(*Calgary-Cambridge Observation Guide*)里提出了评价医生接诊患者和医患交流能力的指标体系，由5个方面55个条目组成，其一级和二级评价框架如下。

（1）问诊开始：①初步建立融洽关系；②查明患者的就诊原因。

（2）采集信息：①患者问题的发现与探究；②了解患者的看法；③提供应诊框架。

（3）建立医患关系：①发展友好互信的和谐关系；②患者参与。

（4）解释与确定方案：①提供适当数量和类型的信息；②帮助患者准确记忆和理解；③取得共识，结合患者的看法；④医患双方共同决策，确定方案。

（5）结束应诊：①简要总结此次接诊及医患交流的过程与内容；②阐明诊疗计划并

征求患者意见；③医生与患者共同商定、审核、修改下一步诊疗计划。

此外，还有莱斯特评估套件（Leicester assessment package，LAP）可用于全科接诊能力的评价。LAP由英国莱斯特大学 FRASRE RC 教授于1994年提出。LAP的内容符合全科医生的服务模式、工作思路及基本技能要求，逐步被世界多个国家推广应用，常作为评估家庭医生应诊能力的工具。根据家庭医生在接诊过程中的实际表现，从病史采集、体格检查、解决问题、患者管理、医患关系、预防保健及病历记录7个方面对全科医生的应诊能力进行综合评估。近年来，该工具也被我国的学者用于全科接诊能力的评价。

第四节　以人为中心的健康照顾的临床案例示范

以人为中心的健康照顾服务面广，涉及内容多，基层医疗条件各异，实施起来并非易事。全科医生在临床工作中要做到"以人为中心"，除具备渊博的医学、心理学及相关社会科学的知识与技能外，还必须牢固树立以问题为导向的健康照顾理念，并不断积累丰富的临床经验。

一、以问题为导向的健康照顾

以问题为导向的健康照顾是以发现和解决个人、家庭、社区的疾病与健康问题为导向，综合运用临床医学、预防医学、心理学与社会学等学科方法，对各种问题进行诊断，了解其产生的原因及影响因素，确定健康需要，制定和实施相应的诊疗措施，以实现对各种疾病与健康问题的有效治疗和照顾。以问题为导向的健康照顾是全科医学的基本理念之一，是全科医疗的重要内容和模式，也是以人为中心的健康照顾模式的核心构成要素和实施方式。它以发现、分析和处理患者的问题为目标和手段，实现健康维护、健康促进和"全人照顾"的目的。

这里所说的问题是指患者的健康问题和非健康问题。健康问题又可分为躯体性问题、心理问题和社会问题，发现并处理患者的健康问题是全科医生的职责；非健康问题往往与健康问题存在一定的联系，并且两者之间相互作用、相互影响，例如，患者所在单位经济效益欠佳，表面上看属于非健康问题，但这种非健康问题有时会影响患者的心理状态及就医、遵医行为，从而成为健康问题的重要原因。因此，全科医生在处理健康问题的同时也应关注相关的非健康问题。实际上，健康问题和非健康问题之间的界限并非截然分明，有时两者可以相互转化。

"以问题为导向的健康照顾"是全科医疗的中心环节。在全科医疗中，"问题"成为联系和贯穿诊断、治疗、预防、保健、康复、健康教育及计划生育技术指导服务的主线和聚焦点。面对患者纷繁复杂的生命现象和健康影响因素，全科医生可以紧紧围绕"问题"这个中心，将有限的精力应用于收集与患者健康密切相关的资料和信息，去发现问题、分析问题、处理和解决问题，满足居民需求，维护和促进居民的整体性健康，从而更好地提高全科医疗的目标性、针对性和有效性。

二、以问题为导向健康照顾中急症病例的全科医学处理

全科医生在社区中遇到的大多是少量的、分散的急症，主要包括社区常见急性病症（如昏迷、高热、晕厥、呼吸困难、猝死等）、创伤、中毒、烧烫伤、冻伤、异物吸入等。如果这些急症发生于社区或家庭，全科医生则需要迅速到达现场，对急症加以识别和处理，这对于挽救患者的生命十分重要。

社区中的急症患者，有的可以在社区处理，有的需要及时送往医院治疗，有的需要社区及医院连续处理。全科医生到达急症发生现场，需要对急症患者病情的轻重、缓急和生命指征迅速作出准确的判断。无论是可在社区处理的还是需转运到医院治疗的患者，快速有效地初步急救是十分必要的，这对于降低人员伤亡到最低程度具有重要意义。

【病例4-1】

王先生，男，72岁。家属发现患者在家中昏迷。该患者患糖尿病5年，近1年一直使用胰岛素治疗，老伴2年前去世，有一儿子每周回来一次看望老人。平时不喜欢与人交往，性格孤僻，喜饮酒，每次饮酒量100~150g。吸烟，每日10支左右。饮食起居可自理。今日儿子回来看望老人，发现患者呼之不应，大汗淋漓，随即拨打电话给社区全科医生。全科医生迅速出诊，检测微量血糖2.1mmol/L，诊断为低血糖昏迷，立即予静脉注射高糖后，患者逐渐苏醒。

【病例分析】

患者已经昏迷，属于急症，全科医生应争分夺秒迅速赶往现场。到现场后首先要对该患者的"健康问题"进行准确定位。患者的主要健康问题是"昏迷"，还存在"糖尿病""独居""饮酒""吸烟""性格孤僻"等问题，但此时"昏迷"是主要问题，其他问题都是次要问题，全科医生要迅速判断出"问题"的轻重和缓急，根据对患者既往病史的了解，迅速作出了正确的诊断及处理，这是全科医生的优势。急症处理后再逐一分析处理患者低血糖昏迷背后的原因，包括糖尿病治疗方案的调整、"独居""饮酒""吸烟"等一系列的社会、心理等健康或非健康问题，体现以人为中心的健康照顾。

【病例4-2】

李先生，男，56岁，货车司机。因胸闷、胸痛2小时来卫生院就诊。既往有高血压病史，未规律服药，未监测血压。夫妻关系和睦，有一女儿。吸烟20年，每日20支，不饮酒。今日在家中休息，突感胸闷、胸痛，伴心悸、大汗淋漓，疼痛难忍，立即到镇卫生院就诊。全科医生给患者描记了心电图，判断为ST段抬高型急性心肌梗死，需要立即转院，在护送患者转院的过程中，给予吸氧，氯吡格雷片300mg嚼服，扩张冠状动脉、止痛等处理。

病例4-2是基层与上级医院联合进行处理的典型例子，患者发生了严重威胁生命的急症，但基层医院缺乏处理的条件，需要紧急转院。在转院过程中全科医生对急性心梗患者进行了院前处理，为下一步的处理创造了有利条件。因此，全科医生需要过硬的临床基本功，在威胁到生命的急症面前不能轻易放弃，应该积极作为，为成功抢救患者的生命发挥关键作用。

三、明确诊断后健康照顾中门诊病例的全科医学处理

明确诊断后健康照顾中的门诊病例的"问题"可以为暂时性问题，也可以是长期性问题。此种病例的全科医学处理应当坚持"以问题为导向"的健康照顾理念，可遵循以下原则和实施步骤：①收集患者临床资料，准确掌握患者问题之所在，分析认识患者问题的性质、严重程度及发生频率；②厘清"问题"的主次关系，分清哪些是"主要问题"，哪些是次要问题等；③确认问题是否已经解决并评价解决效果如何；④对慢性长期性问题进行长期连续性管理。

【病例4-3】

许先生，男，32岁，未婚，大学本科毕业，公司职员。因头晕、疲劳、失眠就诊。测血压160/110mmHg，自诉有高血压史1年多。半年多来因工作业绩不佳经常受到公司领导点名批评，感觉压力很大。1个月前，相处两年多的女朋友提出分手，现在他正处于失恋的痛苦中；半个月前，母亲突然患脑出血去世，对他刺激很大。他是北方人，喜食咸食，并且烟瘾很大，每天吸烟近3包。父亲有高血压史。

【病例分析】

病例4-3诊断较为明确，主要问题是"高血压"，另外还存在心理与社会问题，如压抑、悲伤、失恋等。全科医生应当针对患者的各种问题，给患者提供一种"以问题为导向"的整体性连续性健康照顾。这一病例中，患者既存在"躯体性问题"，也存在"心理问题"和"社会问题"，并且这三种问题相互影响、相互作用，交织在一起。对于"躯体性问题"，全科医生首先要治疗患者的"高血压"，血压控制住了，"头晕、疲劳、失眠"等问题也会有所改善和好转。此外，鉴于患者是年轻人，应建议患者到上级医院排除继发性高血压；针对"心理性问题"，全科医生应着重解决患者的"压抑、悲伤、痛苦"问题，而这些问题又与患者的"社会问题"，如工作问题、恋爱问题等联系在一起，这些问题处理起来也许比躯体性问题复杂得多，全科医生可动用社区、社会多方资源去解决。另外，患者还存在"行为生活方式问题"，如喜食咸食、烟瘾很大等，这对患者的血压控制非常不利，需要对患者及其家属进行健康教育，通过改变饮食习惯、戒烟等来减少危险因素，将血压控制在理想水平。

（吴亚楠）

思考题：

1. "以人为中心的健康照顾模式"的优点是什么？

2. "以人为中心的健康照顾"的基本原则是什么？

3. "以人为中心健康照顾模式"的应诊过程包括哪几个环节？

4. 全科医生在以人为中心的应诊中的主要任务是什么？

第五章　以家庭为单位的健康照顾

　　家庭是社会的细胞，是开展卫生保健最基本的单位。全科医学以人为本，并将服务范围扩展至家庭。以家庭为单位的健康照顾（family oriented health care）是全科医学的原则之一，也是全科医疗服务的专业特征，有别于其他专科医疗。家庭各种因素对个人疾病的发生、发展、治疗、康复等诸多方面产生影响，而个人健康问题也可以影响家庭的其他成员，乃至整个家庭的结构与功能。

　　全科医疗针对家庭生活周期的不同阶段所面临的家庭主要健康问题，主动提供可预测性的健康照顾；充分利用家庭资源，处理家庭危机；应用各种评估工具实施家庭评估，给予家庭治疗和家庭康复；为生命终末期患者提供富有人文关怀的临终服务等。

　　全科医生提供的家庭健康服务能促进家庭更好地照护患者，以及为患者的康复创造良好条件。全科医生应具备照顾家庭中不同年龄成员健康问题的基本技能，掌握以家庭理念为指导的医疗方式，关注个人及其家庭成员之间的相互作用和家庭资源等情况。全科医生的优势在于和家庭若干成员形成长期服务的关系，对家庭背景的全面了解，提供有关医疗信息和资讯，帮助处理家庭危机，对家庭功能进行系统评价和实施必要的干预措施。

第一节　家庭的定义、结构和功能

一、家庭的定义

　　《说文解字》中对"家"的解释："居也，从宀"。清朝段玉裁《说文解字注》中注解为："本义乃豕之居也，引申居借以为人之居"。美国社会学家E.W.伯吉斯和H.J.洛克在《家庭》一书中提出，家庭是被婚姻、血缘或收养的纽带联合起来的人的群体。中国社会学家费孝通认为，家庭是父母和子女形成的团体。所以不同历史时期、不同文化背景人们对"家庭"概念的认识是不同的。

　　传统意义上的家庭主要根据家庭结构和特征来定义，即在同一处居住的，靠血缘、婚姻或收养关系联系在一起的两个或更多人所组成的以生活为目的基本单位。但现实生活中，诸如同居家庭、同性恋家庭等并不完全符合上述概念。

　　Smilkstein在1980年依据家庭的功能将家庭定义为："能提供社会支持，其成员在遭遇躯体或情感危机时能向其寻求帮助的一些亲密者所组成的团体。"此定义更强调家庭的功能，几乎覆盖了近年来所出现的各种家庭形式，但从家庭的社会特征看，此概念又忽略了家庭的某些基本特征，如法律关系。此后，又有学者提出"家庭是通过生物学关系、情感关系或法律关系连接在一起的一个群体。"此概念最大限度地囊括了目前社会上存在的各种类型的家庭形式，明确了家庭应具备的三大特性：情感性、终身性及相似性。

从社会学角度来看，家庭是一种极为普遍的社会现象，存在于任何民族、国家和阶层，是人们在其中生活得最长久的社会组织，是构成社会的基本单位，也是社会制度的缩影。关系健全的家庭应包含8种家庭关系，即婚姻关系、血缘关系、亲缘关系、感情关系、伙伴关系、经济关系、人口生产与再生产关系、社会化关系。实际上，社会上存在着大量关系不健全的家庭，如单身、单亲、同居、同性恋等家庭。关系不健全的家庭往往家庭功能也不健全，家庭资源相对不足，应成为全科医生重点关注的对象。

二、家庭的结构及其意义

家庭结构（structure of family）是指家庭外在结构与内在结构。家庭外在结构即家庭的类型。家庭内在结构包括家庭角色、权力结构、沟通形式与家庭价值观。

（一）家庭的类型

1. 核心家庭（nuclear family） 是指父母与未婚子女组成的家庭，也包括无子女夫妇与养父母及养子女组成的家庭。当今，核心家庭逐渐成为现代家庭类型的主流。其主要特点是：人数少、结构简单、关系单纯、仅有一个权力中心，家庭资源较少，其利益及资源易于分配，易于作出决策等。但该类型家庭关系存在着亲密与脆弱的两重性，和睦的家庭给成员带来快乐，促进学习与工作，利于适应快节奏的社会。一旦家庭出现压力事件或危机，易导致离婚等家庭问题，给家庭保健带来新的任务。

2. 扩展家庭（extended family） 是指由两对或两对以上夫妇和其未婚子女组成的家庭。按照家庭成员结构不同，又可以将其分为主干家庭与联合家庭。其特点是存在一个或一个以上的权力中心和次中心，结构复杂、人际关系错综，相处不易，家庭功能受各方面影响，出现问题多引起连锁反应。但家庭内外资源较丰富，具有应对各种压力事件的能力。但这类的大家庭已经越来越少，由大家庭向小家庭的分化已成为现代社会发展的一个趋势。

（1）主干家庭（stem family）：是指由一对已婚夫妇同其父母及未婚子女或未婚兄弟姐妹构成的家庭。主干家庭是核心家庭的扩大，有一个权力中心，还存在一个次中心，但家庭关系没有联合家庭复杂。

（2）联合家庭（joint family）：指由两对或两对以上的同代夫妇与其未婚子女组成的家庭。因其人数众多、结构复杂、关系较多，因此又称为"复式家庭"。

3. 其他类型家庭 是指非传统形式的家庭，包括单身家庭、单亲家庭、独居家庭、丁克家庭、同居家庭、同性恋家庭、群居体家庭、少年家庭（18岁以下的少年与其子女组成的家庭）等。此类家庭是这个时代必须面对的客观现实，因其存在特殊的心理行为与健康问题，研究与照顾这些特殊家庭也属于全科医学的范畴。

（二）家庭的内在结构

家庭的内在结构是家庭内部的运作机制与动力，反映家庭成员间的相互作用与相互关系。家庭权力结构、角色、价值观与家庭成员间的沟通方式形成了家庭的内动力。每个家庭都有不同传统与特点，因此每一个家庭都不一样。

1. 家庭的权力结构　反映家庭的决策者，及作出决策时家庭成员间的相互作用模式，是全科医生进行家庭评估及家庭干预时的重要参考资料。可分为以下四种类型。

（1）传统权威型：社会传统确认家庭的权威。往往家庭中的男性长者作为一家之主，符合中国"以父为尊"的传统文化。

（2）工具权威型：掌握经济大权的人，家庭供养的主角为权力中心。

（3）感情权威型：在家庭感情生活中起决策作用的人，其他家庭成员因对其感情而承认其权威，如妻子、母亲等。

（4）分享权威型：家庭成员分享权力，共同决策、共同承担义务，按照其成员的兴趣与能力为家庭作出贡献，这是理想的家庭权力类型，民主平等的家庭气氛有利于家庭的发展与个人的健康成长。

2. 家庭角色（family role）　每个家庭成员在家庭中都有其特定身份，代表着该成员在家庭中所应承担的责任及义务，反映其在家庭中的相应的位置及与其他成员间的关系。在家庭中，每个成员都扮演着各自的角色，这种角色是社会客观赋予的，而不是自己主观认定的。每一角色背后有一套社会公认行为模式及标准，因此，人们也依照社会公认行为模式及标准去衡量和辨别角色。一个人同时可以拥有几种不同的角色，如儿子、哥哥、学生。且随着时间的推移，角色也在不断变化，如女儿→母亲→奶奶。由于角色转变，产生了角色期待、角色冲突、角色学习、角色认知的内涵与机制。对于角色的认识可以帮助我们科学地评价所扮演的家庭角色是否成功，调整不成功的家庭角色，适应角色的变换。

（1）角色期待：是指家庭对成员所期盼的特定行为模式。角色期待包含复杂的综合转变，如对实践体验、情感态度的转变，对家庭、社会的认知等。家庭对每位成员的角色期待都有相对应的传统规范，如"妻子"的传统角色被定义为温柔、贤惠、慈爱的形象，"相夫教子"是其职责，"贤妻良母"是其典范；"丈夫"的传统角色被认为是"一家之主"，要养家糊口等；"儿童"的角色被认为是服从，包括完成学业、孝敬父母、服从父母安排等。不同家庭对相同角色有不同期待，因此"一样米养百样人"，形成了不重复的角色。角色期待也会因时代不同而改变，儿童的健康成长与家庭的健康角色期待是分不开的，健康的角色期待可以起到关心与促进成长的积极作用，是自我实现的动力；而异常的角色期待，会让家庭成员出现病态人格。家庭的角色期待对其成员社会化至关重要。在符合社会规范的同时又符合家庭期待，才是理想的期待角色。

（2）角色学习：角色学习是一种综合性的学习角色的情感、态度及拥有的权利和责任。角色学习是在人与人的互动与角色互补中完成的，而传统的角色模式也树立了效仿的榜样。例如，社会认为一个男孩子首先要学习成为一个男子汉，成家立业后要学习成为一名合格丈夫、好女婿、好爸爸等。根据一个人的言谈举止识别其地位与身份，称为角色认知，如根据一个人的谈吐、行为、衣着判定"她像个教师"。角色认知伴随角色评价。家庭中常进行角色评价，优良的角色评价对家庭成员是一个鞭策，如父亲告诉孩子应尊敬长辈、孝敬父母、好好学习、努力工作等。家庭角色的学习与评价，是成为合格角色与家庭成员社会化的重要过程。而角色学习并非单一的直线过程，如一名父亲，除了学习父亲的角色，还要学习成为一名合格丈夫、儿子、职业角色（教师等）、社会人（长者、青年等）。因此，角色学习是终其一生不断变化的过程，需不断适应新的角色。角色规范也会随着社会文化背景而有所改变，如传统操持家务的女性，现在也是养家糊口的主力军。

（3）角色冲突：当家庭成员面对角色期待或角色转变不能适应时，而产生内心矛盾与冲突，称为角色冲突。

人们可在扮演一种或多种角色时发生角色冲突。①对同一角色不同的期待：如老师与父母对孩子灌输不同的行为标准和未来期许，而使孩子茫然、不知所措；②实际人格与角色不符：如让一位缺乏细致情感思维的人勉强成为医生，会使其感到厌倦、烦躁、情绪紊乱；③一个个体同时扮演多个角色：如一位男性在家庭中既是母亲的儿子，也是妻子的丈夫，面对母亲与妻子时，如角色缺乏一定的弹性，会导致其心理困惑；④新旧角色转换：如从女儿转换成为人妻时，可能会使其出现心理适应不良。

角色冲突不仅会导致个人心理功能出现紊乱，严重时还可出现躯体功能的障碍，甚至对家庭正常功能产生影响。因此，健康的角色期待对家庭来说极为重要。其需要构建在良好的家庭功能之上，表现为：①家庭对某一成员的角色期待是一致的；②成员的角色期待能满足其他家庭成员的心理需求；③角色期待符合社会规范的同时还兼具自我个性发展需要；④对角色的转变具有一定弹性；⑤家庭成员都能对自己的角色适应良好。家庭角色良好是健康的保障，帮助家庭成员正确认识角色的转换，调节适应不良的角色，可以使其心理伤害与家庭功能不良得到早期预防。

3. 家庭沟通（family communication） 是家庭成员间信息相互交换、情感沟通、行为调控和家庭维持稳定的有效手段，也是家庭功能状态评价的重要指标。家庭沟通由发送者（sender，S）、信息（message，M）和接受者（recipient，R）三个环节组成，即S-M-R传递轴。传递轴中的任一环节出现差错，沟通的效果都将大打折扣。例如，发送者的信息表达含糊、缺乏重要信息、表达错误信息、信息模棱两可、信息中断；接受者拒绝接受信息、未认真接受信息、不能理解或错误理解信息等情况，都将影响沟通效果，并对成员间相互关系产生不良影响。

Epstein等学者按家庭沟通的内容和方式将其分为三个方面。

（1）沟通的内容：与情感相关的内容称情感沟通，如"我非常高兴""我爱你"等；与一般信息或与居家生活相关的内容称机械性沟通，如"洗手，吃饭了""我今天晚上加班，晚点回家"等，为家庭的惯用语。

（2）沟通的信息：信息是清晰明了的，还是经过模糊掩饰的；是直接坦率的，还是拐弯抹角、模棱两可的。如"小孩不应该多看电视"表达得很清楚；"电视看多了会对眼睛不好"是经过掩饰的信息，隐藏了不支持看电视观念；"都行或都可以"，是模棱两可的信息，无法清楚分辨好还是不好。

（3）沟通的信息指向：直接指向接受者，称为直接沟通，如"我晚上不回来吃饭了"；间接或影射地指向接受者，称替代性沟通，如"别人家的小孩都能按时完成作业"，否定自己孩子的学习能力。

一般来讲，当家庭功能出现早期不良时表现为情感沟通受损；当家庭功能出现中度不良时表现为替代性沟通；当家庭功能出现严重障碍时表现为机械性沟通中断。通过观察家庭沟通可了解其家庭功能的状态，幸福和睦的家庭往往沟通良好，应该为社会所提倡。

4. 家庭的价值观　是指家庭对是非判断的标准及看待事物所持的态度，其深受家庭传统习俗的影响，这些家庭的价值观将会影响其成员日后的观念、态度及行为。如果一个家庭中父亲抽烟，并认为该行为不影响健康，那么这个家庭中儿子也会和其父亲有一样的行为和观念，因此仅对该父子其中之一进行戒烟宣教，健康促进行动是很难实施的。全科医生只有了解家庭的价值观，尤其是家庭的疾病观和健康观，才能确认健康问题在家庭中的地位，从而与家庭成员一起制定健康管理方案。

【病例 5-1】

　　李先生，男，62岁，退休工人。反复胸闷、心悸1年余。否认高血压、糖尿病等基础疾病史，无烟酒不良嗜好。曾多次就诊于三级医院，完善相关检查均无异常。作为全科医生如何对签约的李先生及其家庭进行干预？

　　全科医生应诊中了解到李先生每次发病前均有情绪诱因，目前与妻子及两个已成家的儿子一起生活。大儿子夫妇无子，小儿子夫妇生育一子。该患者为一家之主，长媳因工作原因暂无生育，多次与李先生发生矛盾。李先生认为"为人妻"的天职是生儿育女，相夫教子，但长媳明显违背了他对儿媳的角色期待。李先生与长媳的冲突在小儿媳完成"天职"后加剧，家庭沟通不良导致他心理紊乱，出现躯体症状。作为全科医生应以家庭为单位提供照顾，通过应诊了解其家庭结构，即传统权威型、联合家庭。家庭成员相对较多，关系较复杂，李先生专权，其身体不适除关注器质性疾病是否存在外，还应了解疾病背后的家庭因素对疾病发生、发展及预后的影响，以便于下一步进行家庭治疗。

三、家庭的功能

　　家庭作为人与社会连接桥梁，具有满足家庭成员个体及社会最基本需求的功能。家庭功能（family function）满足了家庭成员在生理、心理及社会各个方面的最基本需求。

1. 感情需求　家庭成员以血缘和情感作为纽带维系彼此之间的亲密关系，通过彼此间的关爱与支持以满足爱与被爱的需求。

2. 性与生殖的需求　除了生儿育女、传宗接代、人类的繁衍外，家庭还满足夫妻间性的需要。性具有调节家庭功能的作用，且抵御家庭以外的性侵犯。

3. 抚养和赡养　赡养老人、抚养孩子是每一个家庭的最基本责任和义务。通过提供衣、食、住、行等满足家庭成员最基本的生理需求。

4. 社会化功能　家庭具有规范其成员行为，培养其成为合格的社会一员的社会化功能。家庭是人生的第一所学校，是其成员社会化的重要场所，传授给成员社会技巧与知识，使其学会胜任自己的社会角色人。在家庭度过了身心发育，尤其是心理发育的关键时期，因此该时期内，家庭如无法为其提供相应支持和关爱，会对个体成年后产生多方面的不良影响。

5. 经济功能　家庭是一个经济联合体和基本消费单位。需满足养家糊口的基本要求，也为家庭成员的各种需求提供经济保障与支持。

6. 赋予成员地位　父母合法而健全的婚姻关系本身就能够赋予其家庭成员合法的社会地位。

第二节　家庭对健康和疾病的影响

家庭的各个方面对其成员的健康及疾病均可产生影响，家庭成员的健康及疾病也会对家庭功能本身产生影响。家庭对个体的健康和疾病的影响主要包括以下几个方面。

一、遗传因素的影响

临床中许多疾病受特定基因型及环境因素影响而产生，如血友病、葡萄糖-6-磷酸脱氢酶缺乏症、地中海贫血等。另外，许多慢性病也有遗传倾向，如高血压、糖尿病、癌症等。一些影响健康的心理、精神特征也有遗传。如孕妇孕期中持续焦虑，会通过孕妇的情绪-神经内分泌轴影响胎儿，导致孩子有神经系统不稳定倾向。全科医生的任务就是利用遗传学知识筛查出易感家庭并适时地转给遗传学专家，并帮助其家庭充分理解专家的建议。

二、对儿童成长的影响

家庭是儿童接触的第一个小社会，家庭异常与儿童的躯体、行为方面的疾病密切相关。3月龄到4岁为儿童发育关键时期，如长期缺乏父母照顾，可能会导致孩子出现自杀、抑郁与社会病态人格，故在此阶段应尽量避免与孩子分离，无法避免时，应采取替代措施，减少对孩子的伤害。

三、对成人发病率和死亡率的影响

许多疾病发生前常伴有家庭生活压力事件的增多。Norbeck 和 Tildend 研究发现，压力大而支持度低的孕妇出现产科合并症比例升高。Helsing 和 Szklo 研究也发现婚姻对男性健康有保护力，鳏夫的死亡率比普通对照组高，而当再婚后，其死亡率又低于普通对照组。在同一试验中寡妇的死亡率没有变化。家庭因素还会影响患者与家庭对医疗服务的使用程度。研究证实，在家庭压力增加时，患者及家庭对医疗服务的使用程度也增加。

四、对疾病传播的影响

在过去家庭环境较差时，常出现感染性疾病在家庭中传播，包括细菌及病毒的感染。Meyer 和 Haggerty 研究发现链球菌感染与家庭压力有关。另外，Buck 和 Laughton 研究证实有神经疾患的患者其配偶发生类似疾患的倾向增大。

五、对疾病康复的影响

家庭的支持度对各种疾病，尤其是慢性病的治疗和康复有很大的影响。糖尿病控制不良与低家庭凝聚度和高冲突度有关。家长的漠视可导致病孩发生严重的糖尿病并发症或患抑郁症。

六、对就医和遵医行为、生活习惯的影响

家庭成员的就医和遵医行为会受到其他家庭成员或整个家庭的影响。家庭成员的过频就医及对医生过度依赖是家庭功能障碍的表现之一。同一家庭成员其生活习惯及行为方式往往是类似的，不良的生活习惯或行为方式可能影响整个家庭成员的健康。

从下面这个病例，我们来分析一下，家庭对患者就医与遵医行为及慢性病患者预后的影响。

【病例 5-2】

张女士，78岁，农民，小学文化，贫困户，丈夫已故，子女常年外出打工，目前独居状态，仅靠低保补助及邻居救济维持生活。确诊高血压病2年来，仅在头痛发作时于村医处取降压药，头痛缓解即停药，半年前并发脑出血，遗留左侧肢体功能障碍，但尚可行走及持物。

从此案例可以看出，慢性病患者长期照顾多来源于家庭，患者生活质量和疾病预后与家庭照顾息息相关。此患者长期缺乏家庭关爱及经济支持，对疾病认识度不够，不能遵医嘱用药，高血压病史仅2年就出现并发症。

第三节 家庭资源与家庭危机

家庭生活的变动性和不确定性常常产生压力，当家庭无法承受此压力时，家庭压力事件或危机随即产生。为了维持家庭的正常功能状态，应对家庭压力事件或危机的家庭资源是否充足就显得尤为重要。

一、家庭资源

家庭资源（family resources）指存在于家庭中的各种有形及无形资源，是人们及其家庭用于应对突发事件及危机时的物质及精神层面的支持来源，是帮助家庭实现目标及满足需求的有用资产。家庭是资源的提供者，同时也是资源的使用者。家人共同创造资源，一起分享资源。家庭可利用的资源越多，对家庭成员帮助越大；反之则不然。家庭资源包括家庭内资源（FAMLIS）及家庭外资源（SCREEEM），分类见表5-3-1。

表5-3-1 家庭资源分类

家庭内资源（FAMLIS）	家庭外资源（SCREEEM）
1. 经济支持（financial support）：家庭对其成员提供的物质支持	1. 社会资源（social resources）：亲戚朋友及家庭以外的社会群体提供的物质及精神帮助
2. 维护支持（advocacy）：家庭对成员名誉、地位、权利与健康的维护和支持	2. 文化资源（cultural resources）：社会文化、传统习俗等方面的支持
3. 医疗处理（medical management）：家庭对家庭所有成员提供与安排医疗照顾	3. 宗教资源（religious resources）：家庭及其成员可以从宗教信仰中获得精神满足
4. 情感支持（love support）：家庭对家庭所有成员提供感情支持与精神安慰	4. 经济资源（economic resources）：来自家庭之外的收入、赞助、福利等支持
5. 信息和教育（information and education）：家庭对家庭所有成员在需要支持时提出解决方案，使资源发挥更好的功效	5. 教育资源（educational resources）：教育制度、机会、方式、水平等
6. 结构支持（structural support）：家庭对家庭所有成员在需要改变住所或设施以满足成员需要时进行支持	6. 环境资源（environmental resources）：所居社区医疗设施、公共环境等
	7. 医疗资源（medical resources）：完善的医疗卫生服务体系及可及性卫生服务

全科医生可通过与患者、家属会谈或家访的形式及绘制家系图等方式了解患者家庭资源的状况，评估内外资源的丰富程度。帮助发掘可利用的家庭资源，发挥协调作用。

二、家庭生活压力事件

家庭成员在遇到压力需要帮助时可以从家庭获得支持，但同时家庭也可能是其遭遇较多压力的来源。家庭压力大部分来源于生活压力事件，包括个人生活压力事件、家庭生活压力事件、经济生活压力事件与工作生活压力事件四类。1967年由Holmes和Rahe所制定的著名的社会再适应量表（表5-3-2），包含了许多生活压力事件，每一个列出的事件都有评分，分数越高，与该事件相关的压力就越大。因其制定者生活环境为西方环境，当置于我国环境中时，由于不同的社会文化背景评分有所不同。但从表中可以看出，大多数生活压力事件为家庭生活压力事件，提示家庭成员的压力绝大部分来源于家庭内部。

表5-3-2　生活压力事件评分

家庭生活事件	评分/分	个人生活事件	评分/分	工作生活事件	评分/分	经济生活事件	评分/分
配偶死亡	100	入狱	63	被开除	47	经济状况的较大变化	38
离婚	73	较重的伤病	53	退休	45	抵押贷款1万美元以上	31
分居	65	性功能障碍	39	较大的工作调节	39	抵押品赎回权被取消	30
亲密家属死亡	63	好友死亡	37	换职业	36	抵押贷款1万美元以下	17
结婚	50	杰出的个人成就	28	职责的较大变化	29		
夫妻和解	45	开始/停止上学	26	与上司矛盾	23		
家庭健康的重大变化	44	生活条件的较大变化	25	工作条件较大变动	20		
怀孕	40	生活习惯的大变化	24				
新家庭成员加入	39	转学	20				
与妻子大吵	35	搬家	20				
子女离家	29	娱乐的较大变化	19				
姻亲矛盾	29	宗教活动的较大变化	19				

家庭生活事件	评分/分	个人生活事件	评分/分	工作生活事件	评分/分	经济生活事件	评分/分
妻子开始/停止外出工作	26	睡眠习惯的较大变化	16				
家庭团聚的变化	15	饮食习惯的较大变化	15				
		放假	13				
		圣诞节	12				
		轻微的违法行为	11				

三、家庭危机

当生活事件的压力作用于个人与家庭时，就会对家庭及个人产生影响。若家庭资源丰富，则可通过调适，恢复良好的家庭功能或达到新的平衡；若家庭资源不足或匮乏时，则会导致家庭功能障碍或进入病态，甚至陷入家庭危机（family crisis）。

引发家庭危机出现的常见因素很多（表5-3-3），可分为急性危机和耗竭性危机。出现紧急而强烈的突发事件，事件超过了家庭目前能承受的范围，则会出现急性危机。而许多压力事件逐渐累积，随着时间的延长出现进展，某一时刻超过家庭所能承受的限度时，家庭即发生耗竭性危机。

表5-3-3 引起家庭危机的常见原因

原因	一般情况	异常情况
家庭成员的增加	结婚、孩子出生、领养幼儿	意外怀孕
	亲友搬来同住	继父、继母、继兄弟姐妹搬入
家庭成员的减少	老年家人或朋友死亡	子女离家出走
	家人因病住院	家人猝死或暴力性死亡
	孩子离家工作	夫妻离婚、分居或被抛弃
	同龄伙伴搬走	家人从事危险活动（如战争）
不道德事件发生	违反社会/社区/家庭的道德规范	酗酒、吸毒
		对配偶不忠、通奸
		被开除或入狱

原因	一般情况	异常情况
社会地位的改变	家庭生活周期进入新的阶段	代表社会地位的生活条件改变
	加薪、职位改变	（如汽车、住宅）
	搬家、换工作（单位）、转学	失去自由（如沦为难民或入狱）
	事业成败	失业、失学
	政治及其他地位的变化	突然出名或发财
	退休	患严重疾病，失去工作能力，没有收入

第四节　家庭生活周期及家庭常见健康问题

一、家庭生活周期的概念

家庭生活周期（family life cycle）是家庭遵循自然与社会规律所经历的产生、发展与消亡的过程，即始于男女结合，止于夫妻死亡。

二、家庭生活周期阶段的划分及其临床意义

Duvall 根据家庭在各个发展阶段的结构与功能特征将家庭生活周期人为地划分为 8 个阶段，即新婚期、第一个孩子出生期、有学龄前儿童期、有学龄儿童期、有青少年期、孩子离家创业期、空巢期与退休期。不同阶段执行的任务与可能遇到的主要问题不同，在实际中并非每个家庭都经历上述 8 个阶段，家庭可在任何阶段开始或结束（如离婚），且这样的家庭可能存在更多的问题。这样的阶段划分更利于全科医生实施针对性的家庭保健。家庭生活周期各阶段面临的任务及主要问题见表 5-4-1。

表 5-4-1　家庭生活周期各阶段面临的任务及主要问题

阶段	定义	任务要点	可能会面临的问题
新婚期	男女结合	要与配偶建立一种亲密关系，在学习中适应角色的转变，同时进一步减少对父母情感上的依赖	性生活协调和计划生育，稳定婚姻关系，双方互相适应及沟通，适应新的亲戚关系，准备承担父母角色
第一个孩子出生期	最大孩子介于 0~30 个月	做好充分准备迎接家庭新成员，安排时间完成儿童保健和计划免疫任务	父母角色的适应，经济压力增加，生活节律变化，养育和照顾孩子的压力，母亲的产后恢复

阶段	定义	任务要点	可能会面临的问题
有学龄前儿童期	最大孩子介于30月龄到6岁	需要家长约束个人行为，以身作则，培养儿童健康行为和合理膳食习惯	儿童的身心发展问题和孩子的安全防护问题
有学龄儿童期	最大孩子介于6~13岁	要求夫妻双方配合，建立平衡膳食、合理营养观念，加强户外运动，共同承担起养育子女的责任	儿童的身心发展、学习与学业问题，早期性教育问题
有青少年期	最大孩子介于13~30岁	要增加家庭教育的灵活性，关注青少年对生活的激情和事业的追求，培养其兴趣和爱好	青少年的教育与沟通，青少年的性教育，与父母的代沟问题与社会化，与异性的交往与恋爱
孩子离家创业期	最大孩子离家至最小孩子离家	要开始独立生活，适应与子女之间的新型关系，引导和接纳子女的生活方式	父母与子女的关系改变问题和父母在子女离家后的适应问题
空巢期	父母独处至退休	要接受家庭成员离开和新成员加入的现实，适应作为抚养人角色已经结束的生活	家庭关系重新调整和适应问题，空巢期父母自我兴趣发展问题，与孩子沟通的问题，计划退休后的生活及老化带来的一系列健康问题
退休期	退休至死亡	要调整心态、适应退休生活，与子女和孙辈建立一种新的关系。接受自己能力不断下降和对别人依赖不断增加的事实，淡化失去亲人和朋友时的痛苦	社会角色的转变及适应问题，应对老化与各种健康问题，面对老伴和亲友死亡等问题，经济与赡养问题

Duvall将家庭生活周期中各阶段将面临的主要问题定义为"家庭发展性任务"，并认为家庭这些问题是随着家庭进入一定阶段而产生的，能够顺利地适应这些家庭发展伴随的任务，就有可能获得家庭幸福，否则可能不利于家庭的正常发展。为更好地适应家庭发展伴随的任务，家庭中的每位成员都应该正确理解与适应新角色，积极主动地应对家庭角色变化带来的挑战，有效地处理角色冲突。

全科医生对家庭生活周期的理解，可以帮助确定服务对象的家庭发展是否处于正常的状态，对家庭中可能或已经发生的问题进行预测与识别，及时进行健康教育与咨询，并采取必要的预防与干预措施。

根据家庭健康问题所处的时期，将其分为三种状态。①预测期：问题尚未发生，预见该问题可能会发生；②筛检期：问题正在发生，可以通过如家庭功能的APGAR评估等检测手段使其显示出来；③症状期：问题通过家庭成员的情绪反应、躯体症状、社会适应不良或家庭功能障碍反映出来，常比较严重。

处于相同生活发展阶段的家庭可能会面临一些相似的家庭问题，尤其是在家庭生活周期的转折时期。预测家庭可能出现的问题，建议家庭事先采取有效的预防措施或做好充分准备是全科医生工作的一部分，但这需要全科医生具有一定的家庭相关理论知识、丰富的家庭生活与保健经验，以及对其服务的家庭有深入的了解与长期合作的基础，以此为前提，全科医生才会收到事半功倍的工作效率。

三、家庭常见健康问题

家庭常见健康问题是指在家庭生活周期中可预测的、优先使用家庭资源处理的与健康有关的家庭成员健康情况、家庭伤害事件及与疾病的发生、发展和结果有关的多层次问题。良好的家庭结构与功能及充足的家庭资源是解决常见家庭健康问题的关键。

（一）与年龄、性别有关的健康问题

在家庭生活周期的各阶段，即新生儿和婴幼儿、儿童、青少年、中年、老年期均存在可预见的常见健康问题。其处理要点如下。

1. 新生儿和婴幼儿阶段问题　关注新生儿和婴儿喂养和睡眠，利用新生儿访视机会指导喂养；关注体格发育，按计划做好儿童保健；注意消化系统和呼吸系统常见病，按时间表做好预防接种。

2. 学龄前儿童　关注体格和智力发育，定期体格检查，儿童生长发育监测；注意偏食和行为问题，关注合理膳食和平衡营养；关注社交和情感发育，注意与父母情感交流。

3. 学龄儿童　关注行为和发育问题，注意户外活动；关注入学恐惧症，鼓励社交活动和交流；关注儿童注意力不集中、学习困难问题，予以师生互动、家长配合、兴趣引导。

4. 青春期少年　关注生理发育（性发育），接受生理卫生课程宣教；关注智力、行为发育与社交活动，引导健康生活方式；关注膳食营养不平衡与肥胖，建议合理膳食教育；关注意外伤害，进行预防教育与演练。

5. 中年人　关注心理问题，注意心理辅导；关注多发的慢性病，利用访视等机会进行健康教育、预防保健与治疗；关注经济问题，全科医生告诫其做好规划；关注与子女关系，注意沟通技巧。对于妇女来说，要关注月经周期与月经疾病、生殖道感染、计划生育与不育症，进行健康教育与咨询、围生期保健服务及疾病筛检。

6. 老年人　关注衰老问题、心理问题与老年孤独，全科医生予以生理健康教育，主动关心与社会支持；关注慢性病与临终，进行慢性病管理与社区康复临终关怀。

（二）与职业、营养有关的健康问题

与职业性有害因素有关的健康损害，如生产过程中产生的有害因素，包括化学、物理、生物、工作环境及劳动过程中的有害因素，都可能引起职业中毒、慢性肌肉骨骼损伤、职业性肺部疾病等。全科医生应关注职业病，并对其病因进行预防与治疗。

随着经济发展，生活条件的改善，由于饮食结构不合理所造成的肥胖症、营养缺乏性疾病、糖脂代谢异常、代谢综合征等已经给家庭和社会带来了沉重的负担。以家庭为单位、以预防为先导的疾病预防起着不可替代的作用。全科医生在进行家庭照顾中倡导健康的生活方式与行为在预防慢性病方面是非常重要的。

（三）与成长和社会化过程有关的健康问题

随着我国经济城市化发展进程的加快，农民工大量涌向城市，产生了一系列社会问题，其中留守儿童教育问题尤为突出。留守儿童在没有父母一方或双方的关爱情况下成长，父母与孩子之间没有积极的互动与情感交流，导致儿童的性格与行为特征、角色认同、社会交往、生活目标、自我意识等方面出现典型的不良倾向。很多留守儿童存在学习困难与焦虑。如果他们失败了，往往会责备自己，将失败归咎于自己的能力不足，出现自卑，不能正确地看待成败。在资源不足的核心家庭中，一旦未成年人出现健康、心理与社会适应问题，因其负面影响将是持续性的，尤其需要全科医生重视。

（四）与家庭事件有关的健康问题

离婚、再婚、家庭暴力、意外伤害等家庭事件可引起家庭成员的悲伤、仇恨、愤怒等行为和心理问题，严重者可出现躯体症状，不利于家庭成员的身心健康。在与家庭事件有关的健康问题方面，全科医生需要更多地关注离婚、再婚、家庭暴力、家庭意外伤害等事件。

1. 离婚、再婚　离婚、再婚可引起其家庭成员悲伤或产生愤怒、仇恨、自我否定等感受，出现焦虑与抑郁、性无能、偏头痛等症状。一半以上离婚或再婚家庭的孩子会产生焦虑，并且影响较持久，幼儿则可能会出现行为退缩，年龄较大的孩子可能直接涉及监护权或财产纠纷，继而出现人格问题。诸多研究发现，离婚对子女所造成的负面影响，男孩比女孩更严重，持续时间更长，男孩比女孩更易出现学习问题、行为问题与性角色调节问题。再婚家庭的子女，尤其是幼童，比初婚家庭的子女更容易出现行为问题与适应困难，遇到问题更容易"发泄出来"，容易与父母发生更多的冲突。全科医生需要关注离婚再婚事件给家庭成员，尤其是家庭中孩子的健康发展带来的不利影响因素。

2. 家庭暴力　是行为人采用殴打、残害身体、凌辱人格、限制人身自由及性虐待等手段对家庭成员进行折磨、摧残、伤害与压迫等行为。家庭暴力除身体虐待外，还可表现为心理虐待。心理虐待通常伴随着身体和性虐待而发生，包括口头或身体威胁造成的恐惧、强行禁锢、破坏喜爱的物品或宠物等。家庭暴力已经成为危害家庭成员身心健康的严重问题。

（1）对儿童的身体虐待：遭受家庭暴力可导致儿童身体出现皮肤软组织挫伤、骨折等。除了躯体伤害外，一些症状也被认为与暴力有关，如儿童经常出现胃痛、头痛、尿床、饮食不良与学习问题。

（2）夫妻/配偶虐待：我国2021年家庭暴力调查报告显示，家庭暴力中，90%以上的受害人是女性。暴力行为使受害者常出现易激动、焦虑、抑郁、恐惧或睡眠障碍、噩梦不断等；也可经常出现躯体症状如胃肠功能紊乱、头痛及慢性疼痛等。

（3）虐待老人：随着人口老龄化发展，老年人口的增多，虐待老人现象也呈上升趋势。其中情感虐待最为突出，其次是与照顾不周有关的虐待，然后是经济虐待，发生率最低的是身体虐待。

3. 家庭意外伤害 意外伤害目前已成为我国14岁以下儿童死亡的第一位死因，其中以溺水居多。家庭是意外伤害的主要场所之一，其主要对象是儿童，其次是老年人。家庭中常见的意外伤害包括跌倒、意外坠落、烫伤、电伤、锐器伤、异物窒息、急性中毒、动物咬伤等。为减少儿童家庭意外伤害事件的发生，全科医生可以在日常应诊与家庭访视中，对父母及看护者进行安全教育，传授意外伤害相关预防知识与急救技能，提高其意外伤害预防意识与自救能力；也可以通过社区卫生服务机构与辖区内的学校联动，对儿童及教职工开展预防儿童意外伤害的健康宣教，确保儿童周围环境安全。

从下面这个病例，我们来分析一下，家庭对丧偶独居老人心理、行为及慢性病预后的影响。

【病例5-3】

周先生，76岁，大学文化，退休干部，工资较高，妻子已故，子女均已成家，目前独居状态，子女因工作原因很少看望老人。周先生有高血压、糖尿病、冠心病等多种慢性病，独自一人在家规律服药，血压及血糖水平控制尚可，但因其妻子睡眠中猝死，给患有冠心病的周先生造成较大心理负担，经常自觉胸闷、胸痛频繁独自就医，并每次就医因担心冠心病发作无人救助强烈要求住院，住院后给予安慰剂治疗有效。

从此案例可以看出，周先生的家庭目前处于家庭生活周期的第八阶段，即退休期，因其有退休金及医疗保险，经济上对子女的依赖不大，但因其丧偶，主要需要的是精神上的抚慰。而周先生的子女却很少探望，导致其长期缺乏家庭关爱，加之对疾病的认识度不够，频繁就医，造成医疗资源浪费，同时也降低了自己的生活质量。因此，慢性病患者的长期照顾多来源于家庭，患者生活质量和疾病预后与家庭照顾息息相关。如果你作为周先生的签约家庭医生，应该对周先生进行疾病相关知识健康教育，同时积极与其子女进行沟通，提高家庭成员对老人的关爱，促进老人身心健康，从而改善家庭功能。

第五节 常用的家庭评估工具及其应用

家庭评估（family assessment）是通过一定的方法对家庭结构、家庭所处生活周期、家庭压力与危机、家庭资源及家庭功能进行了解、判断与评估，为促进家庭健康提供依据。家庭评估是进行完整家庭照顾的重要组成部分，通常分为客观评估、主观评估、分析评估与工具评估等几种类型。客观评估是指了解和评价家庭客观背景、条件、环境、结构与功能；主观评估是通过主观测验或自我报告等方法了解家庭成员对其家庭的主观感受、愿望与反应；分析评估是指利用家庭发展理论的一般规律、家庭学原理与家庭系统理论分析家庭的结构和功能状况；工具评估是指用家庭评估工具评价家庭结构和功能的状况。

全科医疗服务中广泛应用的家庭评估方法与内容主要有家庭基本资料的收集、家庭圈、家系图、家庭关怀度指数（APGAR问卷）、家庭适应度与凝聚度评估量表、PRACTICE评估模型等。

一、家庭基本资料及其应用

家庭基本资料的收集和记录是全科医生做家庭评估最为简便、最为常用的方法。全科医生通过门诊首诊或家访等途径，收集家庭环境、家庭成员的基本情况、家庭经济状况、家庭发展状况等资料，依靠与签约家庭长期的照顾关系及良好的医患关系，使得全科医生所掌握的家庭资料丰富、真实与可靠。这些资料可以采用表格、病历、家系图等方式记录下来，可供全科医生团队中的所有成员共享。通常家庭基本资料包括以下内容。

1. 家庭环境　包括家庭地理位置、邻里关系、居家条件、周边环境、社区服务状况等。

2. 家庭成员的基本情况　包括家庭所有成员的姓名、性别、年龄、职业、教育、婚姻、家庭角色及主要健康问题等。

3. 家庭经济状况　包括家庭主要经济来源、人均收入、年均收入、消费内容、年均开支、年度积累、消费观念与经济目标等。

4. 家庭发展状况　包括家庭生活周期、生活事件与生活方式，以及家庭健康信念、自我保健与利用卫生资源的方法与途径。

二、家系图及其应用

家系图（genogram）是主要用于描述家庭结构、家庭关系、家庭重要事件、疾病史及家庭成员疾病间有无遗传的联系等，是高度浓缩的家庭信息，可作为基本资料存于家庭健康档案中，使全科医生快速掌握服务家庭的重要信息。

家系图的画法应遵循以下原则：一个家系图有3代或3代以上的家庭成员，包括夫妇双方的所有家庭成员；可以从患者开始分别向上下展开，也可以从最年轻的一代开始向上追溯；夫妻之间，男在左，女在右；同辈中长者在左，幼者在右，且每个人的符号旁边可注明出生或死亡日期、慢性病或遗传病等资料。还可根据需要，标明家庭成员的基本情况与重要家庭事件等；用实线标出在同一处居住的家庭成员；使用的符号应简明扼要并对其进行说明。

家系图一般要求10~15分钟内完成，家系图记录的内容是一个连续的过程，随着全科医生对签约家庭照顾的延续，需要了解和记录更多的家庭相关信息，从而更好地提供连续性和综合性的照顾（图5-5-1）。

家系图绘制中经常使用的符号，家系图举例见图5-5-2。

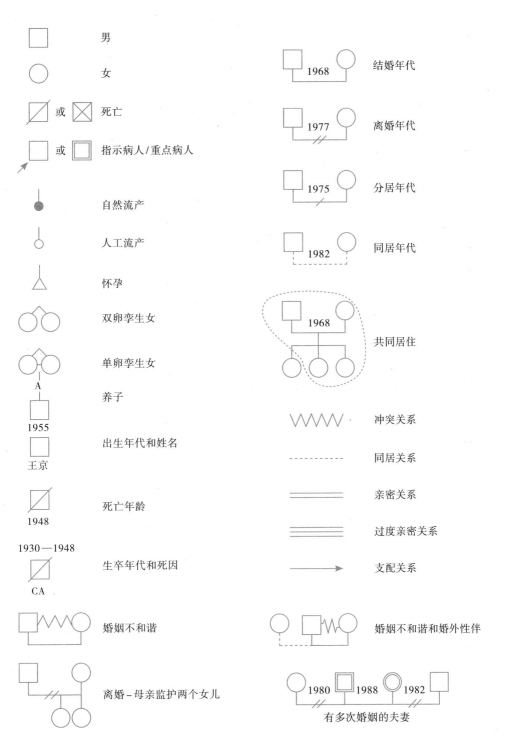

男

女

或 死亡

或 指示病人/重点病人

自然流产

人工流产

怀孕

双卵孪生女

单卵孪生女

养子

出生年代和姓名

死亡年龄

生卒年代和死因

婚姻不和谐

离婚-母亲监护两个女儿

结婚年代

离婚年代

分居年代

同居年代

共同居住

冲突关系

同居关系

亲密关系

过度亲密关系

支配关系

婚姻不和谐和婚外性伴

有多次婚姻的夫妻

图5-5-1　家系图的常用符号

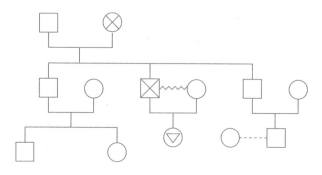

图 5-5-2　家系图示家庭结构

三、家庭圈及其应用

家庭圈（family circle）是一种主观评价方法，是患者从自身观点出发描述家庭成员与自己的关系，从而体现家庭内情感关系的方法。家庭圈的画法：画一大圈表示家庭，大圈内的若干小圈分别代表自己及其他家庭成员，也可将自己生活中重要的家庭其他部分（如宠物）绘制于图中，圈本身的大小代表在家庭中权威或重要性的大小，圈与圈之间的距离代表关系亲疏（图5-5-3）。家庭圈可以随着患者个人观点的变化而变化，情况变化后需重新绘制。家庭圈绘制完成后，医生可以向患者提问或让患者解释图的含义，从而使医生了解患者的家庭情况。医生也可以比较来自两个不同家庭的家庭成员的家庭圈，并与其多位家庭成员一起比较分析，如发现他们之间缺少沟通，可以采取干预措施来改善家庭功能。

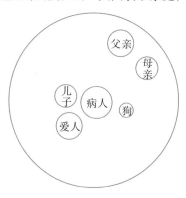

图 5-5-3　家庭圈

四、家庭关怀度指数及其应用

家庭关怀度指数即APGAR评价量表，是Smilkstein设计的快速检测家庭功能的问卷，主要用于了解家庭成员对家庭功能的主观满意度。因为问卷问题较少，评分简单，因而评价结果相对粗糙，适合全科医生在工作中快速地对家庭功能是否障碍作出判断。该量表分两步进行。

第一步：测量家庭中个人对家庭功能的整体满意度。共5个题目，每个题目代表一项家庭功能，分别为适应度、合作度、成长度、情感度、亲密度，具体的名称和含义见表5-5-1。

表5-5-1 APGAR量表的项目和含义

名称	APGAR量表的名称和含义
1. 适应度（adaptation）	家庭遭遇危机时，利用家庭内、外资源解决问题的能力
2. 合作度（partnership）	家庭成员分担责任和共同作出决定的程度
3. 成长度（growth）	家庭成员通过互相支持所达到的身心成熟程度和自我实现的程度
4. 情感度（affection）	家庭成员间相爱的程度
5. 亲密度（resolve）	家庭成员间共享相聚时光、金钱和空间的程度

第二步：通过开放式问答的方式了解被测试者与家庭其他成员间的亲密关系及程度，分为良好、较差、恶劣3种程度。APGAR量表的具体内容详见表5-5-2。

表5-5-2 APGAR量表

内容	2分 经常	1分 有时	0分 很少
1. 当我遇到问题时，可以从家人得到满意的帮助			
2. 我很满意家人与我讨论各种事情及分担问题的方式			
3. 当我希望从事新的活动或发展时，家人都能接受且给予支持			
4. 我很满意家人对我表达感情的方式及对我情绪的反应			
5. 我很满意家人与我共度时光的方式			

这5个问题每个均有3个答案供选择，答"经常这样"得2分，"有时这样"得1分，"几乎很少"得0分。将5个问题得分相加，总分在7~10分之间表示家庭功能良好，在4~6分之间表示家庭功能中度障碍，在0~3分之间表示家庭功能严重障碍。通过对每个问题得分情况的分析，可粗略了解哪一方面的家庭功能出了问题。

五、家庭适应度及凝聚度评估量表及其应用

家庭适应度及凝聚度评估量表（family adaptability and cohesion evaluation scale，FACES）是主观评估方法的一种，用于反映家庭成员之间的亲密与自主性程度。

适应度与凝聚度是家庭行为的两个方面，两者被假设为与家庭功能存在着曲线关系，当二者达到平衡时，家庭功能最佳。其中凝聚度需要在过度亲密（导致家庭系统缠结状态）与过度疏远（导致家庭系统破碎状态）之间找到平衡；适应度需要在变化过多（导致家庭系统混乱状态）与变化过少（导致家庭系统僵硬状态）之间找到平衡。上述各种状态的过渡与组合可用Circumplex模型来表达（图5-5-4）。

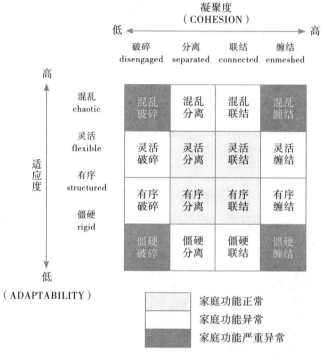

图5-5-4 Circumplex模型（将家庭分成16种类型）

FACESⅡ问卷分为三种，分别用于有青少年的家庭、年轻夫妇双人家庭与成人家庭。每种问卷均由30个问题组成，以表5-5-3成人问卷为例，表右侧有与各个答案相对应的分数。评价的步骤如下：首先，将测试者所答各题的得分用表5-5-4的方法，分别算出凝聚度与适应度的得分；然后，根据表5-5-5得分分别评定凝聚度与适应度的性质；最后，便可将所评估的家庭归入16种家庭类型中的一种。

表5-5-3 FACESⅡ成人问卷

项目	从不	很少	有时	经常	总是
	1	2	3	4	5
1. 遇到困难时，家人能互相帮助	☐	☐	☐	☐	☐
2. 在家里，每个人能自由发表意见	☐	☐	☐	☐	☐
3. 同外人讨论问题比同家人容易	☐	☐	☐	☐	☐
4. 作出重大的家庭决定时，每个家庭成员都能参与	☐	☐	☐	☐	☐
5. 家庭成员能融洽地相聚在一起	☐	☐	☐	☐	☐
6. 在为孩子定规矩时，孩子也有发言权	☐	☐	☐	☐	☐
7. 家人能一起做事	☐	☐	☐	☐	☐

项目	从不 1	很少 2	有时 3	经常 4	总是 5
8. 家人能一起讨论问题，并对作出的决定感到满意	☐	☐	☐	☐	☐
9. 在家里，每个人都各行其是	☐	☐	☐	☐	☐
10. 家务活由各家庭成员轮流承担	☐	☐	☐	☐	☐
11. 家庭成员互相了解各自的好友	☐	☐	☐	☐	☐
12. 不清楚家里有哪些家规	☐	☐	☐	☐	☐
13. 家庭成员在做决定时同其他家人商量	☐	☐	☐	☐	☐
14. 家庭成员能畅所欲言	☐	☐	☐	☐	☐
15. 我们不太容易像一家人那样共同做事	☐	☐	☐	☐	☐
16. 解决问题时，孩子的建议也予以考虑	☐	☐	☐	☐	☐
17. 家人觉得互相很亲密	☐	☐	☐	☐	☐
18. 家规很公正	☐	☐	☐	☐	☐
19. 家庭成员觉得同外人比同家人更亲密	☐	☐	☐	☐	☐
20. 解决问题时，家庭成员愿意尝试新途径	☐	☐	☐	☐	☐
21. 各家庭成员都尊重全家共同作出的决定	☐	☐	☐	☐	☐
22. 在家里，家人一同分担责任	☐	☐	☐	☐	☐
23. 家人愿意共同度过业余时间	☐	☐	☐	☐	☐
24. 要改变某项家规极其困难	☐	☐	☐	☐	☐
25. 在家里，家庭成员之间互相回避	☐	☐	☐	☐	☐
26. 出现问题时，我们彼此让步	☐	☐	☐	☐	☐
27. 我们认同各自的朋友	☐	☐	☐	☐	☐
28. 家庭成员害怕说出心里的想法	☐	☐	☐	☐	☐
29. 做事时，家人喜欢结对而不是形成一个家庭群体	☐	☐	☐	☐	☐
30. 家庭成员有共同的兴趣和爱好	☐	☐	☐	☐	☐

表5-5-4　计算凝聚度和适应度的方法

凝聚度	适应度
①第3、9、15、19、25、29题得分之和	①第24、28题得分之和
②用数字36减去步骤①的结果	②用数字12减去步骤①的结果
③其余所有奇数题及第30题得分之和	③其余偶数题得分之和（除外第30题）
④步骤②和③的结果之和	④步骤②和③的结果之和

表5-5-5　计算凝聚度和适应度的方法

凝聚度	0~50	51~59	61~70	71~80
	破碎	分离	联结	缠结
适应度	0~39	40~45	46~54	55~70
	僵硬	有序	灵活	混乱

六、P.R.A.C.T.I.C.E. 评估模型及其应用

P.R.A.C.T.I.C.E.是以问题为中心的家庭评估工具，常用于评估医疗、行为与人际关系等相关问题。每个字母代表一项评估内容，为全科医生记录家庭资料提供了一个基本结构性框架，使得全科医生可以分步骤地收集特定信息，以对患者及其家庭成员进行系统的照顾。

P.R.A.C.T.I.C.E.评估工具每个字母的含义与展示的资料具体内容如下。

P（presenting problem），展现问题：描述家庭中存在的问题，包括家庭成员所存在的健康问题及其管理中出现的相关问题。

R（role and structure），家庭结构和家庭角色：家庭成员在家庭中扮演的角色及他在其他家庭成员健康问题或疾病控制中扮演的角色。

A（affect），影响：家庭成员的健康问题或所患疾病对家庭的影响，家庭成员对患病成员的健康问题或疾病的影响与感受。

C（communication），交流：家庭成员之间进行语言表达及相互交流情况。

T（time in life cycle），家庭生活周期：家庭所处的家庭生活周期阶段。

I（illness in family，past and present），家族的疾病史（既往史和现病史）：家族史、家庭成员的患病情况、家庭成员对患病成员健康状况的理解及担心情况。

C（coping with stress），应对压力：家庭成员适应婚姻、家庭，以及健康问题及所患疾病等带来的压力的情况。

E（ecology），生态学：家庭生态学情况，如家庭资源的情况、家庭支持度等。

在基层医疗服务中，全科医生对签约家庭进行家访或会谈时，能够掌握并且合理运用家庭评估工具，对于了解家庭中与健康照顾相关的情况有很大的帮助，更利于全科医生对签约家庭提供更有效的干预与更系统的照顾。

【病例5-4】

王小强，男，10岁，就读于某小学。小强一家五口人，爷爷、奶奶、伯伯、父亲及其本人共同居住。爷爷，70岁，患高血压，奶奶，69岁，身体健康，父亲王辉，38岁，智障，随村上包工头在工地上打零工，伯伯40岁，未婚，务农。其母亲不堪生活压力，离家出走。

请绘制出王小强的家系图（图5-5-5）。

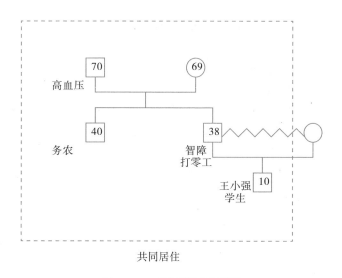

图 5-5-5　王小强家的家系图

第六节　以家庭为单位照顾的提供

全科医学基本原则是用于指导全科医生临床服务的原则，在临床实践中应用这些原则能够展现全科医学专业服务特色，以家庭为单位的照顾是其中之一。家庭是社会的基本单位，全科医生将家庭视为一整体，利用家庭签约服务，通过调查、评估、咨询等手段，了解家庭结构与功能、家庭健康与疾病问题、家庭资源等，以利于更好地为签约家庭提供全程的家庭咨询、家庭访视、家庭治疗、家庭康复与临终关怀等服务，促进与维持家庭结构与整体功能的正常。

一、家庭照顾的基本原则

（一）在完整的背景下评价患者及其家庭的健康问题

脱离背景来研究问题往往是不全面的，同样的问题在不同背景下将会有不同的意义。患者的完整背景应该包括个人背景、家庭背景、社区背景、社会背景和疾患背景。这些背景资料大部分已经通过家庭签约手段记录在健康档案中，患者就诊时，全科医生仅需花几分钟时间去复习或回忆，便可获得患者的完整印象。在转诊时，这些资料也可以提供给专科医生作为参考。

以家庭为单位的核心含义是在家庭背景下评价个人健康问题。家庭作为患者最重要的生活背景，分析个人与家庭之间的相互作用与相互影响，既有利于发现患者有意义的病史与真正的病因，又可以改善患者遵医行为，有时还可以发现就诊者以外的真正患者。

因此，以家庭为单位的照顾原则为全科医生提供了有力的武器。

（二）以家庭为保健单位

全科医生将家庭视为服务"对象"，以家庭为保健单位是全科医学有别于其他专科的重要基础。家庭内所有成员之间相互影响，一位家庭成员的健康问题可以影响家庭的其他成员。个人与家庭之间也存在着相互作用，家庭结构与功能会直接或间接影响家庭中成员的健康，个人的健康问题也可以影响整个家庭的结构和功能，且家庭如"患者"一样也可以出现家庭功能障碍，严重可出现家庭危机，从而对每一位家庭成员产生不良身心影响。

因此，全科医生应走进家庭，以家庭为保健单位开展服务，更好地去维护家庭及其成员的健康。

二、与患者及其家庭建立良好关系的策略

全科医生在诊疗中需要与患者及其家庭保持融洽的关系，患者及其家属与医生之间的相互信任建立在良好的医患关系基础之上。医生要有一定的人格魅力、职业技能、良好的交流技巧与保持和谐医患关系的敏感性，才能与患者及其家庭相互信任。

1. 全科医生团队是以全科医生为主体，护士与公共卫生医师共同组成，如条件允许，可加入药师、健康管理师、体育运动指导员、心理咨询师、社工等。全科医生团队与患者及其家庭在自愿基础上签订服务协议，明确服务内容、方式、期限与双方的责任、权利、义务及其他有关事项。签约周期原则上为一年，期满后患者及其家庭可续约或选择其他家庭医生团队签约。全科团队以家庭签约服务的形式开展家庭照顾，服务周期内患者管理目标不达标则每两周随访一次，管理目标达标则每季度随访一次，每年度进行一次健康体检等。家庭签约是建立良好医患信任关系的开端。

2. 医患接触时，要用患者喜欢的称呼方式迎接患者，采用开放性问诊方式，主动倾听，营造轻松氛围，把注意力集中在患者身上，适时做出一些安慰性姿势，尊重、关心与信任患者，交流时避免使用专业术语，解释明确，治疗指导清晰，对患者的理解程度作出评价，总结并重复表述，确保患者满意，获得知情同意，注意医患共同决策等。收集病史同时收集家庭相关资料。

3. 当患者的家庭成员到全科医生处寻求医疗帮助时，是全科医生与家庭成员沟通与建立彼此信任的良好时机。不断收集家庭相关资料，并进行机会性健康宣教或诊疗，做好家庭照顾一级预防。

4. 当签约家庭出现急性健康问题或家庭中有临终关怀患者时，会促使家庭寻求医疗帮助，此时有利于进一步巩固全科医生-家庭关系。

5. 家庭访视是全科团队观察家庭环境的良好时机，必要时对家庭环境改造予以建议或指导，是全科医生赢得家庭信任的机会。

三、家庭访视和家庭病床

（一）家庭访视

家庭访视（home visiting）简称家访，是全科医生为了促进与维持签约家庭的个人与家庭健康而进行的有目的的活动，是全科医生主动服务于个人与家庭的重要途径。

1. 家庭访视适应范围

（1）某些急症患者：如急性出血、发热，尤其是居住较远高龄老人。

（2）行动不便者：如瘫痪、肢体残障等。

（3）有心理社会问题的患者：家访辨明心理问题缘由。

（4）不明原因不遵医嘱的患者：家访探究不遵医嘱原因。

（5）有新生儿和产褥期妇女的家庭：对婴儿进行照顾，对产妇进行护理及指导。

（6）出院患者：通过家访评估患者的恢复情况，评估其遵医行为、治疗效果、药物不良反应等，及时调整治疗方案。

（7）初次接诊的新患者：首次家访的目的是评估患者家庭情况，了解患者服药情况，与照顾者或家属沟通发现潜在问题，观察居所设施，去除危险因素。

（8）患多种慢性病的老人：了解家庭状况，协调与调动家庭资源，促进疾病康复。发现家庭环境潜在危险，避免不良事件发生。

（9）临终患者及其家庭：实施临终关怀和居家照顾。

（10）需要做家庭结构与功能评价的家庭。

（11）需要家庭咨询与家庭治疗的家庭。

2. 家庭访视种类　根据目的，可将家访分三类。

（1）评估性家访：对照顾对象家庭进行评估，通常是一次性的，常用于有家庭问题、心理问题或年老体弱患者的家庭环境的考察。

（2）连续性家访：为患者提供连续性照顾，常定期进行，用于患有慢性病或家庭病床，以及有临终患者的家庭。

（3）急诊性家访：多为随机性的，处理紧急事件。

下面以一个新诊断为2型糖尿病患者的家访记录为例，说明P.R.A.C.T.I.C.E.评估工具在实际家访中的具体用法。

【病例5-5】

张女士，40岁，在某三级甲等医院被确诊为2型糖尿病3个月，接受口服降糖药物治疗。按国家基本公共卫生服务项目中慢性病管理要求，患者到所在社区卫生服务中心接受全科医生照顾，包括建立健康档案、取药、咨询、长期随访等。全科医生为了解张女士及其家庭对疾病的认知，以及后续有效地开展疾病管理，积极开展一次家庭访视。在家访过程中，用P.R.A.C.T.I.C.E.模式记录家庭访视资料（表5-6-1）。

表5-6-1 P.R.A.C.T.I.C.E.评估在2型糖尿病患者中应用

评估内容	问题或事件记录
P：展示出来的健康相关问题	1. 张女士新近被诊断为2型糖尿病
	2. 张女士丈夫感觉其妻子不能理解医生的诊断、治疗方法
	3. 张女士尚未认识到进行生活方式干预和遵循医嘱服药的重要性
R：家庭结构和家庭角色	1. 张女士在家里负责买菜做饭，口味重、做菜时重盐、喜进食油腻食物
	2. 家庭成员中，张女士丈夫工作收入最多，有较高的家庭地位
	3. 夫妻双方均有较为清楚的角色定位
A：健康问题与家庭之间相互影响	1. 张女士丈夫担心妻子的疾病控制不好，有时焦虑
	2. 张女士丈夫告诉医生，妻子未能遵循医嘱
	3. 张女士对丈夫向医生抱怨其不遵循医嘱，表示不满
C：家庭成员交流情况	1. 夫妻间表现出对对方的健康关心，但张女士不愿意听取丈夫建议
	2. 谈话中夫妻相互打断对方的谈话很多次
T：家庭生活周期	青少年期（儿子读初中）
I：家族的疾病史，家人对所患疾病的理解和认同	1. 张女士否认其直系亲属既往有任何健康问题/疾病（事实是其姐姐患有糖尿病）
	2. 张女士认为"丈夫对我担心过多，我的病不严重"
C：家庭压力	1. 夫妻均在赡养与抚养过程中不存在困难
	2. 夫妻间有亲密的照应关系，创收与持家分工明确，日常生活与工作都能从容应对，但糖尿病的诊断还是对丈夫产生了一定压力
	3. 孩子青春期教育问题困扰张女士与其丈夫
E：家庭生态学（家庭关系与社会支持）	夫妻均出生在农村，大学毕业后来到城市生活与工作，双方工作均有稳定收入，购置商品房。仅育有一子。张女士丈夫平素与同事、朋友之间活动频繁，有一定社会资源

　　按照P.R.A.C.T.I.C.E.内容依序评估，可以快速、简单、概括地了解一个家庭对健康问题的态度与处理方式，有助于全科医生准确地对家庭健康问题进行干预，但该工具并不能展示家庭的所有问题，有些问题还需要采用其他技术来挖掘、发现与评估。

　　（二）家庭病床

　　家庭病床（home sickbeds）是家庭访视的内容之一。1984年12月卫生部颁布《家庭病床暂行工作条例》明确指出："家庭病床是医疗单位对适合在家庭条件下进行检查、治疗和护理的某些患者，而在其家庭就地建立的病床，适合我国国情。便民利民，利于缓和看病难、住院难的矛盾；并坚持普及与提高结合，中西医结合，医疗、预防、保健、康复相结合，全心全意为人民服务的方针。"

1. 家庭病床服务对象

（1）出院后仍需进行治疗的患者：脑血管病急性期后需要继续康复锻炼者，骨折术后需康复、功能锻炼者，肿瘤放、化疗后需支持治疗者等。

（2）慢性病需长期治疗者：长期卧床、心脑血管疾病、糖尿病等。

（3）临终患者：肿瘤晚期、植物状态等。

（4）行动不便者：残疾人、高龄行动不便的老人或疾病导致行动不便者等。

2. 家庭病床的管理

（1）家庭病床的建立：患者家庭申请建立家庭病床，由辖区社区卫生服务中心的全科医生进行评估，确定是否予以建立家庭病床，以及明确家庭病床责任医师和上级医师。

（2）制订家庭病床管理方案：医生需全面评估患者病情、家庭环境与家庭资源等，为患者制订个体化的家庭病床管理方案，包括治疗方案、查房间期、照顾注意事项、家庭成员在健康问题照顾中的责任与义务，以及家庭及时寻求医疗照顾指征等。

（3）定期查房与评估：根据制订的家庭病床管理方案，定期进行家庭访视、观察病情变化、积极治疗与照顾，并根据病情变化及综合评估结果及时调整管理方案。

（4）对家庭病床的综合评价：①主观评价，进行患者满意度、家属满意度、医护人员满意度、社区卫生服务团队支持度等内容的调查；②客观评价，家庭病床的患者社会心理功能、生理功能和经济学评价，以及家庭病床效果、效益评价。

（5）签署必要的知情同意书：对于存在各种潜在风险的医疗操作或治疗方案，要与患者及其家庭中处于权力中心地位者进行详细解释与说明，并签署知情同意书，以避免医疗纠纷。

四、家庭咨询和家庭治疗

（一）家庭咨询

咨询是通过人际交往与人际关系而完成的一种帮助、教育与指导过程。咨询并不是代替他人作出决定，而是帮助他人作出明智的决定。家庭咨询（family counseling）的对象是整个家庭，而不是家庭中的某个人或某些人。

1. 家庭咨询的内容是家庭所有成员共同面临的家庭问题。通常包括以下内容。

（1）家庭遗传学咨询：遗传病在家庭里发病规律、生育限制、家庭成员患病率等。

（2）婚姻咨询：夫妻角色学习与适应问题、性生活问题、计划生育问题等。

（3）其他家庭关系问题：婆媳关系、父子关系、母女关系、继父/继母与领养子女关系等。

（4）家庭生活周期问题：家庭从生活周期的一个阶段过渡到另一个阶段所面临的保健服务重点等。

（5）子女教育和父母与子女的关系问题：青春期的生长发育问题、子女与父母关系的适应问题、独立性与依赖性的平衡问题、人生发展目标与父母期望问题等。

（6）家庭患病成员照顾问题：家庭成员患病过程与预后、家庭反应、家庭照顾作用与质量等。

（7）严重的家庭功能障碍：往往出现在家庭成员间有较严重关系障碍或家庭遭遇重大的生活事件或危机时。

2. 常用的家庭咨询方式

（1）教育：针对整个家庭需应对的压力、管理疾病与其他问题。

（2）预防：针对家庭生活周期各个阶段的问题，预防各种可能出现的情况。

（3）支持：对有压力事件或危机的家庭予以支持，如耐心倾听家庭成员诉说、帮助家庭成员表达情感、帮助家庭克服困难等。

（4）激励或鞭策：激励或鞭策家庭采取健康生活方式。

（二）家庭治疗

家庭治疗（family therapy）包括家庭咨询的所有内容，且比家庭咨询更全面、更广泛。同家庭咨询一样，也涉及预防、教育、支持与激励，但更着重于家庭成员间相互作用模式的重新构建。家庭治疗是对家庭角色、家庭功能、互动模式的调适，涉及心理、行为问题的治疗。家庭治疗的对象是家庭，通过对家庭所有成员的协调，达到家庭关系和睦、功能良好。

全科医生将家庭视为一个整体，一个家庭是一个个案，个案中可能有一个特定的案主，但治疗是对这个整体，而不仅是案主。疏通家庭内部机制能改变整个家庭系统，改变家庭可能是改变个人最有效的途径。因此，全科医生实施家庭治疗需要与家庭达成协议，动员家庭所有成员与其合作，了解发生家庭问题始末，家庭成员角色扮演情况，家庭相互作用模式及家庭成员认知与行为，逐渐改变家庭机制。

家庭治疗并非所有全科医生都能做好，只有接受专门的训练，才能提供家庭治疗服务。应审慎对待的是全科医生有哪一级的水平，就做哪一级的干预。只有认识自我的不足，才能保持与家庭的关系。就如同临床治疗方案，逐步调整，使家庭功能逐渐康复。家庭治疗的过程可归纳为五个基本步骤，分别为会谈、观察、家庭评估、干预、效果评价。家庭照顾服务的等级见表5-6-2。

表5-6-2 家庭照顾的服务等级

级别	内容
1. 对家庭的考虑最少	与家庭只讨论生物学方面的问题
2. 提供医疗信息和咨询	诊治中考虑家庭因素，能简单地识别家庭功能紊乱并转诊
3. 同情和支持	同家庭的讨论中，强调压力和情感对疾病和治疗的作用
4. 评估和干预	同家庭讨论，帮助他们改变角色和相互作用模式，以便更有效地适应压力、疾病和治疗
5. 家庭治疗	定期同家庭会面，改变家庭内与身心疾病有关的不良相互作用模式

五、家庭康复与临终关怀

（一）家庭康复

20世纪40年代以来，康复的概念不断完善，不断丰富其内涵，从初期侧重于改善躯体功能到强调提高生活自理能力，再到21世纪重点关注生存质量。1981年世界卫生组织（WHO）提出康复的概念："康复是应用所有措施，旨在减轻残疾和残障状况，并使他们有可能不受歧视地成为社会的整体"。现今，WHO康复的概念扩展为"应用各种综合、协调的措施，帮助功能障碍者恢复独立生活能力，回归家庭与社会，并参与职业、教育与社会活动，重点强调减轻疾病的不良后果，改善患者健康状况，提高其生活质量，节省家庭和社会卫生服务资源。"

家庭康复（home rehabilitation）是全科医生团队、家属在家中对患者实施的康复及管理。从经济学角度出发，家庭康复在一定程度上减轻了家庭和社会的经济负担，因而受到家庭与社会的关注、认可、欢迎与支持；从环境角度出发，居家复锻炼也在一定上给予患者一种安全感，在熟悉环境下有利于训练技能的理解与掌握；从动机角度出发，家庭其他成员有更强烈的责任心，为了患者的康复，会倾尽全力进行协助；从目的角度出发，康复是为了患者能回归家庭与社会，家庭能直接为康复训练提供实体环境，为融入社会奠定基础。随着医学的不断进步，家庭康复工作不断发展、探索与改进，积累了大量成功经验，得到了很大的提升。

家庭康复应从多方面考虑，即考虑生理、心理、社会、环境等因素，强调整体康复理念，从而达到身体、心理、社会适应全面康复的目的。这就要求全科医生团队除针对疾病外，还要着眼于整个人，从生理、心理、社会及经济能力等方面进行全面康复。对患有慢性病或心理健康发生障碍的人，要以患者达到最大限度的"自理"能力与最高质量的"健康"为康复目标。针对不同疾病，应用辨证、因地制宜、因人而异、综合的方法，制订个体化的家庭康复程序。整个程序要遵循"整体康复"的概念。全科医生团队要具有高尚的道德修养，关心康复对象，鼓励患者正视自身疾病，依靠自身努力，尽可能达到高质量"健康"。

（二）临终关怀

全科医学注重研究生命周期，临终是生命的最后里程，是家庭危机的一种形式。

临终关怀（hospice）是全科医生团队以综合、人性化、居家式的服务为即将离开世界的患者及其家属提供缓和性与支持性的照顾，是对各种疾病终末期治疗不再生效、肿瘤晚期、生命即将结束时的患者所实施的全面照顾。目的就是提高临终患者生活质量，使他们安宁、舒适地度过人生的最后旅程，同时也使临终患者家属的身心得到关心与爱护。临终关怀的服务主要内容如下。

1. 止痛

（1）疼痛的因素：全科医生团队需考虑疼痛的特点、性质，疼痛部位，疼痛时间与规律，引起、加重与缓解疼痛的因素，患者对疼痛的反应，以及疼痛是否对患者的生活、情绪造成了影响。

（2）WHO提出的止痛阶梯治疗：①一阶梯，非阿片类，治疗轻、中度疼痛，如对乙酰氨基酚、阿司匹林等；②二阶梯，阿片类药物，治疗加重性或持续性疼痛，如吗啡、哌替啶等；③三阶梯，疼痛升级，辅助止痛药基础上增加阿片类药物剂量或效力，如抗抑郁药、抗惊药等辅助止痛。

2. **心理社会支持**　需做到以下几点：①耐心倾听；②尊重患者的权利；③尊重生命质量。

3. **帮助临终患者的家庭**

（1）全科医生团队为临终患者家庭其他成员提供治疗、帮助与指导。

（2）了解最悲痛者、竭力照顾者健康状况，并提供帮助。

（3）提醒家庭应为患者做什么，如满足患者遗愿等。

（4）鼓励患者家属发泄。

（5）安排有相同经历的邻居或亲友与难以解脱的家庭成员进行交流。

（6）暂时脱离原家庭环境，避免睹物思人。

我国已步入人口老龄化时代，全科医生团队将面临更多的临终关怀服务，对临终患者及其家庭进行全人、全程、全家照顾代表着人类人性的伟大与高贵！

（顾申红）

思考题：

1. 家庭的功能有哪些？

2. 家庭从哪些方面对个体的健康和疾病产生影响？

3. Duvall将家庭生活周期分为哪几个阶段？

4. 至少列举出5种全科医学中常用的家庭评估方法？

5. 以家庭为单位提供照顾的方式有哪些？

第六章　以社区为导向的健康照顾

以社区为导向的健康照顾是全科医疗的基本原则之一。社区的健康问题与社区的生物性、文化性、社会性特征密切相关。因此，全科医生提供的健康服务不应仅仅局限在患者和疾病上，还要注意与社区环境和行为的关系。以社区为导向的健康照顾（community-oriented primary care，COPC）是基层医疗照顾的一种模式，将以人为单位、治疗为目的的健康照顾与以社区为单位、重视预防保健的社区医疗相结合的基层照顾工作。它收集社区健康的相关信息，通过社区卫生诊断（community health diagnosis）发现社区主要健康问题，分析社区内影响该问题的各种因素，设计可行的解决方案，动员基层医疗机构和社区的力量实施并评价。

倡导"以社区为导向的健康照顾"是当前医学发展的趋势之一。随着经济水平的发展与医学的进步，慢性非传染性疾病逐渐取代传染性疾病，成为影响人们健康的主要原因。2020年公布的《中国居民营养与慢性病状况报告》统计，城乡各年龄组居民超重肥胖率继续上升，18岁及以上居民超重率和肥胖率分别为34.3%和16.4%，2019年我国因慢性病导致的死亡占总死亡88.5%，其中心脑血管病、癌症、慢性呼吸系统疾病死亡比例为80.7%，防控工作仍面临巨大的挑战。

近年来，群医学受到了越来越多的关注。全科医生不仅要重视个体疾病发生的机制和诊疗，也要重视群体疾病预防和健康维护。在慢性病"井喷"的大背景之下，"医防融合"体系建设速度明显加快，这就要求基层全科医生必须兼顾个体与群体、临床与预防。以社区为导向的健康照顾符合群医学理念和"医防融合"策略，立足于社区基层的全科医生可以融合预防医学、临床医学、康复医学和社区医学，在维护社区居民健康中发挥不可替代的重要作用。

第一节　社区卫生概述

一、社区卫生及其特征

（一）社区卫生概念

16世纪初，欧洲在文艺复兴运动后工业快速发展，吸引大批的手工业者涌入城市、聚集在工厂、矿山而形成了许多新的社区。这些新形成的社区工作环境简陋，生活环境极差。这种恶劣的环境导致了各种传染性疾病及职业性疾病的发生，暴露出环境和社会因素影响人群健康的问题，引起一些具有远见卓识的医师开始研究与社区环境相关的医学问题。例如，瑞士医生帕拉斯尔萨斯（Paracelsus）对"水银病"进行的研究，意大利拉玛兹尼（Ramazzini）对"手工业者"疾病进行的研究，法国菲勒米（Villermi）对纺纱厂卫生条件的研究等，都涉及环境和社会因素对健康的影响。19世纪上半叶，英国霍乱猖獗流行，人们更加认识到维护一个社区人群的健康并不能单靠一所医院和某一医生，而必须从个体治疗转向整个群体的防治，加强社区的卫生治理及相关的卫生法规来保证社区群体的健康，将其称为公共卫生。20世纪20年代，在英国等西方国家，人们逐渐认识到社区资源在公共卫生服务中的重要作用，公共卫生服务逐渐走向以社区为单位的实施，开始强调适应不同社区的自主性与需求，有学者将这部分工作称为社区卫生（community health）。社区卫生伴随着社区的形成而形成，是公共卫生服务进入社区的一种表现。

随着流行病学、社会医学和预防医学逐渐兴起，社区卫生又与这些学科相结合，形成了一门以社区人群的健康为研究和服务对象的医学学科，英国于20世纪60年代率先将其称为社区医学（community medicine）。社区医学是确认和解决有关社区居民健康照顾的一门学科，与在医院进行的针对个人的医疗措施不同，社区医学强调立足社区进行医疗干预措施。社区医学通常采用流行病学、医学统计学方法进行社区调查，继而作出社区卫生诊断，并拟定出社区健康计划，动用社区资源，改善群体的健康问题，对实施的健康计划进行评估，以达到预防疾病、促进健康的目的。

（二）社区卫生特征

1. 社区卫生常见的健康问题以未分化病、常见病、多发病、慢性病为主，未分化疾病（medically unexplained physical symptoms，MUPS）是指医学上无法解释的躯体症状或指疾病处于早期，尚未明确归属于某一系统，占社区门诊就诊的30%~50%，近年来受到越来越多的重视，特别是在全科医学领域。

2. 对社区常见健康问题的鉴别诊断过程较少依赖特殊的仪器设备。

3. 80%~90%的社区健康问题都可以由社区的全科医生解决。

4. 不同的社区由于经济水平发展、地理环境差异等因素，社区卫生状况存在一定的差异。即使经济水平和地理位置接近的社区，因为人口性别、年龄、种族、职业、教育程度等不同，其社区卫生状况也存在一定的差异。

二、社区卫生影响因素

影响社区卫生健康的因素主要包括物理化学因素、生物因素和社会心理因素。在社区层面上，影响健康的因素包括社会因素、社区组织因素、社区人口因素、社区环境因素和社区行为因素等。

（一）社会因素与健康

影响社区健康的社会因素包括社会制度、文化、经济等。其中社会制度又包括政治制度、经济制度、思想文化制度、家庭婚姻制度、医疗保健制度、医疗卫生法规等。社会制度与健康的关系体现在社会对公众健康的关心程度、经济投入及社会对健康维护活动的参与等。

政治制度主要指国家的政治结构，政府意识形态和政治主张。政治制度通过国家政权制定和实施的各种方针、政策、法律、法令等充分表现出来，直接作用于人们的心理并影响其他各种更具体的社会制度的制定和执行，从而对人们的健康产生影响。政治制度不同的国家，其卫生工作方针也不同。

我国目前的卫生工作方针：以人民健康为中心，坚持以基层为重点，以改革创新为动力，预防为主，中西医并重，把健康融入所有政策，人民共建共享。这一方针体现了政府对人民健康的高度重视，调动社会各方面的力量，推动卫生工作沿着科学轨道发展，强调社会各阶层的平等权利，为更多的人服务。2016年8月《"健康中国2030"规划纲要》发布，把健康摆在优先发展的战略地位，提出以人民健康为中心，针对生活行为方式、生产生活环境及医疗卫生服务等健康影响因素，坚持政府主导与调动社会、个人的积极性相结合，推动人人参与、人人尽力、人人享有，落实预防为主，推行健康生活方式，减少疾病发生，强化早诊断、早治疗、早康复，实现全民健康。

经济制度是有关生产和分配的制度，体现人与人之间，个人与集体，个人与国家，集体与国家之间的经济联系，是社会经济结构的体现。

家庭婚姻制度主要是指有关两性结合与分离、家庭成员的权利和义务，家庭财产关系等规定。通过法律、宗教、风俗习惯、伦理道德表现出来并对人的健康产生影响。

医疗保健制度指医疗保健事业的体制和医疗保健费用的负担形式。我国医疗保健制度随着经济社会的发展逐渐完善，2009年4月6日，我国新医改方案正式公布。我国目前主要的医疗保险政策包括职工基本医疗保险、城镇居民基本医疗保险、新型农村合作医疗保险。职工基本医疗保险主要由国家、集体、个人三方共同负担医疗费用；城镇居民基本医疗保险主要由政府补贴和个人缴费组成。医疗保险制度的实施能确保广大社区居民享受到最基本的医疗卫生服务，保障人民健康，同时也可以合理地控制医疗费用。2021年国家卫生健康委公布的《全国第六次卫生服务统计调查报告》数据显示，调查地区基本医疗保险覆盖率达到96.8%，比2013年提高1.7个百分点，城市地区和农村地区居民基本医保参保率分别为96.1%和97.6%。在费用方面，调查地区医疗费用增长速度趋缓，费用增幅得到一定程度的控制。

每个社区都有其独特的文化背景，这种文化背景在某种程度上决定着人群对健康和疾病的信念、就医行为和对健康维护的态度，也影响人群的生活习惯、行为方式和自我保健能力。社会文化因素主要包括思想意识、宗教、风俗习惯、道德法律及文化教育等。

思想意识的核心是世界观，它决定人们其他观念的形成，如人生观、道德观和价值观等。个人观念的形成既来源于个人的经历和实践，也来源于社区观念的影响，这就使思想观念既具有个性也具有社区普遍性，由某种观念带来的健康问题也会表现出个别性和社区倾向性。由不良社会道德和观念带来的社会病态现象和健康问题称为社会病，如吸毒、未婚先孕、自杀等。

不同的宗教宣扬不同的人生观，影响人们对人生的态度。此外，许多宗教仪式和禁令也会对健康产生影响。如伊斯兰教的礼拜通过诵经、祈祷，可帮助信徒暂时消除烦恼，恢复心理平衡，缓解身体和精神紧张，还可有助于养成起居饮食的规律性。很多宗教提倡禁欲，反对婚外性行为，有利于对性病的控制。

风俗习惯是特定社会文化区域内人们历代共同遵守的行为模式或规范，人们往往将由自然条件的不同而造成的行为规范差异称为"风"，而将由社会文化的差异所造成的行为规则不同称为"俗"。风俗习惯可以从饮食、装饰和礼仪等各方面直接影响人们的健康。如有些地区居民喜食生鱼、生肉，导致某些寄生虫病高发。我国大连庄河地区喜食腌制食品，已证明与胃癌高发有关。我国自古被视为礼仪之邦，敬烟、敬酒是我国待人接物的民俗之一，而吸烟及过量饮酒恰恰是多种慢性病的危险因素。

社区经济状况与社区健康关系密切，在很大程度上影响人群的生活习惯、行为方式和自我保健能力。社区经济状况与社区健康之间是双向作用的关系。社区健康状况与经济水平往往呈正相关，经济状况的改善有利于社区健康水平的提高，而社区健康水平的提高提供了高质量的劳动力，又可以促进经济水平的进一步提高，形成良性循环。落后的经济发展水平会带来教育、医疗、公共卫生服务质量欠佳，为社区健康带来不稳定因素。经济的迅速发展使一些健康问题得到了解决，但也给人们的健康带来了新问题，如经济的发展带来了一些严重的环境污染，长期食用精制食品引起多种营养缺乏症等，营养过剩、生活条件优越带来肥胖症、高血脂、高血压、糖尿病等沉重的疾病负担等。

（二）社区组织与健康

社区组织（community organization）指的是确定社区存在的问题，继而动员资源并采取一定的策略达到社区人群共同认可的目标。随着社区组织的发展，对社区组织有了更严格的定义，即围绕着社区的需求和问题，社区被组织起来，由社区内部而不是由外部的组织和机构，来确定问题，并在这个过程中社区人群成为一个有机的整体。通过这个过程，个人和社区将控制他们的生活和环境。虽然有外部力量的参与，但是不能由外部的力量使社区组织起来。只有社区自身认识到社区的问题，并愿意解决它，才是社区组织的过程。这个社区组织的概念已经不是传统的社区组织的概念，已经把社区建设的概念也包括在内。

健康不仅仅是个人及其家庭的责任，而且是社区乃至整个社会的责任。维护健康要动用社区内一切可以利用的资源，包括医疗的或非医疗的，因此社区组织是维护社区健康的重要资源。一个完整的社区应该有完整的社区组织，包括社区的领导或管理机构、社会活动机构、生活服务机构、医疗保健机构等，应该重点关心社区中存在哪些机构或团体、他们在社区中所起的作用是什么、他们对社区健康的关心程度如何及能否与医疗保健机构进行合作，这些问题都关系到社区保健的组织和实施。社区组织的运转机制和因此而形成的社区意识关系到社区的凝聚力和号召力，与社区健康维护活动的成败密切相关。建立稳定、安全、有秩序和高度组织化的社区环境，有利于维护社区健康。

（三）社区人口与健康

健康由生物、心理和社会因素决定。因此，社会人口与健康密切相关。人口可按生物、心理、社会特征分为不同类别的人群，每一类别的人群具有不同的健康特征。同时，人类健康也必然受人口构成、人口数量和分布的影响。

一般来说，人口密度越高，往往意味着经济、社会和自然条件相对越好，人们健康水平也越高。但人口密度过高，又不利于人群健康。在人口拥挤的大城市及人口异常稠密的农村地区，空气和环境污染严重，影响居民健康。人口稀少的地区亦不能很好地保护居民健康，因为这些地区往往经济落后，交通不发达，自然环境恶劣。由于经济实力及成本效益因素，这些地区缺乏文化教育和卫生服务设施，对健康不利。

社区人群的性别构成也会影响社区的健康状况。许多疾病的发病、患病及死亡存在显著的性别差异，所以性别比例的变化可能影响到一个国家的疾病构成及总体死亡率。

人类各年龄时期的生理、心理特征、家庭角色及社会功能、患病及死亡情况是不同的，因而各年龄组健康状况也明显不同，所以社区人群的年龄构成也影响到社区的整体健康状况。

人们所受的教育不同，其知识量和知识构成也不同。人文科学知识、自然科学知识都会影响到人的世界观、价值观和生活方式，都与人的健康知识和健康意识密切相关。文化程度不同，对健康的追求也不同。文化较高的往往更多地注意身体保健和精神修养，希望保持健康去实现自己事业上的长远目标；文化水平低者则对吸烟饮酒的控制较少，对健康不利。职业构成也影响到社区的健康状况，职业的不同决定了人们的工作方式和工作环境不同。体力劳动者在劳动中体力消耗较多，因而饮食量较大，新陈代谢旺盛，发生动脉硬化、冠心病、糖尿病等慢性病的概率相对较低。脑力劳动者则缺乏运动，且精神紧张，容易发生血管硬化、糖尿病、神经衰弱等健康问题。

社区健康状况与人口过快增长往往呈负相关。人口增长过快超过经济增长速度，会造成人均收入停滞不前甚至下降，产生一系列的社会问题，如教育资源不足、失业增加、住房紧张、耕地减少等。因此，人口增长必须与经济增长、社会进步和自然资源相适应。

（四）社区环境与健康

社区环境包括自然环境及社会环境。人群的健康和疾病总是与环境中的某些因素有关，有害因素可以引起疾病的发生而影响健康，如水、空气、食物等污染，生产环境中的职业性危害、噪声及不安全的公路设计等均构成健康危险因素。虽然人们不断对环境进行改造，但新的危险因素不断产生，如成千上万种新的化学合成物质，在化学合成生产中产生的危险因素构成对健康的严重威胁。

在社会环境中，包括经济收入、居住条件、营养状况、文化程度等均对健康有着重要作用。贫困者由于经济收入低导致居住条件不佳、营养状况不达标等，其面临各类疾病危险因素的机会往往高于富裕者；文化程度较低人群受危险因素的侵害要超过文化程度较高的。另外工作紧张及生活压力大，以及人际关系矛盾等，均会对健康产生严重的危害。人类在与自然作斗争的过程中逐渐认识到，环境因素和社会因素对人类的生存具有非常重要的意义，它不仅是人类赖以生存的最基本元素，同时也是影响人类健康的重要因素。

（五）社区行为与健康

人类的行为是一种复杂的现象，人类行为的发生与发展除取决于人的生物特性外，还受其经验、性格、需要、动机和民族、文化、宗教信仰、地理等因素的制约，这就是不同的人行为特征各异的原因。就行为与健康的关系而言，行为影响健康，健康又反作用于个体的行为。有的行为促进健康，有的行为则危害健康，这种危害健康的行为称为不良行为。大量的医学研究表明，对人体健康影响较大的不良行为有吸烟、酗酒、饮食不当、缺乏运动、赌博、性行为混乱等。社区全科医生可通过适当的宣传手段，向社区居民宣传戒烟限酒、合理饮食、增加锻炼等健康知识，增加社区居民对健康生活的了解，减少不良生活习惯。

WHO曾把吸烟称为"20世纪的瘟疫"，是一种"慢性自杀"行为。吸烟是目前人类健康的一个重要危险因素。吸烟是很多心脑血管、呼吸疾病的危险因素，也是许多肿瘤的危险因素。吸烟者罹患肿瘤的危险度是不吸烟者的10~15倍，约80%的肺癌与吸烟（包括二手烟）有关。吸烟不仅危害吸烟者本人的健康，还会使其周围人的健康受到损害。吸烟已经成为我国公共卫生及文明问题，但戒烟也是一项漫长而艰巨的任务。

随着酒类生产量和消费量的增加，过量饮酒所带来的健康和社会问题，已越来越引起人们的重视。长期过量饮酒对大脑、神经、肌肉、心脏、肝脏、胰腺等组织和脏器均有不同程度的损伤，其中对肝脏的损害最为突出。酗酒也可带来各种各样的家庭和社会问题，如家庭矛盾增多、交通事故增多和犯罪活动增加等。

饮食不当包括饮食结构不当和饮食方式不良。前者是指所用食品不符合营养要求，如吃新鲜蔬菜过少、食盐过多、摄入过多的脂肪等。饮食方式不良主要为就餐不规律、爱吃零食、暴饮暴食、饮食不卫生等。研究表明，良好的饮食习惯可以保护和促进健康，反之则可以致病。

生命在于运动已成为许多人的养生之道。经常进行适度运动，可以使机体处于充满活力的状态。许多研究表明，高血压、冠心病、肥胖症等很多慢性病都与缺乏运动锻炼有关。身体活动不足是影响人群心理健康的重要危险因素，会增加焦虑、抑郁的发生。因此，适量地参加体育、文娱活动，对于保持心身健康具有十分重要的意义。

三、医学模式对社区卫生的影响

医学模式（medical model）是在科学的发展和医学实践活动过程中逐渐形成的观察和处理医学领域中有关问题的基本思想和主要方法。医学模式又叫医学观，是人们考虑和研究医学问题时所遵循的总的原则和出发点，即人们从总体上认识健康和疾病及相互转化的哲学观点，包括健康观、疾病观、诊断观、治疗观等，影响着某一时期整个医学工作的思维及行为方式，从而使医学带有一定的倾向性、习惯化的风格和特征。医学模式的发展历经神灵主义医学模式、自然哲学的医学模式、机械论的医学模式、生物医学模式，目前已由生物医学模式转变为生物-心理-社会医学模式。

生物-心理-社会医学模式是由美国罗切斯特大学医学院精神病学和内科教授恩格尔（Engel GL）在1977年提出。恩格尔提出："为理解疾病的决定因素，以及达到合理的治疗和卫生保健模式，医学模式必须考虑到病人、病人生活在其中的环境及由社会设计来对付疾病的破坏作用的补充系统，即医生的作用和卫生保健制度"。

预防疾病、促进健康是医学的核心价值，首先，应尽可能地去避免疾病和损伤。医学的一个古老的目的是帮助人们与环境和谐相处，这个目标应该是从出生开始，直至死亡。其次，努力促进健康和预防疾病将有益于经济发展，通过降低患病率，减少疾病的社会负担。强调促进健康和预防疾病，医学不仅仅是救治已病人群，更要去维护未病人群的健康，预防和保健可以给每一个人带来收益。对于我国来说，治疗疾病和促进每一个人的健康，仅仅依靠大医院的资源和力量是不够的，而社区卫生服务体系的建立与形成，在预防、保健、维持健康、促进功能康复等方面，起着至关重要的作用，是医学走向成熟与完整、促进公平和公正、满足人口增加的需求和保障人们权利、尊重人的选择和尊严的需要。

解除疼痛和痛苦是医生最古老的职责之一，也是医学的传统目的。在治疗疾病时要学会去处理伴随疾病而来的心理上和精神上的痛苦。随着我国老龄化社会的到来，以心血管疾病为代表的慢性病和功能障碍等健康问题成为医学所面临的主要问题。这类疾病除急性期需要在大医院度过外，其余大部分时间需要依赖社区卫生机构来提供医疗服务，解除人们身体、心理和精神上的痛苦及功能上的障碍问题。

第二节　以社区为导向的健康照顾

一、COPC概念及起源

COPC最早由Sidney L.Kark提出，并将之应用于实践中。他认为社区的健康问题与社区的生物性、文化性和社会性特征密切相关，健康服务不应局限在患者和疾病上，还要注意与社区环境和行为的关系。在基层医疗中，重视社区、环境和行为等因素与健康问题的关系，把服务的范围由狭小的临床治疗，扩大到立足于流行病学和社区医学的观点上来，以提供全方位照顾，这种基层医疗保健的模式即为以社区为导向的医疗服务。

提供以社区为导向的服务，主要有以下几点意义。

1. 只有通过提供以社区为导向的服务，才能全面了解居民健康问题的性质和公众的就医行为。

医生在诊所或医院中所接触到的疾患或患者仅仅是社区中所有健康问题或患者中的一部分。实际上，社区居民约80%的健康问题通过各种形式的自我保健获得痊愈，仅约20%的患者前往医院就诊。如果仅从在医院或诊所中接触到的疾病去研究人类健康问题的性质和公众的就医行为，难以全面地了解健康问题。因此，在维护个人及其家庭的健康方面，个人及其家庭的主观能动性起决定性的作用，而医生的作用是相对有限的。

2. 社区是个人及其家庭健康和疾患的重要背景。只有在社区的背景上观察健康问题，才能完整系统地理解个人及其家庭的健康和疾患。如果忽视了社区这一背景因素的作用，诊疗观狭窄，难免会使医生在诊疗过程中陷入误区。

3. 以社区为服务导向要求全科医生同时关心求医者、未求医的患者和健康的人，只有这样，才能更有效地维护社区全体居民的健康。

求医者不一定有十分严重的健康问题，而未求医者的问题不一定不严重，在未求医者中常隐藏着更多的危险性或难以解决的问题（如贫困、愚昧无知、迷信、不良的健康信念和疾病因果观、对医务人员的不信任等），因此未求医者的问题也可能严重地危害社区居民的健康。另一方面，在卫生经济学上，疾病预防是成本效益最好的卫生服务，因此对维护社区健康来说，社区预防比个体疾病的诊疗更具有意义和价值。

4. 只有通过提供以社区为导向的服务，才能更加合理地利用有限的卫生资源，并在动员社区内外医疗和非医疗资源的基础上，最大限度地满足社区居民追求健康生活的愿望。

社区是解决人群健康问题的理想场所和有效资源，维护社区居民的健康不仅仅是医务人员的责任，也不仅仅是个人及其家庭的责任，而是整个社区乃至整个社会的责任。社区的积极参与可以弥补卫生资源的不足，使维护社区健康的活动在有关政策、制度或其他行政干预的推动下，成为全社会共同参与的居民性运动，最终产生单纯依靠医疗保健机构的努力而无法达到的效果。

5. 只有提供以社区为导向的服务，才能有效地控制社区中各种慢性病、常见病的发病率。

全科医生可通过接触个别病例，运用流行病学的知识，及时预测和掌握有关疾病在社区中的流行趋势和规律，同时可迅速采取有效的预防和控制措施，以便及时阻止有关疾病在社区中的流行。从个人及其家庭预测社区，又从社区预防的角度去维护个人及其家庭的健康，这是以社区为范围的服务的重要特征。

6. 提供社区规划性的医疗保健服务是提高基层医生的服务能力和服务效益的理想途径，也是实施全民健康保险的基础，是"人人享有卫生保健"的重要途径。

二、COPC的基本要素

COPC是在传统的基层医疗实践中产生的，是多学科交叉、融合的产物，是基层医疗实践与流行病学和社区医学的有机结合，它扩大了基层医疗的范围，超越了基层医疗为个别主动求医的患者提供诊疗服务的传统模式，以积极的健康观为指导，其内容涉及个人及其整个社区的生物、心理、社会等方面，以及预防、治疗、保健和康复一体化的过程，是一种立足于社区的、以预防为导向的、为社区全体居民提供连续性、综合性、协调性服务的新型基层医疗模式。COPC除了采用流行病学、社区医学和临床医学的方法和技术外，还广泛应用了卫生统计学、社会医学、卫生经济学和社会科学等领域的方法和技术。

COPC的模式一般包括三个基本要素，分别为一个基层医疗机构、一个特定的社区或人群和一个明确并解决社区主要健康问题的过程。

1. 一个能提供连续性、综合性、可及性服务的基层医疗机构，如社区卫生服务中心或乡镇卫生院。

2. 一个特定的人群，可以是地域型社区人群或是功能型社区人群。

3. 一个明确并解决社区主要健康问题的过程，包括确定社区和目标人群、社区卫生诊断、制订社区健康干预计划和实施社区健康干预及效果评价。

三、COPC的实施

（一）概念

COPC的实施就是从个人疾病的诊疗活动扩大到社区人群卫生服务的过程。在服务的社区中确定主要的健康问题，找出影响这些健康问题的各种因素，设计合适的具有可操作性的干预计划，利用社区内的各种资源去实施、追踪、评价、改进计划，以提高社区人群的健康水平。由传统的医疗服务拓展到COPC模式需要有一定的过程，社区卫生服务提供者需要进行观念和知识的转变和更新。根据COPC推行的情况，一般把COPC分为5个发展阶段或等级。

0级：没有社区的概念，不关注或不了解所在社区的健康问题，只对就医的人提供传统诊疗，而不是连续性的健康照顾。

1级：对所在社区的健康问题有所了解，缺乏社区内个人的资料，根据医生本人的主观印象来确定健康问题的优先顺序及解决方案。

2级：对所在社区的健康问题有进一步的了解，有间接得到的二手资料，具备计划和评价的能力。

3级：通过社区调查或建立的档案资料能掌握所定义社区90%以上居民的健康状况，针对社区内的健康问题采取对策，但缺乏有效的预防策略。

4级：为社区内每一个居民建立健康档案，掌握个人的健康及基本情况，采取有效的预防保健和疾病治疗措施，建立社区内健康问题收集的正式渠道和评价系统，具备解决问题的能力和协调管理社区资源的能力。

0级是COPC的原始阶段，4级是COPC的理想阶段，也是COPC的目标。

（二）实施步骤

COPC实施过程包括5个步骤，其实施过程见图6-2-1。

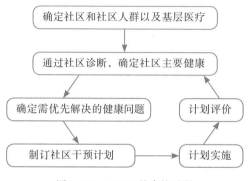

图6-2-1　COPC的实施过程

1. 确定社区、社区人群和基层医疗机构 实施COPC时首先要确定社区的范围，如以某个街道、居委会、乡或镇作为一个社区。其次，全科医生要考虑社区人群，特别是那些不常来看病的人群情况。可列出社区人群中每个成员的社会人口学特征、文化水平、健康相关行为等。同时，还要确定一个主要负责的基层医疗机构，如确定街道社区卫生服务中心为负责实施COPC的基层医疗机构。基层医疗机构是COPC的基本要素，是COPC的主要执行者。

2. 通过社区卫生诊断，确定社区主要健康问题 全科医生要运用流行病学等研究方法，评价社区人群的健康问题与主要危险因素、卫生服务状况和可利用的卫生资源，确定主要的健康问题。确定社区服务的范围，用流行病学、社会医学和卫生统计学的方法评价社区内的健康状况，确定该社区的主要健康问题，排列出优先解决问题的顺序。这项工作需要进行社区调查，因而需要有关专家的指导，并对参与人员进行培训，以保证资料的科学性和完整性。

3. 确定需优先解决的健康问题 根据问题造成危害的严重程度和意义，并根据卫生经济学的成本效益原则确定优先解决的问题，并制订解决方案。确定优先解决的问题和制订解决方案时，须考虑社区的客观需要和居民的需求及社区资源，并结合社区居民和领导部门的意见。

大多数社区都不具备同时解决社区人群中所有健康问题的能力，因而必须集中有限的资源，有针对性地解决其中一个或几个主要的健康问题。首先根据问题的严重性和重要性确定社区主要健康问题的排列顺序，然后考虑问题的可变性与可行性，即社区提供资源和解决问题的能力、社区的客观需要和社区居民的需求，以确定解决问题的优先顺序。

4. 制订社区干预计划 制订社区干预计划包括确定目标及实现目标的策略和方法。有效的社区干预计划应明确需要做什么、何时做、怎样做和谁来做。通常应结合社区居民和社区管理机构的意见制定计划方案，计划的形式可以不同，但要尽可能地详细。

5. 计划实施 COPC方案实施的过程中重点要加强监控，其目的是提高干预的质量。监控要在干预开始前建立监控的技术和评价的方法，以便进行计划实施后效果的评价。COPC的实施以基层医疗机构为主，并动员社区各种资源，如慢性病防治机构、居委会、工会、学校等。COPC项目的负责人应有较强的社会工作能力，一般由基层医疗机构负责人和社区管理机构的领导共同承担。COPC的实施有时需要借助行政的力量，政府、其他社会团体及居民的广泛参与尤为重要。

6. 计划评价 评价的目的是对最终目的或结果，即项目执行长期效果，如人群患病率或健康的状况的改变情况进行评价，关注项目实施的最终效应。项目评价是整个计划的一个重要组成部分，也是COPC循环的最后一步。COPC的执行中，应及时追踪方案的进展和实施情况，评价其效果，以便进一步改进，同时为下一个COPC项目做准备。根据预先确定的目标，对实施项目的各项活动的适合度、效率、效果、费用等进行分析比较，判断项目中设定的目标是否达到及达到的程度，为决策者提供有价值的反馈信息，以调整和改进项目的实施。COPC项目评价包括过程评价和效果评价。前者贯穿于项目的每一个阶段，其目的是通过监测和评价各阶段活动的进展情况、干预活动的效果，进行信息反馈，这对及时了解项目实施的进展，调整不符合实际的计划，确保项目的成功是非常重要的。后者主要评价计划是否达到干预的目的，包括近期影响评价和远期效果评价。

（三）实施中的存在的问题

COPC的实施是从个人疾病诊疗活动扩大到社区医学服务的过程，在服务的社区中确定主要健康问题，找出影响这些健康问题的各种因素，设计合适的具有可操作性的方案，利用社区内的各种资源去实施、追踪、评价、改进方案，以提高社区人群的健康水平。实施COPC的过程中，可能会存在以下一些问题：①由传统的医疗服务进展到COPC模式需要一定的过程，社区卫生服务提供者在观念和知识的转变与更新中还存在一定的问题；②COPC的实施者和基层卫生医疗服务的管理者，对COPC的概念仍然存在认识不清的问题，COPC实施主体综合实力参差不齐，可能导致服务开展的不平衡性；③COPC的开展需要多部门的配合，如政府及卫生行政管理部门、各级卫生医疗机构、社区管理部门等，COPC实施过程中需要协调各方关系。

四、COPC与全科医疗服务

COPC有以下基本特征：将流行病学、社区医学的理论和方法与临床技能有机地结合；为全体社区居民健康负责；研究确定社区健康的主要问题及特征；社区参与；保证干预措施和医疗保健项目的可行性等。

全科医疗具有自己独特的服务理念和服务模式。COPC与全科医疗既有区别，又有一定的联系。两者侧重点也不同，前者涉及的内容较为广泛，从个人到整个社区，后者关注的重心是以人为中心。相同的是COPC与全科医疗服务均强调持续性、综合性，都提供以健康为中心、以需求为导向的卫生服务。

第三节 社区卫生诊断

一、社区卫生诊断的概念

（一）开展社区卫生诊断的背景

由于中国社会经济稳定发展，人口数量增加，老龄化逐渐加重，慢性病负担逐渐加大，社区居民对医疗卫生服务的需求的压力也随之增加，然而我国目前的医疗市场缺乏规范，管理比较混乱，卫生资源匮乏和得不到合理利用的问题同时存在，使得国家要在社会卫生保障体系方面作出战略性的调整，对已有的医疗卫生服务资源进行科学合理配置，因此做好区域卫生规划是大势所趋，是卫生保障体系项目管理的必然要求。为确保区域卫生规划的落实，必须摸清当前区域内主要卫生服务资源的基本状况和需要优先解决的主要公共卫生问题。

开展社区诊断的意义包括以下几点。

1. 适宜于社区　社区居民如果存在不良生活方式，社区医生能够及时纠正、随时处理。

2. 便捷经济、适宜技术　社区诊断不需要先进设备及高级技术，适合于社区基层服务。

3. 强化公共卫生管理　在社区，与疾病和健康相关的公共卫生问题是经常发生的。开展社区诊断可以有效地降低疾病发生概率。

4. 适宜于慢性病防控　目前人类已经进入慢性病时代，慢性病是一类典型的生活方式病，改变不良生活方式和生活环境可以有效减少慢性病的发生。

5. 提升健康水平　不断地发现社区里的健康隐患，持续地开展健康管理，周而复始地社区诊断，可以有效地促进整体人群健康水平的提升。

（二）概念

社区卫生诊断又称为社区诊断（community diagnosis），是借用临床诊断这个名词，综合采用社会学、市场学、人类学、测量评估学、营养学、临床医学、流行病学、卫生统计学、卫生服务管理和卫生经济学等手段，收集必要的资料，通过科学、客观的方法，对一定时期内社区的重要健康问题及其影响因素、社区卫生服务的供给与利用及社区综合资源环境进行客观、科学地确定和评价。其目的就是了解社区卫生的基本现状及发现社区存在的主要公共卫生问题，确定社区的需要和需求及优先顺序；判断造成社区居民健康问题的原因及社区各种可用于解决卫生问题的资源；提供制定社区健康服务计划和疾病防治效果评价所需的信息，最后达到控制疾病、促进健康的目的。

在传统生物医学模式下，人们注重临床诊断，即以疾病为目的，以患者个体为研究对象；流行病学诊断则是以群体为研究对象，以疾病的群体防治为目的；而社区卫生诊断是社会-心理-生物医学模式下的产物，是以社区人群及其生产、生活环境为对象，以促进社区人群健康为目的（表6-3-1）。社区诊断是提供优质高效社区卫生服务的首要基础工作之一，是科学制订卫生服务计划、组织社区预防保健的前提。社区卫生诊断的外延包括三个方面：①社区卫生工作项目启动时的调查评估，即社区卫生现况的基线调查，包括环境、行为、卫生需要、需求、能力（供给和适宜技术）等内容；②社区卫生工作项目执行期间的过程调查评估，即过程评估，主要评估执行计划的情况；③社区卫生工作项目结束时的效果、效益和效用调查评估，即终期评估。

表6-3-1　社区诊断与临床诊断的比较

项目	社区诊断	临床诊断
诊断对象	群体	个体
表现形式	患病率、死亡率、死因、环境污染等	头痛、发热、腹泻、咳嗽等
诊断手段	社区资料、社区诊断	病史、体格检查、实验室检查
诊断形式	找出健康问题，制订社区健康干预计划	列出疾病名称
健康干预	社区健康干预并评估效果	疾病治疗

二、社区卫生诊断的主要内容和方法

（一）社区卫生诊断的内容

1. 社区健康状况及问题　如社区中人口特征，包括人口数、年龄结构及性别分布；人口增长趋势、育龄妇女生育率、出生率、平均期望寿命等；发育营养状况疾病指标，如发病率、患病率、伤残率和疾病谱的变化及影响因素；死亡情况，如死亡率、死因谱、婴儿死亡率和孕、产妇死亡率；社区高危人群健康行为或疾病的危险因子，如吸烟、酗酒、含咖啡因的饮料、高脂血症等。社区居民对健康的认识、信念和求医行为。

2. 社区自然环境状况调查　社区相关自然、理化、生态环境等，如自来水普及率、周围环境（水、空气、土壤）的污染情况、家庭或工作地点的卫生状况等。

3. 人文社会环境状态　包括政策法规、制度规章、风俗习惯等，如教育水平、经济结构与贫富、社区内家庭结构分布、人口的稳定度及休闲环境等。

4. 社区资源

（1）机构性资源：指公立或私立医疗机构，如诊所、卫生所、医院、疗养院等；公、私立福利机构，如家庭扶助中心、基金会等；社会团体，如工会及结社、教育机构、宗教团体及公共设施等。要了解这些机构的潜能、可及性和可利用性。

（2）人力资源：包括各类医务人员，如医师、护士、药师、营养师、理疗师、检验师等，以及卫生协理人员，如宗教人士、学校教师、行政人员、居委会及民间团体人士等。应注重这些人员的工作能力及对社区卫生工作的关心程度，注重与其保持联系，建立合作关系。

（3）经济资源：包括社区整体的经济状况、产业性质、公共设施及交通状况等。要注意经济分布及可供利用的情况。

（4）社区动员潜力：包括社区居民的社区意识、社区权利结构及应用、社区组织的活动、社区负责人与居民对卫生事业的关心程度及人口素质与经济能力。

（二）社区卫生诊断的方法

社区卫生诊断是制定社区卫生服务计划的关键步骤和重要基础；社区卫生诊断结果是否真实、可靠，对以社区为基础照顾的实施和人群的健康促进起着至关重要的作用，这就要求社区卫生诊断中所采用的方法必须科学、可靠。尽量利用一切可以利用的现有资料是一种经济、快捷的办法。通过查阅公共卫生学、社会学、行为科学、社区医学和健康教育学等方面的文献是获得有关知识的重要途径。目前各种资料收集的方法已广泛应用于社区卫生诊断和社会评价工作中，如观察法、访谈法、问卷调查法、专题小组讨论法等。

1. 定性研究

（1）观察法：指通过对事件或研究对象的行为进行直接观察来收集数据，分为参与观察和非参与观察两类。

（2）访谈法：一般先拟定好访谈提纲，然后通过与研究对象的深入交谈了解其对某些问题的想法、感受与行为的方法。访谈法可以分为个别访谈法和集体访谈法。

（3）专题小组讨论：通过召集同类人员对某一研究议题进行讨论，利用小组成员互相启发、共同讨论的特点来发掘他们行为发生的原因。讨论一般在宽松的气氛中进行，并且尽量让参与者能够充分地表达自己的想法。

（4）选题小组讨论：是一种程序化的小组讨论，其目的在于寻找问题，并把所发现的问题按照重要程度排出顺序。选题小组一般由6到10人组成。首先由主持人给出要讨论的内容，小组成员在互不交谈的情况下，列出自己认为重要的问题。然后将所有人的问题汇总在一起，每人从中挑选出10个重要问题，最后汇总在一起进行统计，得出代表小组意见结果。

2. 定量调查

（1）结构式访谈：是指调查者根据事先设计的调查表格或问卷对调查对象逐一询问来收集资料的过程。其基本特征是既有详细的调查表，又有面对面访谈。

（2）自填问卷法：调查对象按照实现设计好的问卷和填写要求，根据个人实际情况和想法，对问卷提出的问题逐一作答。

（3）信访法：研究者将设计好的问卷邮寄给调查对象，调查对象填写好后再寄回。随着电子邮箱的兴起，传统邮寄方式的传统地位受到了电子邮件的冲击。

社区卫生诊断方法的选择应与社区卫生诊断的目的、研究范围（国际、国家、省、市等）、研究层面等密切联系起来，以选择适宜的资料收集方法和资料统计分析方法。

社区卫生诊断是对目标人群社会和生活质量的评价，是健康促进计划的基础。而流行病学诊断的主要目的是确定目标人群的主要健康问题，它需要回答两个问题：一是哪个健康问题最严重；二是哪些行为因素和环境因素造成了这些健康问题。

在流行病学诊断过程中，首先要对威胁目标人群的主要健康问题进行描述和分析，以确定应优先解决的健康问题。经典的流行病学描述指标有死亡（death）、发病（disease）和伤残（disability），再加上不舒服（discomfort）和不满意（dissatisfaction）构成衡量包括生活质量在内的所谓"5D"。其他的指标还有期望寿命、生命损失年（YPLL）、残疾调整生存年（DALY）等。分析和比较是流行病学诊断的重要内容，常用的方法和指标有率的计算和比较、人群归因危险度（PAR）分析、成本效益分析等。社区卫生诊断是在流行病学描述和分析比较的基础上，找出影响人群健康的主要问题并作出客观的分析，从多个健康问题中选择优先项目。在选择优先项目时应考虑以下因素。

①哪个问题对于死亡、疾病、工作日损失、费用、伤残、家庭破裂及社会负担等的影响最大。

②哪一类人群如儿童、妇女、民族等处于特别危险状态。

③对哪个问题干预最敏感。

④社区中哪个问题需要干预而被其他部门忽视了。

⑤哪个问题经干预后，能获得引人注目的效果，如改善健康状况、减少开支或其他效益。

一旦确定了目标人群所面临的最主要健康问题，就要着手确定影响健康的因素。增加疾病和健康问题发生、发展的因素成为危险因素，流行病学诊断的第二个目的就是确定影响主要健康问题的危险因素。

影响健康问题的因素有行为、环境、遗传和生物学。尽管流行病学关心的是可改变的因素，但也应该考虑不可变的因素，如遗传、年龄、性别、种族及气候条件等，这些因素虽无法改变，但可以用于多因素分析以确定高危人群。

在确定了影响健康问题的影响因素后，应用流行病学的原理和方法来评价危险因素与健康问题的联系程度。常用的方法有相对危险度（RR）、比值比（OR）、标化发病比或标化死亡比（SMR）、剂量-反应关系等。

在找出影响健康的主要问题或疾病的因素后，要根据影响因素的重要程度和可变性来确定本社区最主要的影响因素。社区卫生诊断是制定社区健康干预计划的基础和前提，在社区卫生诊断中要明确以下问题，以便为健康干预计划的制定和干预措施的实施提供参考。

1. 确定社区内主要健康问题和干预的重点疾病。在确定社区内主要健康问题和重点干预的疾病时应掌握以下原则：①所确定的主要健康问题或重点疾病的流行因素已基本清楚；②有行之有效的防治方法；③有社会保障。确定社区主要健康问题和重点疾病的依据是以对人群健康不良影响的大小来确定，常用的指标有发病率、死亡率、YPLL、DALY、残疾、死亡构成比等。

2. 确定重点人群主要的健康问题和重点疾病以后，应考虑本社区内卫生工作的重点人群，即哪些人应成为重点保护对象，如妇女、儿童、老年人、残疾人、高血压人群、吸烟人群、酗酒人群等。

3. 确定主要的影响健康和疾病的因素，根据其重要程度进行排序，并根据其可变性即可被干预的程度，确定影响本社区的主要危险因素。主要危险因素包括环境因素、行为和生活方式因素、生物因素及卫生服务因素四个方面。

4. 确定本社区一定时间内的卫生工作目标和具体指标。常用的指标有卫生政策指标、社会经济指标、卫生服务指标、健康状况指标、医疗及康复指标、计划生育指标和一些与卫生有关的其他指标，如营养指标、居住条件、环境指标等。

三、社区卫生诊断的步骤与流程

要想提供良好的社区卫生服务，就必须有一个正确、完整的社区卫生诊断，了解社区的健康问题及其需求，进而制订出有效的卫生服务计划。就如同医生诊治患者，需要正确的诊断后才能开出处方。在开展社区卫生诊断之前，必须要掌握大量的资料，如生命统计、健康问题、家庭结构、生活周期等，同时还要了解社区居民对卫生服务的认识、态度及卫生资源、卫生服务利用情况等资料，通过这些资料寻找出影响健康的主要卫生问题，也就是做好社区卫生诊断工作，描绘出社区健康状况并定出优先处理顺序。

社区卫生诊断的流程一般包括设计准备、资料收集、资料统计和分析报告四个步骤。完善的设计准备方案是实行社区卫生诊断的首要条件。具体的社区卫生诊断工作应包括以下五个基本步骤。

第一步，确定社区卫生诊断目的，制订工作方案。社区卫生诊断的目的可以是普适性的，即对整个社区卫生工作开展全面的社区卫生诊断，也可以是特异性的，即针对某个特定社区或某个特定时期的社区卫生诊断。社区卫生诊断在不同时期、不同地区，其工作目标和诊断内容可以不同。开展社区诊断的目的：①发现并确定社区主要健康问题及危险因素；②总结并评价社区卫生资源，重点是社区卫生服务机构的资源的现状、供给及需求；③了解并分析发展社区卫生服务的政策环境及其社区资源综合支持特征；④调查并分析居民健康知识水平、卫生服务需求与利用及其社区卫生服务满意度；⑤分析并提出本社区优先解决的卫生问题，即优先干预项目；⑥制订社区卫生服务规划，并为社区卫生服务的综合效果评估提供基线数据。根据诊断目的制订工作方案，工作方案需经专家论证或明确有实践意义。确定诊断目的和工作方案后，接下来需成立社区卫生诊断小组，明确各组成员职责、规定任务和完成时限，制订工作流程。

第二步，确定社区和目标人群。目标社区可以根据地理区域或特点人群来界定，如城市的街道或功能社区等可以作为目标社区，目标人群根据社区卫生诊断的目的和内容来界定，如全社区或65岁及以上年龄段的老年人群。

第三步，研究确定科学和可靠的方法收集相关信息资料。信息资料收集方法包括收集现有资料和进行社区卫生专项调查。收集信息包括人口信息、环境信息、健康状况等。其中人口信息包括户籍人口和流动人口数量、年龄结构、性别比例、职业分布、文化程度、民族、出生死亡等；环境信息包括地理环境、地域标志、重要机关单位等；健康状况包括社区居民健康意识、生活行为与习惯、疾病谱构成、平均期望寿命等。专项调查主要包括居民卫生调查、社区卫生资源、患者满意度调查等，可以是定量资料，也可以是定性资料。

定量资料的收集一般采用流行病学现况调查方法，可以选择普查或抽样调查。定性资料的收集多采用专题小组讨论、选题小组讨论、个别深入访谈、鱼骨图法等社会学调查技术，以了解当地的疾病情况、居民接受卫生服务的愿望和需求、对卫生服务的满意度、生活质量、居民对社区常见健康问题及其影响因素的看法等。通常情况下，社区卫生诊断工作中会将定性研究与定量研究相结合运用。

第四步，整理和分析资料，确定优先需要解决的健康问题。通过对资料审核、输入计算机后，利用统计软件进行统计分析。统计调查数据可以用文字或图表进行描述，如社区人口年龄分布图、社区慢性病发病率曲线图、接触高危因素人群统计表等。具体资料统计分析方法将依照资料的性质和研究的目标来确定。对于社区应优先解决的健康问题的确定，应遵循问题的普遍性、严重性、紧迫性、可干预性和效益性等原则。

1. 普遍性　即所确定的优先要解决的人群中的问题，该类问题在人群中普遍存在，而不是存在某一特定社区或人群中。例如，某种健康问题的患病率、死亡率、致残率等。

2. 严重性　即该问题对居民的健康带来了严重后果。例如，慢性非传染性疾病造成的患者生活质量显著下降。

3. 紧迫性　即该健康问题已经引起了政府和公众强烈的关注，国家出台了相应的政策，要求近期解决的问题，如儿童青少年进行麻疹疫苗的强化免疫。

4. 可干预性　即该健康问题可以通过某些特定的措施或手段进行干预改善，该健康问题不仅是可以预防控制的，且干预措施易于施行。例如，通过宣传教育，可以改善社区居民的生活习惯，监测血压可以发现高血压病，常规体检可以早期发现健康问题并加以干预。

5. 效益性　即在相同条件下，解决该健康问题带来的社会效益和健康效益较大，也就是具有较高的成本效益。如新生儿接种乙肝疫苗、卡介苗等可以预防乙型肝炎、结核的发生等。

第五步，撰写社区卫生诊断报告。社区卫生诊断报告一般包括以下五个要素：①背景，本次社区诊断的调查目的、方法及组织实施过程；②资料来源及统计方法，资料收集对象、途径、数据处理方式或方法；③结果，通过对各种因素的分析找出问题的症结所在；④讨论，针对结果找出社区卫生服务机构供给差距及其原因，建议采取的策略和措施；⑤结论，在讨论的基础上，从社区居民、社区卫生服务机构、社区环境三个方面作出定性和定量的评估。

社区卫生诊断确立之后，应制订目标，确定提供哪些卫生服务，确定利用卫生服务的重点对象，何时提供卫生服务。在制订目标计划后则开始实施，在项目实施过程中，还要充分考虑可利用的卫生资源，通常用三个"M"表示，即人力（manpower）、物力（material）和财力（money）。在计划实施后需进行效果的评价，了解计划的有效性，然后再进行新一轮的社区卫生诊断，找出新的社区问题。

四、社区卫生诊断结果的应用

社区卫生诊断既是供宏观政府决策，科学发展社区卫生服务的必要前提和重要依据，也是微观上科学组织、提供优质高效社区卫生服务的必要条件和重要保证，同时还是评价社区卫生工作实施效果的主要手段之一。对于保证和促进社区卫生服务健康、可持续发展，促进社会公平，构建和谐社会，达到提高社区居民整体健康水平和生活质量的最终目的具有重要意义。

社区卫生诊断报告的重点是总结分析社区卫生服务需求、供方与环境三方面的现状、问题及其优先干预项目，报告要通过统计资料分析结果，总结分析本社区人群的主要健康问题及危险因素；评价卫生资源的供给与利用效率，以及社区环境的支持保障能力；从而综合分析本社区有限干预的项目，包括重点疾病、重点干预人群、重点健康危险因素及社区卫生资源与环境、政策的优先调整利用项目。

社区卫生服务工作规划是在诊断报告的基础上，针对社区居民主要健康问题与危险因素、社区卫生资源服务供给与利用的薄弱环节，以及政策与环境的开发潜力，结合本社区实际，确定规划期内应解决的社区卫生重点干预项目。制订今后3~5年卫生服务发展规划，包括目标、策略、组织保障与检测评价等内容。

五、社区诊断案例

1. 社区的基本情况调查结果 某社区常住居民25 012人，其中男性12 750人（50.9%），女性12 262人（49.1%），男女性别比为1.040：1，18岁以下居民2 771人（11.1%），18岁及以上22 241人（88.9%），其中18岁以上人口中60~70岁有2 170人，70~80岁有1 000人，80岁及以上有421人。该社区的年死亡率为2.5%，疾病死因顺位为心血管疾病、恶性肿瘤、呼吸系统疾病、内分泌疾病、消化系统疾病、传染病、泌尿系统疾病。社区卫生服务中心于2021年1~4月间对该社区开展了居民健康抽样调查，调查方法为问卷调查结合体格检查，问卷内容包括居民个人基本情况、健康状况、家庭情况、体育锻炼、吸烟、饮酒等生活方式与行为习惯等情况。本次共调查了310户共1 230位居民，其中男性625人，女性605人。存在的主要健康问题包括高血压、2型糖尿病、脑卒中、冠心病、血脂异常等。慢性病患者共计621人（50.5%），同时合并两种或以上慢性病患者139人（22.4%），主要分布在60岁以上老年人群中。调查显示400人（32.5%）缺乏运动，222人（18.0%）有吸烟习惯，254人（20.7%）饮酒，298人（24.2%）超重。分析调查数据可以得到以下结论：慢性病防控是本社区需要优先解决的卫生问题，主要行为危险因素包括运动不足、饮酒、吸烟和超重。

2. 解决卫生问题的次序

（1）缺乏体育锻炼。

（2）不良的生活习惯问题。

（3）慢性病综合管理问题。

（4）合并多种慢性病的问题。

3. 健康干预计划 把慢性病干预、综合防治体系纳入社区整体规划中，积极进行社区干预。

（1）依据慢性病患者的具体情况，完善健康体检及健康档案。

（2）组织家庭签约医师团队，通过日常门诊和随访，从行为改变到服药规范、自我管理倡导，全面加强社区慢性病的三级预防。

（3）开展健康教育，提高慢性病患者对慢性病的疾病知晓率、服药率及自我控制率。开展合理膳食、适当运动、体重控制、心理平衡、改善睡眠、限盐、控烟、限酒、合理用药等健康教育。

4. 执行和评估干预计划 包括健康干预计划落实如何，执行效果如何，下一步计划的完善。

（1）健康宣教力度如何？知识讲解水平如何？居民是否能够听懂并乐于接受。

（2）是否充分挖掘了社区资源。

（3）慢性病诊断水平及治疗效果，居民的经济承受能力。

（4）各类慢性病的患病率是否降低，健康常识水平是否提高。

5. 下一步社区诊断 通过以上实施后的效果评估，结合当前社区的突出健康问题，制订下一轮社区健康干预计划。

从上述社区诊断过程中可以发现，调查的疾病与实施的健康干预计划是完全不同的内容。疾病是指社区主要面临的疾病或死因；健康干预计划，是选择哪些重要的、可干预的、易出现效果的、性价比高的健康危险因素或疾病进行健康干预。

总之，社区诊断是通过一定的方法和手段收集社区相关资料，用科学、客观的方法对社区内主要健康问题及其影响因素进行分析，以了解社区居民健康状况，进而制订和实施社区综合防治计划，提升社区健康水平，并为下一次社区诊断提供参考依据。

（齐殿君）

思考题：

1. 社区卫生有哪些特征？

2. COPC 分为哪几个发展阶段？

3. COPC 实施过程包括哪些步骤？

4. 社区诊断报告一般包括哪些要素？

第七章　以预防为导向的健康照顾

以预防为导向
的健康照顾

唐朝名医孙思邈在《黄帝内经》中提出"圣人不治已病治未病，不治已乱治未乱"，"治未病"体现了我国传统医学在长期实践中总结出的预防疾病为先的宝贵经验。全科医生作为居民健康"守门人"，要遵循以预防为导向的健康照顾（prevention-oriented care）原则，在全科医疗服务过程中，针对处于健康期、无症状期、未分化期、临床前期和康复期的对象提供主动、有针对性的预防服务，实施生命周期的全程保健服务，促进生命质量的提高。掌握并熟练应用以预防为导向的健康照顾的相关知识和技能是全科医生培养及日常工作中必备的技能素质和要求。在提供以预防为导向的健康照顾中，临床预防服务是全科医生为社区居民提供的主要服务之一。提供以预防为导向的健康照顾的理论基础是预防医学，因此，本章就预防医学的策略，临床预防的概念、特点和方法及临床预防服务的提供等内容进行介绍。

第一节　预防医学的策略

一、预防医学的概念

（一）预防医学的概念

预防医学（preventive medicine）是医学的重要组成部分，是一门综合性应用性的医学学科，它以人群为主要研究对象，应用生物医学、社会医学、环境医学和行为科学等学科的理论和方法，注重微观与宏观相结合的方法，研究疾病在人群中发生、发展和转归的特点，以及自然因素和社会因素对疾病和健康的影响规律，制订群体防治策略和公共卫生措施，目的是促进和维护健康，预防疾病、失能和早逝。

随着疾病谱的转变，预防医学从针对人群的预防转向个体与群体预防相结合，从生物预防扩大到生物、心理、行为和社会预防，从独立的预防服务转向防治结合的综合性预防，预防疾病的责任在以政府、社会为主的同时，更强调居民个人所应承担的责任。新的医学模式的提出，提示预防工作者应注意工作重点的转移，重视社会心理因素对健康的影响，加强健康教育和健康促进，增强自我保健，提高人们的健康水平。

（二）预防医学的特点

预防医学作为一门医学应用科学，其特点表现如下。

1. 思维的整体性　预防医学强调应用系统论的思维方式，结合每个人的具体情况，综合分析影响群体健康的各种危险因素及促进健康的因素，趋利避害，提倡"以人为中心"的健康服务。它要求医生在临床工作中,既要应用医学知识和技能为患者诊治疾病,也要根据患者的生理、心理和社会背景提供个体化、针对性的预防服务。

2. 服务的针对性　预防医学服务的对象主要是个体和特定的群体。个体既包括患者,也指一般的健康个体。由于每个个体所处的背景不同,身体、心理、社会功能等健康相关的现状也不同,要求医生在提供预防服务时首先对每个个体的需求进行个性化评估,进而提供有针对性的预防服务。特定群体可以是由地理区域来界定的群体,如学校、工作单位、社区等,也可以是在一定区域内的具有一定特征的群体,如妇女、儿童、老年人、残障人士等具有某一生物学特征的群体,某一健康问题如患有慢性病(高血压、糖尿病等)、恶性肿瘤的患者群体,某一健康结局好或差的群体等。

3. 实践的主动性　相较于"既病防变",预防医学实践的主动性更注重"治未病",未病先防,关注自然环境、社会环境和心理环境等因素对人群健康的影响,研究制订针对影响健康因素的预防方案和对策,更加积极主动,将关口前移。预防医学实践的主动性不仅强调政府、医疗机构、社会组织等应为人们提供卫生资源,如普及健康生活、加强健康教育、提高全民健康素养等举措的实施,也强调发挥居民的主观能动性如合理膳食、控烟限酒、减少不安全性行为和毒品危害等,利用卫生资源主动参与并自主管理好自身的健康。

(三)预防医学的任务

预防医学的主要任务是针对疾病发生和发展规律,研究环境因素对健康的影响,应用流行病学和卫生统计学的原理和方法研究病因和致病因素的作用规律,提出控制疾病的措施,预防疾病在人群中的流行,并针对造成疾病流行的诸多潜在因素采取积极的有效预防举措,努力消除引起疾病发生、流行的直接和间接致病因子,治理、改善和优化人类的自然和社会环境,最终促进人类的健康。

二、三级预防的策略

人的健康问题的发生,是从接触健康危险因素开始,逐步过渡到机体内从生理代偿到病理变化,之后病理变化由小变大,最终导致临床疾病发生和发展的过程。疾病发展包括几个明确的阶段,分别为健康期、病理发生期、临床前期、临床期及结局。根据健康、疾病连续谱和健康决定因素的特点,预防可分为一级预防、二级预防和三级预防。全科医生是医疗保健系统的"守门人",其服务目标与预防医学的目的一致。在以预防为先导的疾病管理中全科医生可采取基于疾病自然史的临床预防策略,针对疾病发展的不同阶段,采取不同的预防等级。

(一)一级预防

一级预防(primary prevention)又称病因预防或发病前期预防,是在个体和人群处于健康期即疾病尚未发生时,采取各种措施以控制和消除致病因子,从而达到预防疾病发生的目的。一级预防主要用于人体的无疾病期,包括无已知的危险因素和疾病的易感期,即无病防病。健康促进(health promotion)和特异预防(specific prevention)是一级预防的两个方面。社区医疗服务机构在为居民提供预防时需注重个体与人群并重的思想，针对不同的个体和人群采取不同的举措。

针对个体预防的措施包括：①健康教育与咨询；②平衡的膳食和营养；③增加户外运动、避免长期静坐；④安全的劳动和生活环境；⑤保持平衡的心态，培养健康的兴趣爱好等。

针对人群预防可采取的措施包括：①健康教育；②按时预防接种；③妇女保健；④儿童保健；⑤老年保健；⑥高危人群和重点职业人群的保护；⑦贯彻执行国家职业卫生防护标准，配合政府部门制定健康相关法律法规；⑧加强自然环境保护，构建居民绿色生态的宜居环境等。

一级预防只需较低的卫生投入即可获得较高的收益，是最经济、最富有成效的预防措施，是社区卫生服务的重要内容。

（二）二级预防

二级预防（secondary prevention）又称临床前期预防，是在疾病的症候前期和临床早期实施的预防措施，做到有病早发现、早诊断、早治疗的"三早"预防工作。以阻止疾病的发展和恶化。"症候前期"和"临床早期"是指机体已有病理变化，但尚未出现有确诊意义的临床症状，此时采取措施，能够早期发现和治疗疾病，防止其恶化、蔓延或出现合并症，为争取较好的预后创造条件。

二级预防服务主要包括：①疾病筛检，包括定期健康检查、周期性健康检查和病例发现；②居民的自我检查和自我发现；③疾病早期的及时治疗；④疾病早期的心理疏导；⑤社区合理用药等。这些服务对慢性病的防治至关重要。针对传染性疾病除做好早发现、早诊断和早治疗外，还需做好疫情早报告和患者早隔离。

（三）三级预防

三级预防（tertiary prevention）又称临床期预防和临床后期预防，是在疾病的临床期及临床后期实施的预防措施，此期疾病已有明显的症状和体征，积极治疗可以减少合并症和后遗症的发生；对已经丧失劳动能力或残疾者，通过家庭和社区的护理、康复训练、社会的关爱、亲朋好友的关心，以促进生理功能和心理的康复，做到病而不残，残而不废，延长寿命和提高患者的生存质量。

三级预防服务主要包括：①疾病的临床规范治疗和管理；②患者遵医行为的管理；③康复治疗、康复训练和康复咨询等；④假肢、矫正器、轮椅等应用；⑤支持性医疗和护理；⑥并发症的抢救和处理；⑦临终患者的照顾等。

三、全科医生在预防服务中的地位和作用

（一）全科医生的预防医学观念

全科医生是医学专业知识综合程度较高的一类医学人才，与专科医生不同，全科医生工作场所主要在基层，承担着基本医疗和公共卫生服务。提供好的预防保健服务，就需要全科医生树立预防医学的观念。

1. 在健康与疾病的认识上　理解健康新观念，建立以人为本、健康为中心的理念，在关注躯体疾病的同时，更应该关注人的整体身心健康。把握与患者及其家庭的每一次接触机会，除了解决患者就诊的现患疾病外，应积极评估其健康状况和危险因素，综合制订预防保健计划，采用预防与健康促进、防治相结合的措施，解决个人及家庭的早期健康问题。

2. 在疾病与发病机制的认识上　应用生物-心理-社会医学模式，从人的自然属性和社会属性的综合体来研究疾病的病因与发病机制，利用"多因多果"的疾病因果观和防治相结合的思维方法分析健康及影响健康的诸多因素。

3. 在服务对象上　针对社区所有的人群，不分性别、年龄、健康状态、疾病状态，以个体健康为中心、家庭为单位、社区为范围提供个体和群体相结合的预防保健服务，将预防服务贯穿到日常的医疗服务中。

4. 在服务策略上　着眼全社区，重点解决人群健康问题，通过社区诊断发现社区的健康需求和社区主要健康问题，制订综合性的预防保健计划，动员卫生和社会等资源，提供预防、医疗、保健、健康教育、康复和计划生育指导于一体的综合预防服务。

（二）全科医生提供预防服务的优势

1. 工作场所的地域优势　社区卫生服务机构坐落在社区，使得全科医生有更多机会为附近居民提供及时、连续、可及的治疗及预防服务。

2. 提供连续性预防服务的优势　全科医生为居民提供预防服务的过程是连续性的，从婚育咨询开始，经过孕期、产期、新生儿期、婴幼儿期、少儿期、青春期、中年期、老年期直至濒死期，全科医生都参与其中，是一个"从生到死"的全周期过程。

3. 基于相对固定人群提供预防服务的优势　随着家庭医生签约服务的推行，全科医生的服务对象相对固定，有条件为辖区内居民同时提供三级预防服务，使预防医学的理念得到充分实践，同时也节约了卫生资源。

4. 知识结构和技能训练的优势　全科医生所接受的教育和训练，使得他们既掌握临床知识和技能，又懂得预防保健知识和技能，为提供有针对性的预防性服务打下了良好的基础。

5. 利用全科医生沟通、协调能力提供预防服务的优势　全科医生具有较强的沟通、协调能力，能充分利用与居民及其家庭成员间的融洽关系和各种社会资源，为社区居民提供预防服务。

（三）全科医生在社区预防服务中的作用

1. 预防服务的计划者　全科医生在诊疗患者的过程中，除针对患者的需要与需求提供机会性预防之外，还应针对不同层次的个人、家庭和所服务的社区人群，制订出长期和短期的预防性服务计划，并认真贯彻执行每一项计划，同时开展过程和效果评估。

2. 健康维护与疾病管理的教育者　全科医生作为居民健康的"守门人"，肩负着对社区、家庭和个人的三级预防任务，应利用各种机会和形式，对社区居民进行深入细致的健康教育，如教育居民识别致病因子、如何纠正不良的生活方式、改善遵医行为等，促使个人及其家庭为自己的健康负责。

3. 公共卫生服务的资源协调者　每位居民均拥有享受提供公共卫生服务的权利，如政府每年为居民免费提供的慢性病（高血压、糖尿病等）、肿瘤（大肠癌、肝癌等）等早期筛查服务，全科医生充分协调各种资源，在体检筛查实施过程中发挥了重要作用。此外，全科医生还能运用家庭、社区、社会资源及各级各类医疗保健资源，为居民提供协调性服务。

4. 基本医疗和预防知识的提供者　WHO指出，人类60%的健康影响因素由个人行为与生活方式造成的，80%的疾病可以在社区得到解决，而针对这些因素的预防和疾病的干预，全科医生依靠其独特医学知识结构和技能训练的优势在社区即可开展。全科医生还可为社区居民提供各种与健康、疾病的相关知识，解答疑问，并给出科学的意见和建议，以达到预防疾病、促进健康的目的。

5. 效果的评价者　全科医生肩负着健康管理的长期责任、群体健康追踪和评价预防工作的进展及效果的责任，因此不论是个体的预防措施还是群体预防措施都应开展效果的评价，效果的评价是了解预防措施的针对性和存在的问题的主要环节。

第二节　临　床　预　防

一、临床预防的概念和特点

（一）临床预防的概念

1976年，加拿大卫生福利部首先提出了临床预防的理论体系和研究方法，1989年亚特兰大召开美国医学会专业会上提出临床预防医学的概念。临床预防（clinical prevention）又称个体预防（individual prevention），是预防医学的重要组成部分，是在临床环境下由全科医生等医务工作者向无症状者和健康人提供的以一级预防和二级预防为主的个性化预防干预措施。其目的包括维护并促进健康、减少引发伤害和疾病的危险因素。需要特别说明的是，服务对象中的"无症状"者，并非指就诊者没有症状，而是就诊原因以外的、还未出现症状但将来可能会有严重影响的健康问题的人，这为临床医生推行临床与预防相结合一体化的卫生保健服务提供了绝佳的工作时机。临床医生是临床预防服务的提供者，其特殊的身份能在日常医疗工作中将预防保健与医疗卫生服务有机地结合，为患者提供个体化、针对性的健康教育和咨询，以促进个体和人群健康，控制或消除导致伤害和疾病的危险因素，并提高患者的依从性和自我保健意识。

（二）临床预防服务的特点

1. 服务的个性化　临床预防服务与临床医疗服务具有相似之处，良好临床预防服务的基础是在全面收集患者的临床资料基础上，确定其所具有的危险因素后为该患者制订个性化的预防服务。

2. 服务的一体化　临床预防服务的主体是临床医生，在基层以全科医生为主，全科医生除了为患者提供基本医疗服务外，也是患者及家属的医学咨询者，为其提供针对性的健康咨询，开具健康处方，并在随访过程中及时发现疾病早期征兆，降低严重疾病发生发展的风险。临床医生在常规医疗中提供预防服务，对健康者和无症状"患者"实施一级预防和二级预防，可达到临床与预防服务一体化的效果。

3. 服务的民主化　临床预防服务的主要对象是前来就诊的健康者和无症状者，全科医生以相互尊重的方式开展健康教育和咨询，强调医患双方共同作出决策。在提供临床预防服务时，医生只向患者提供健康建议，而不会强迫患者该做什么，告知患者健康危险因素的利弊等信息，尊重患者的自主抉择。

4. 服务的综合化　一个人的健康问题是受多种因素共同作用的结果，既包括来自患者自身的因素，也包括其所处的家庭、社会环境及周围事物对健康的影响。临床医生在对患者进行健康干预时，需综合考虑各方面的因素，并应具备系统、全面、综合的医学理念，掌握既针对人体也涉及环境的知识和技能。

5. 服务的规范化　临床预防服务的规范化包含"形成的规范化"和"服务的规范化"两层含义。形成的规范化指临床预防服务措施的实施与临床医疗实践一样，都遵循循证的科学方法，将证据等级高的结果或结论用于指导个体、人群的预防，即临床预防服务的循证和推荐。服务的规范化指临床医生在向就医者提供临床预防服务时，应严格按照服务的基本步骤执行，做好预防服务。临床预防服务的基本步骤分为3步，分别为健康信息收集、健康风险评估和个体化健康维护计划。

二、临床预防的方法及其应用

（一）临床预防服务指南

临床预防服务的策略必须以科学研究为基础，遵循科学的方法获得最充分证据为服务对象提供最佳的预防措施。为了实现上述目标，1976年加拿大卫生福利部成立了加拿大预防保健工作组（The Canadian Task Force on Preventive Health Care，CTFPHC），其主要任务是基于科学证据，开发并推广符合基本医疗和临床预防服务的实践指南，该工作组主要由流行病学专家、临床医务人员、基本医疗服务提供方和公共卫生服务研究人员等组成。1979年CTFPHC首先提出了临床预防的理论体系和研究方法，并正式出版了第一个专家组报告，评估了78种常见疾病的临床预防方法，为临床实践应用提出了指南建议。此后，随着新的研究证据不断更新，临床预防服务指南也不断进行修订，通过最新证据的采纳以确保民众获得高质量高效益的临床预防服务。

我国自20世纪60年代起逐步形成三级预防保健网，并开展相关临床预防服务规范的制订工作，如2002年卫生部发布的《慢性非传染性疾病预防诊疗规范（试行）》对部分临床预防服务规范做了推荐，包括周期性健康检查、化学预防、健康咨询等。为进一步规范国家基本公共卫生服务项目管理，我国于2009年制定了第一版《国家基本公共卫生服务规范（2009年版）》，后于2011年进行修订；2017年原国家卫生计生委组织专家在《国家基本公共卫生服务规范（2011年版）》规范内容的基础上进行了再次修订和完善，形成了《国家基本公共卫生服务规范（第三版）》；2019年又增补了《新划入基本公共卫生服务工作规范（2019年版）》；同年颁布的《健康中国行动（2019—2030年）》从十五个方面对我国当前突出的健康问题给予了建议。上述规范可作为全科医生在社区开展临床预防服务的依据。值得一提的是针对人体特定系统疾病制定的预防指南，如2020年发布的《中国心血管病一级预防指南》及《中国健康生活方式预防心血管代谢疾病指南》等指南，对心血管疾病相关预防服务内容进行了较为规范的推荐类别及证据级别的说明。此外，由中华医学会组织各临床专科专家、全科专家及基层医疗机构医生编撰的《基层医疗卫生机构常见疾病诊疗指南》，也可供全科医生在基层诊疗实践中参考。

（二）健康教育

1. 健康教育（health education）的概念　健康教育包含个体健康教育及群体健康教育两个方面，在临床预防服务过程中主要以个体健康教育为主。健康教育是指通过有计划、有组织、有系统的教育活动和过程，使人们自觉地采纳有益于健康的行为习惯和生活方式，以降低或消除影响个体健康的危险因素，其核心是教育人们树立健康意识，提高遵医行为。达到知、信、行的统一，唤起教育对象对自身健康的责任。

2. 健康教育的原则　在开展健康教育时，尤其是个体健康教育时，应注重以下原则。①科学性原则，即传播的医学知识要准确，数据可靠；②知情同意原则，实施健康教育要征得教育对象的理解和同意，让其自愿参与到健康教育中来；③针对性、个体化原则，即不同年龄、不同性别、不同职业和不同文化程度的人在健康问题的认知水平、心理状态及对卫生保健的需求方面各不相同，其健康教育的内容和形式也应不同；④通俗性原则，即健康教育应使用大众化语言，通俗易懂，简单明了和生动形象，便于实施，不宜生搬硬套医学专业术语；⑤艺术性原则，即根据不同对象的心理特点、兴趣爱好和自我保健要求，组织直观形象的教育和视听电化教育，提高服务对象接受的兴趣；⑥激励的原则，即充分利用影响健康知识学习的积极因素，激发服务对象的学习兴趣，利用激励的手段激发学习动机，促进其主动参与和肯定学习效果，形成良好的学习机制；⑦家属参与原则，即家属积极参与可以提高健康教育的效果；⑧重复与循序渐进原则，健康教育不能一蹴而就，需要设定多个阶段的小目标，反复实施，让教育对象在巩固已有健康行为的基础上，逐步渐进改变不良行为，达成下一个目标。

3. 健康教育的方法

（1）语言教育法：包括交谈、专题知识讲座、小组座谈会等形式。①交谈即为医生通过面对面形式向居民传递健康信息，它具有操作性强、针对性强的特点，是个体教育的主要形式；②专题知识讲座是由专业人员（如全科医生）就某一影响居民健康的问题举行具有专业性、系统性的讲课，是传播健康知识最常用的一种方法；③小组座谈会是指患有相同疾病的个体在健康教育实施者的组织下，集体讨论各自对所患疾病的内心感受，并对疾病实施干预后的效果进行评价。小组座谈会具有互帮互学的特点，能充分发挥每个个体参与维护自身健康的积极性。患者一般6~20人为宜。

（2）文字教育法：包括标语、板报、健康教育处方等形式。①标语、横幅等具有制作简单、形式多样、易于理解等特点；②板报和宣传栏可手工或印刷制作，图文并茂吸引力较强，拥有相对固定的健康教育阵地（如基层医疗卫生服务机构）；③健康教育处方或小册子是相关临床医疗专业人员编制的一种用于健康教育的常见形式，其内容具有系统性、知识性强的特点，且便于保存、反复使用。

（3）形象化和电子化教育法：前者包括实物、图片、标本、模型等。具有直观性、真实性等特点，可使居民体验到身临其境的感觉，达到增强健康教育的效果，如通过向糖尿病患者展示日常食物标本及所含热量，能让其较好地掌握并控制自己每日所摄取食物的种类和数量。电子化教育法是利用现代化的多媒体设备对个体或群体进行健康教育，包括利用广播、电视、电影等职业性信息传播手段或幻灯、录音和录像带等。

（4）实践教育方法：通过指导受教育者的实践操作，达到掌握一定的健康护理技能，并用于自我、家庭或社区护理的一种教育方法。例如，指导糖尿病患者掌握自测血糖的方法，指导高血压患者掌握自测血压的方法，指导骨折患者功能锻炼的方法，指导长期卧床患者床上排便的方法等。

健康教育实施者要充分利用互联网技术，创新健康教育渠道，包括建立健康教育网站、通过微信公众号、健康教育微信群等多种形式可以有效避免时间、空间、人力及疫情防控等因素的限制，提高居民对疾病和健康的正确认知。

（三）健康咨询

1. 健康咨询（health counseling）的概念　健康咨询是临床预防服务最重要的内容之一。它指在收集就医者健康危险因素的基础上，医生与就医者共同制订改变其不良健康行为的干预计划，对个体进行针对性的健康教育，增强其健康信念，养成健康行为习惯，降低或消除影响健康的危险因素，达到促进健康的目的。

2. 健康咨询的原则　①建立相互信任、亲切友好的关系：这是健康咨询的基础；②了解和分析个体的需求：这是健康咨询的依据；③调动个体的主观能动性，积极参与改变不良行为的行动，对自身健康负有责任：这是健康咨询效果的保障；④对咨询的内容应严格保守秘密；⑤移情：健康咨询提供者应对咨询对象的感受表示理解和接受，而不是简单地对其表示同情。

3. 健康咨询的方法　许多国家的临床预防服务指南均建议临床医生使用"5A"模式来开展健康咨询，帮助患者改变各种不良行为。①评估（ask/assess）：在相互了解取得信任的基础上，耐心倾听，尽可能收集健康的相关信息并且进行分析和评估；②劝告（advise）：提供促进健康和疾病预防等方面的知识，劝告患者不改变不良生活行为方式所带来的健康风险；③达成共识（agree）：指根据服务对象的兴趣和能力，与服务对象协商共同设定可行的改善健康、行为的目标，确定双方的责任；④协助（assist）：服务对象在知情、自愿的前提下，帮助其制订改变行为的策略、计划或指南并监督执行，同时也为帮助服务对象找出行动中可能遇到的障碍和解决问题的技巧及如何获得社会支持；⑤安排随访：与服务对象一起制订随访计划，评价实施效果，必要时调整执行方案，鼓励坚持，坚定信心。由于人的行为可处于行为改变的不同阶段，在实施"5A"模式时，可以从任何一个步骤开始。

（四）筛检

1. 筛检（screening）的概念　筛检是指运用快速简便测试、体格检查及实验检查等方法，在健康人群或"无症状"患者中发现未被识别的可疑患者、健康缺陷者和高危个体的一项二级预防措施。通过筛检将可能处于早期或亚临床阶段的患者、缺陷者及高危个体挑选出来，做到早诊断、早治疗。筛检不是诊断试验，对筛查结果阳性或可疑阳性者，必须进一步确诊。

筛检是二级预防的关键措施，是实现疾病早发现的重要手段。通过筛检，能够及时控制疾病的发展、提高疾病治疗效率、降低费用、合理利用卫生资源。筛检的对象除了一般人群外，还要特别重视危险因素影响下的高危人群，尤其是社区可能患慢性病的高危人群。

2. 筛检的原则　筛检是早期发现和诊断疾病的重要手段，但不是所有的健康问题和疾病或缺陷都适合筛检，全科医生应掌握筛检的原则如下。

（1）所筛检疾病通常是选择发病率高、死亡率高、致残率高、疾病负担重的疾病，通过筛检可以达到早发现、早诊断、早治疗的目的，从而阻止或延缓疾病的发生、发展，降低死亡率，延长患者寿命。

（2）所筛检疾病一般病史明确，有较长的潜伏期或无症状期，有确切的治疗和预防方法来阻止或延缓疾病的发生、发展。

（3）对拟筛检的疾病要有安全、经济、方便、有效的筛检方法，该筛检方法易被群众及社会接受，并有较高的灵敏度、特异度和阳性预测值，且易于推广。

3. 筛检的方法　包括定期健康体检、周期性健康检查和病例发现3种。

（1）定期健康体检（periodical health examination）：健康体检是指通过医学手段和方法对受检者进行身体检查，了解受检者健康状况、早期发现疾病线索和健康隐患的诊疗行为。

传统的定期健康体检内容包括主诉、病史、体格检查和实验室等辅助检查，它广泛应用于职工体检、学生升学、个人就业和征兵入伍等。我国政府为婴幼儿、60岁以上老年人等重点人群提供了针对性的定期健康检查。针对不同年龄阶段、不同疾病的健康体检所包含的检查内容不尽相同。

《国家基本公共服务标准（2021年版）》指出以下内容。①慢性病患者健康管理：为辖区内35岁及以上常住居民中原发性高血压患者和2型糖尿病患者提供筛查、随访评估、分类干预、健康体检服务。服务标准按照《国家基本公共卫生服务规范（第三版）》《国家基层高血压防治管理指南（2017）》和《国家基层糖尿病防治管理指南（2018）》执行。②地方病患者健康管理：为辖区内大骨节病、克山病、氟骨症、地方性砷中毒、克汀病、二度及以上甲状腺肿大、慢性和晚期血吸虫病患者建立健康档案，进行社区管理。服务标准：对慢型克山病患者每3个月随访1次，对大骨节病、氟骨症、地方性砷中毒、克汀病、二度及以上甲状腺肿大、慢性和晚期血吸虫病患者每年随访1次。③严重精神障碍患者健康管理：为辖区内常住居民中诊断明确、在家居住的严重精神障碍患者提供登记管理、随访评估、分类干预等服务。服务标准按照《国家基本公共卫生服务规范（第三版）》及相应技术方案执行。在册严重精神障碍患者每年随访4次。④结核病患者健康管理：为辖区内确诊的常住肺结核患者提供密切接触者筛查及推介转诊、入户随访、督导服药、结果评估、分类干预等服务。服务标准：按照国家《基本公共卫生服务规范（第三版）》及相应技术方案执行。⑤艾滋病病毒感染者和患者随访管理：为艾滋病病毒感染者和患者提供健康咨询、行为干预、配偶/固定性伴检测、随访、督导服药等服务，配合相关机构做好转介。服务标准：按照《艾滋病病毒感染者随访工作指南（2016年版）》执行。

（2）周期性健康检查（periodic health examination）：是指临床医生根据就医者的性别、年龄、职业等健康危险因素为其制订的健康检查计划。医生评价和制订周期性健康检查的参考标准包括：①主要危害本地区居民健康的问题和疾病；②现有检测手段的检测效能；③若能检出，则考虑是否能够取得较满意的预防和治疗效果；④参考受检者主要健康危险因素，如性别、年龄、职业等。周期性健康检查项目的突出点是注重服务措施的针对性和个性化，同时又兼顾就医者下一次健康检查的项目和时间，考虑了检查内容的完整性。经济、有效、主动的周期性健康检查取代定期健康体检已成为趋势。

（3）病例发现（case finding）：是医生利用就医者就诊的机会对患者进行检查、检测等，发现患者就诊原因以外的疾病，达到早发现、早诊断和早治疗的目的。如全科医生为高血压患者检测血糖、血脂，以筛查患者有无糖尿病、高脂血症等合并症。通过这些措施全科医生可早期发现病例，并对疾病采取早期诊治，达到事半功倍的效果。随着社区基本医疗和公共卫生服务的深入推进，全科医生在提供临床预防服务时，还能早期发现患者家庭成员中的疾患。

（五）免疫接种

免疫接种（immunization）是指用人工方法将免疫原或免疫效应物质输入到机体内，使机体通过人工自动免疫或人工被动免疫的方法获得防治某种疾病的特异性能力，从而保护易感人群，预防疾病发生。免疫接种是预防和控制相关传染病最经济、最有效、最方便的手段，也是临床治疗疾病的重要手段。

计划免疫是指根据传染病疫情监测和人群免疫水平分析，按照国家规定的免疫程序，有计划地利用疫苗进行预防接种，以提高人群免疫水平，达到控制乃至最终消灭针对传染病的目的。疫苗分为第一类疫苗和第二类疫苗。第一类疫苗是指政府免费向公民提供，公民应当依照政府的规定受种的疫苗，包括国家免疫规划疫苗、省级政府在执行国家规划疫苗时增加的疫苗、应急接种或群体性预防接种所使用的疫苗。我国儿童（含新生儿）计划免疫接种的疫苗种类众多包括乙肝疫苗、卡介苗、脊灰灭活疫苗、百白破疫苗、麻疹疫苗、流脑疫苗等。截至2017年，根据国家免疫规划疫苗免疫程序，《国家基本公共卫生服务规范（第三版）》中规定的对适龄儿童进行常规接种的疫苗选择数达14种。在重点地区或重大疫情发生时，免费对成人进行免疫接种如新型冠状病毒疫苗、出血热疫苗、炭疽疫苗和钩端螺旋体病疫苗等。

第二类疫苗是指公民自费且自愿受种的其他疫苗。常见的有乳头状瘤病毒（HPV）、乙型肝炎病毒疫苗、水痘疫苗、流感疫苗、流脑疫苗、带状疱疹疫苗、狂犬疫苗等。

（六）化学预防

化学预防（chemoprevention）是指对无症状的人使用药物、营养素（包括无机盐）、生物制剂或其他天然物质，以提高机体免疫力、增强抗病能力的一级预防措施。化学预防是对健康人和无症状"患者"进行的病因预防，而对已出现症状的患者和有既往疾病史者使用上述药物、营养素、生物制剂等方法不属于化学预防。化学预防常用的方法有：在缺氟或缺碘的地区补充氟化物和碘化物，以减少龋齿和地方性甲状腺肿的患病率；对妊娠期或育龄女性补充含铁物质预防缺铁性贫血的发生；孕期妇女补充叶酸减少新生儿罹患神经管畸形的风险；婴幼儿补充维生素D预防佝偻病的发生；服用阿司匹林预防脑卒中、缺血性心脏病等。但需注意化学预防必须在医务人员的指导下进行，综合考虑、权衡利弊、定期随访，避免不良事件的发生。

（七）预防性治疗

预防性治疗是指采用治疗手段，预防某种病情较轻的疾病发展为另一种较为严重疾病，或某种疾病从一个阶段进展到更加严重阶段。如内镜下切除结肠增生性息肉，预防其发展为结肠癌；对糖耐量异常患者采取饮食控制、运动疗法等治疗性生活方式改变，延缓糖尿病及其并发症的发生等均属于预防性治疗的范畴。

（八）健康风险评估

1. 健康风险评估（health risk appraisal）的概念　指用于描述和评估某一个体未来发生某种特定疾病或因为某种特定疾病导致死亡的可能性的一种方法或工具。其目的在于估计特定时间内患者发生某种疾病的可能性，而不是作出明确的诊断。健康风险评估的具体做法为：医生根据所收集的患者个体健康信息，对其健康状况及未来患病/死亡危险性进行量化评估。健康风险评估的主要方法包括一般健康风险评估和疾病风险评估。

（1）一般健康风险评估：是指通过问卷、危险度计算和评估报告3个基本模块对个体进行健康风险评估。评估内容主要是针对影响个体健康的危险因素和可能发生疾病两个方面的评估。根据生物-心理-社会医学模式将健康危险因素分为环境危险因素、行为危险因素、生物遗传危险因素和医疗卫生服务危险因素四类。

①环境危险因素：包括自然环境因素和社会环境因素，如细菌、病毒、寄生虫、噪声、振动、电离辐射、化学毒物、粉尘、农药及汽车尾气自然环境因素；经济状况、居住条件、营养状况、教育、就业条件、家庭等社会环境危险因素。

②行为危险因素：行为危险因素是指不良的个人生活方式或行为而产生的健康风险因素，也称为自创性危险因素，如吸烟、酗酒、滥用药物、不良饮食习惯、缺乏体力活动、特殊嗜好及不洁性行为等。

③生物遗传危险因素：如疾病遗传特征、家族发病史、个体的成熟与老化和个体敏感差异等。

④卫生服务中的危险因素：指卫生系统中存在的各种不利于保护和增进健康的因素。狭义上来讲，医疗质量低、诊断手段不先进、误诊漏诊、滥用抗生素和激素，医疗事故和医院交叉感染等都可直接危害人体健康和影响医疗质量；广义上，卫生资源分配不合理、医疗卫生服务系统的布局不合理、公共卫生体系和服务网络不健全、重治轻防的医疗保健倾向及医疗保健制度不完善等都可能危害人群健康。

（2）疾病风险评估：指对特定疾病患病风险的评估。

主要目的：①筛查出患有某种疾病的个体并纳入疾病管理；②评估医生临床实践的有效性和患者的依从性；③评估给予干预措施后达到的健康效果；④收集医生和患者的满意度。

一般常用于疾病风险评估的方法有两种：一种是单因素加权法，即判断个人死于某些特定危险性的可能性，结果多以健康评分和危险因素评分方式表示，典型代表是哈佛癌症风险指数；另一种是多因素模型法，即判断一定特征的人患某一特定疾病或死亡的可能性，结果多以患病危险性、寿命损失及经济指标计算，典型代表是Framingham的冠心病模型。疾病风险评估注重客观指标对个体未来所患某种疾病发生的危险性。以流行病学研究结论作为主要参考依据，应用科学严谨的统计学方法建立疾病风险评估模型，尤其适用于医院、健康体检、社区卫生服务中心等医疗卫生服务机构开展健康风险评估。疾病风险评估的实施包含四个步骤：第一步，选择所要预测的疾病；第二步，不断发现并确定与该疾病发生有关的危险因素；第三步，应用适当的预测方法建立疾病风险预测模型；第四步，验证评估模型的正确性和准确性。

2. 健康风险因素评估的目的　①帮助人们综合认识健康危险因素；②鼓励和帮助人们修正不健康的行为；③制订个体化的健康干预措施；④评价干预措施的有效性；⑤进行健康管理的人群分类等。

在临床预防服务中，健康风险评估的对象大多数还没有发生特定的疾病，因此要求全科医生具备将患者的危险因素与未来可能发生的主要健康问题联系起来的思维模式。

三、临床预防的意义

临床预防医学是临床医学与预防医学的有机结合，在现代医疗实践中发挥着促进人类健康、提高生命质量的重要作用。通过开展临床预防服务工作，医生在人群中开展健康教育，纠正不良生活方式，能显著降低全人群的疾病发生率和死亡率。基于全科医生在预防服务中的优势地位，其提供的临床预防服务能够将"以预防为主"的政策方针真正落实到位。在个体就医时，针对其主要健康问题开展健康教育和健康咨询，帮助就医者形成健康的生活方式，有效阻止或延缓疾病发生，节约医疗资源及费用；在日常诊疗过程中，开展临床预防服务还能加强专科医生的疾病预防意识，直接感受到预防的价值，促进双向转诊，合理使用医疗资源，并降低医疗费用。此外，作为一种有效的预防服务模式，实施临床预防服务在提高社区卫生服务的质量和水平，促进和谐医患关系的建立与维持等方面均具有重要意义，是一项基本的、不可或缺的基层医疗卫生保健服务。

第三节 临床预防服务的提供

一、沿全生命周期和疾病周期的预防服务

世界卫生组织（WHO）将人的全过程生命周期划分为四个阶段，即围生期、婴幼儿期、青少年期、成年期和老年期。针对人不同生命周期和疾病发展不同阶段，提供具有针对性的临床预防服务是全科医生在社区基本医疗实践中的一项重要任务。我国已将健康生命全程路径提升到国家战略的高度。

（一）围生期的预防服务

围生期一般指妇女妊娠28周到出生后一周这段时期，对母亲、胎儿和新生儿进行一系列的预防服务。

1. **产前健康管理** 主要内容包括：①对孕妇进行孕晚期（孕28~36周、37~40周各一次）健康教育和指导；加强孕妇的营养、避免感染和不良行为习惯及有害物质对胎儿的影响。②对孕妇健康和胎儿的生长发育状况进行评估，识别需要做产前诊断和需要转诊的高危重点孕妇；开展孕产妇自我监护方法、促进自然分娩、母乳喂养及对孕期常见并发症、合并症进行防治指导。③对随访中发现的高危孕妇应建议其增加随访次数，若随访过程中发现其有高危情况，应及时转诊。

2. **产后健康管理** 全科医生应在1周内对分娩后返回家中的孕妇和新生儿进行一次家庭访视，内容主要包括：①对产褥期妇女进行保健指导，加强母乳喂养和新生儿护理指导，同时对新生儿进行访视。②观察、询问和检查产妇一般情况、乳房、子宫、恶露、会阴或腹部伤口恢复等情况。③对产妇母乳喂养困难、产后便秘、痔疮、会阴或腹部伤口等问题进行处理。④对伴有产褥感染、产后出血、子宫复旧不佳、妊娠合并症未恢复者及产后抑郁等问题的产妇，应及时转诊。

3. **新生儿健康管理** 主要内容包括：①对新生儿的访视应关注其出生时的情况、预防接种情况及新生儿疾病筛查情况等。②重点询问和观察喂养、睡眠、大小便、黄疸、脐部情况、口腔发育等情况。根据新生儿的具体情况，对家长进行喂养、发育、防病、预防伤害和口腔保健指导。③为新生儿进行体格检查，包括测量体温、身长、记录出生体重等，同时为产妇和新生儿建立《母子健康手册》。④对低出生体重儿、早产儿、双胎、多胎或有出生缺陷等具有高危因素的新生儿应增加家访次数。

（二）婴幼儿期的预防服务

婴幼儿期是指出生后1周到3岁的这段时期。此期常见的健康问题多见于生长发育、营养不良、营养过剩（小儿肥胖）和佝偻病预防等。全科医生需为3岁之前的婴幼儿提供8次随访服务，有条件的地区还可结合预防接种时间增加随访次数。服务内容包括：①询问上次随访到本次随访期间婴幼儿的喂养、患病等情况。②对婴幼儿进行体格检查，评估其生长发育和心理行为发育。③进行有关婴幼儿喂养、生长发育、疾病预防、口腔保健等知识的健康指导。④在特定的月龄，对婴幼儿进行血常规检测和听力筛查等。

（三）青少年期的预防服务

1. 4~6岁的学龄前期儿童　全科医生应每年提供一次健康管理服务。集居儿童可在托幼机构进行，散居儿童可依托乡镇卫生院、社区卫生服务中心进行，内容包括：①询问上次随访到本次随访之间的膳食、患病等情况。②进行体格检查和心理健康测评，血常规检测及视力评估，合理膳食、疾病预防、口腔保健等健康教育。

2. 7~12岁或7~14岁学龄期儿童　服务内容包括：①增强体育运动教育，纠正不良饮食习惯，促进生长发育。②注意健康行为的形成和安全教育，预防意外的发生。③加强人际交往，培养良好道德品质，形成健康的思维模式，训练面对困难、挫折的毅力。④每年进行一次体格检查，加强疾病的监测（视力障碍、营养不良、单纯性肥胖等）。

3. 青春期（一般指12~14岁起到20~24岁）　是童年向成年的过渡时期，其生理和心理发育趋于成熟。针对青春期青少年应提供的健康管理服务内容包括：①宣传教育和健康指导，如生长发育（包括体格、性生理、情感）、饮食、睡眠和体育活动、预防损伤和潜在的危害健康的行为等。②危险行为的干预，如不良饮食习惯、性知识、态度和行为不良表现、意外妊娠、吸烟、酗酒、伤害和虐待、滥用药物、吸毒、抑郁、自杀倾向等。③每年一次健康体检的疾病筛查，如体质指数、第二性征和性器官的发育、慢性病、性传播疾病和艾滋病、心理卫生问题等。④免疫接种。

（四）成年期的预防服务

针对成年期（一般从24~25岁起到60~65岁）人群在其学习、生活和工作过程中面临的诸多影响健康的危险因素主要包括生殖健康、生活方式、社会心理等方面。全科医生应提供的临床预防服务如下。

1. 生殖预防服务　包括婚前、新婚期、妊娠期、产褥期及妇女绝经期的预防服务等。①在婚前，为夫妇双方进行优生优育的健康宣教和咨询，提供指导和检查。②通过定期体检，早期发现高危孕妇，并提供必要的医疗照护，同时关注孕妇的心理健康。③给予产褥期妇女膳食营养和产后健康指导，促进母乳喂养，重视产后的首次家庭访视。④关注绝经期妇女的情绪变化，及时予以疏导，对症状显著、影响生活质量者予以必要的医疗干预等。

2. 社会心理行为的预防服务　包括：①通过健康教育、健康促进，培养健康思维模式和健康生活方式，如平衡膳食、适量运动、戒烟限酒及保持心态平衡等。②对影响个体健康的危险因素进行评价，教育服务对象掌握自我保健的知识和方法，并对个体实施全程的健康管理。③提供培养健康思维模式和健康生活方式的支持环境，如强调家庭教育和家庭环境的作用，社区环境及社会政策环境等对健康的影响。

3. 疾病的筛查和管理服务　包括：①采集个体全面的健康状况信息，评价整体健康状况。②通过定期健康体检，建立动态的健康管理档案。③提高服务对象的依从性。④疾病筛查，如35岁以上常住居民首诊时测量血压，以筛查高血压病。⑤对疾病高危人群和患者群进行规范管理，并增强其自我管理能力等。

（五）老年期的预防服务

老年期是指年龄在65岁及以上人群所经历的时期。此期人群常见的健康问题多为慢性病诊治、用药管理、生活自理、认知功能变化等。全科医生应每年度为辖区内老年常住居民提供至少1次健康管理服务，内容包括生活方式和健康状况评估、体格检查、辅助检查及健康指导。

1. 生活方式和健康状况评估　全科医生在提供基本医疗服务过程中，可通过临床问诊和老年人健康状态自评来了解其基本健康状况、饮食运动、烟酒情况、生活自理、既往所患疾病的诊治效果及其不良反应等。

2. 体格检查　在为老年人提供临床预防服务时，全科医生应同时进行体格检查，内容包括体温、呼吸、脉搏、血压、体质量、腰围、腹围、心脏、肺部、腹部、皮肤、浅表淋巴结等，此外还应对老年人的口腔、视力、听力和运动系统等方面的能力进行粗测评估。

3. 辅助检查　为老年人提供预防服务时有关的辅助检查主要包括血常规、尿常规、肝功能、肾功能、空腹血糖、血脂、心电图和腹部超声等。

4. 健康指导　结合上述评估和检查结果，告知其整体评价结果并给予相应健康指导。①对评估过程中确诊的高血压、糖尿病等慢性病患者建立健康档案，纳入健康管理系统。②对患有其他疾病的老年患者，予以积极治疗。③对随访过程中发现有症状、体征或检查指标明显异常的老年人应增加随访次数，必要时及时转诊。④给予生活方式、行为习惯、疫苗接种、骨质疏松预防、防治意外伤害和自救、认知情感和心理状况等的健康指导。⑤告知或预约下一次健康管理服务的时间。

每年为65岁及以上老年人提供1次中医药健康管理服务，内容包括中医体质辨识和中医药保健指导。

二、患者教育

患者教育（patient education）作为一种预防和治疗手段广泛应用于临床，是全科医生日常医疗实践中的一部分，也是全科医生与患者交流的一种形式，它对于提高患者的自我保健管理能力，预防和减少并发症、促进身体功能恢复，起到积极的作用。

（一）患者教育的概念

全科医生在日常医疗实践中对个别患者进行针对性教育，这种健康教育的方式即为患者教育，它是健康教育的一种具体形式，由于慢性病的个体差异很大，患者的生活背景和可用资源千差万别，往往有不同的需要和要求，其疾病又常与各自独特的思维模式、生活习惯和行为方式有关。因此，很有必要在门诊医疗实践中根据个别患者的实际情况而采取特殊的健康教育措施。

（二）患者教育的目的

1. 增进对患者心理及家庭、社会背景的了解，改变患者错误的疾病因果观和不良的健康信念模式，促使患者正确地认识、评价和关心自身的健康问题，了解自身健康问题的性质及其发展。

2. 让患者了解治疗自身疾病的有效方法，熟悉疾病预防、治疗、保健和康复的各种措施。

3. 鼓励患者改变不良行为，采取有利于自身健康的行为方式和生活习惯，并为自己的健康负责。

4. 发挥患者及其家庭的主观能动性，改善医患关系，减少医疗纠纷，提高服务质量。

5. 促进卫生资源的合理利用，降低医疗费用，提高服务效果和服务效益。

（三）患者教育的方法

1. 与患者直接会谈、交流。

2. 为患者提供有关的资料、图片或录像。

3. 对患者展示有关的实物或样本，并进行适当的解释与说明。

4. 让患者的家属也参与交流。

5. 让有相同经历、有相同健康问题的患者介绍自己康复的经验与体会。

6. 让患者参加有关的活动。

（四）开展患者教育的意义

1. 患者教育是社区卫生服务的重要内容，可以使患者建立健康信念、健康行为和生活方式，消除或减轻健康的危险因素，促进患者康复和提高其生活质量。

2. 患者教育是全科医疗服务的内在要求，全科医疗提倡以"患者为中心"，应用生物-心理-社会医学模式诊治疾病，提供的是以预防为主、全方位、立体式、综合性的服务，这些需要通过良好的患者教育来实现。

3. 患者教育本身就是一种治疗方法。

4. 实施患者教育有助于改善医患关系。

三、筛检的应用

筛检是早期发现疾病的重要手段，筛检能以较低的成本取得较高的健康绩效，也是解决我国当前健康问题，满足人们对健康需求的现实途径。我国的社区常见筛检项目包括以下内容。

（一）高血压的筛检

对辖区内35岁及以上常住居民，每年为其免费测量一次血压（非同日3次测量）。对第一次发现收缩压≥140mmHg和/或舒张压≥90mmHg的居民在去除可能引起血压升高的因素后预约其复查，非同日3次测量血压均高于正常，可初步诊断为高血压。对已确诊的原发性高血压患者纳入高血压患者健康管理。对起病急、症状重、可疑继发性高血压的患者，应及时转诊上级医院以进一步诊治。

如有以下六项指标中的任一项高危因素，建议每半年至少测量一次血压，并接受全科医生的生活方式指导：①血压高值（收缩压130~139mmHg和/或舒张压85~89mmHg）；②超重或肥胖，和/或腹型肥胖：超重28kg/m² > BMI≥24kg/m²，肥胖BMI≥28kg/m²；腰围男≥90cm，女≥85cm为腹型肥胖；③高血压家族史（一、二级亲属）；④长期膳食高盐；⑤长期过量饮酒（每日饮白酒≥100ml）；⑥年龄＞55岁。

（二）2型糖尿病的筛检

对辖区内35岁以上常住居民进行筛查，在社区2型糖尿病高危人群每年至少测量一次空腹血糖，并接受有针对性的健康教育咨询。空腹血糖筛查是简便易行的糖尿病筛查方法，宜作为常规的筛查方法，但有漏诊的可能性。条件允许行口服葡萄糖耐量试验（OGTT）测空腹血糖和糖负荷后2小时血糖。对发现的2型糖尿病高危人群进行有针对性的健康教育，建议其每年至少测量一次空腹血糖，并接受医务人员的健康指导。2型糖尿病高危人群包括：年龄≥45岁；有糖耐量受损史；超重、肥胖（BMI≥24kg/m²），男性腰围≥90cm，女性腰围≥85cm；2型糖尿病患者的一级亲属；有妊娠糖尿病史；高血压（血压≥140/90mmHg）或正在接受降压治疗；血脂异常（HDL-C<0.91mmol/L）（35mg/dl）及TG≥2.22mmol/L（200mg/dl），或正在接受调脂治疗；心脑血管疾病患者；有一过性类固醇糖尿病病史者；静坐生活方式者。

（三）血脂异常的筛检

血脂异常是促使动脉粥样硬化性心血管疾病（atherosclerotic cardiovascular disease，ASCVD）发生发展的最主要致病危险因素之一。基层医疗卫生服务人员是防治ASCVD的主力军，提高基层医生对血脂异常的认知水平，通过筛检发现血脂异常个体，并提供及时有效的预防干预措施，对降低ASCVD的发病率、死亡率具有重要意义。

《血脂异常基层诊疗指南（实践版2019）》建议：①20~40岁成年人至少每5年检测一次血脂；②40岁以上男性和绝经期后女性每年检测一次血脂；③ASCVD患者及其高危人群，应每3~6个月检测一次血脂；④因ASCVD住院患者，应在入院时或入院24小时内检测血脂。

血脂检测的重点对象包括：①有ASCVD病史者；②存在多项ASCVD危险因素（如高血压、糖尿病、肥胖、吸烟）的人群；③有早发性心血管病家族史者（指男性一级直系亲属在55岁前或女性一级直系亲属在65岁前患缺血性心血管病），或有家族性高脂血症患者；④皮肤或肌腱黄色瘤及跟腱增厚者。

（四）常见肿瘤的筛检

1. 子宫颈癌的筛检　子宫颈癌是女性常见的恶性肿瘤之一，其发病率在我国女性恶性肿瘤中居第二位，发病初期没有任何症状，因此，定期检查有助于患者能够做到早发现、早治疗。目前常用的筛查方法有：①传统细胞学检查（巴氏涂片）；②液基细胞学检查（TCT），为目前最理想的宫颈癌筛查方法，已逐步取代巴氏涂片法；③人乳头瘤病毒（HPV）基因高危型检测，目前资料证明，HPV感染是宫颈癌及其癌前病变的最主要病因，99.8%的宫颈癌患者中可以发现HPV病毒；④阴道镜检查，当TCT或HPV检查异常时，可进一步行阴道镜明确病变；⑤宫颈活体组织检查，活组织病理检查是诊断子宫颈癌最可靠的方法。针对宫颈癌的筛查年龄界限及周期目前尚无基于国内数据制定的指南可以借鉴，主要参考的是美国妇产科学院（ACOG）、美国癌症协会（ACS）和美国阴道镜和宫颈病理学协会（ASCCP）联合制定的筛查建议，主要内容如下。

（1）宫颈癌筛检应该在21岁时开始。除了HIV感染者外，<21岁者无论性生活开始年龄或有无其他行为相关危险因素，都不应该启动筛检。

（2）21~29岁者单行细胞学筛检，每3年一次。

（3）30~65岁女性推荐每3年进行一次细胞学检查（可接受），每5年进行一次HPV联合细胞学检查（首选）。

（4）对于年龄>65岁的女性，既往有充足够次数的宫颈癌筛查阴性史且在过去20年没有宫颈上皮内瘤变2级（CIN 2）或更高史的妇女可以停止筛查。

足够的宫颈癌筛查阴性史定义：在10年内连续3次细胞学检查阴性或连续2次联合检测阴性，但强调最近一次检测是在过去5年进行的。

（5）对于切除宫颈的子宫切除术（即全子宫切除术）且既往无CIN2或更高史者，常规细胞学及HPV检测应终止，并不因任何原因而启动。

与宫颈癌发病相关的危险因素如下。①不良性行为：过早性生活、自身或丈夫有多个性伴侣；②月经及分娩因素：经期卫生不良、经期延长、早婚、早育、多产等；③性传播疾病导致的炎症对宫颈的长期刺激；④吸烟；⑤长期服用避孕药；⑥免疫缺陷与抑制：HIV感染和器官移植术后长期服用免疫抑制药物；⑦其他病毒感染［如疱疹病毒Ⅱ型（HSV-Ⅱ）］等。

2. **乳腺癌的筛检** 乳腺癌是我国女性常见的恶性肿瘤之一，发病率位居女性恶性肿瘤的首位，严重危害妇女的身心健康。早诊早治是降低乳腺癌死亡率的关键，在无症状妇女中通过简单、有效、经济的方法发现癌前病变或早期浸润性癌的患者则是实现上述目的的重要举措。乳腺癌的筛查分为群体筛查（mass screening）和机会性筛查（opportunistic screening）。群体筛查一般是在社区或单位有组织地为适龄妇女提供筛查；机会性筛查是个体主动或自愿到提供乳腺癌筛查服务的医疗保健机构进行检查。

（1）普通人群乳腺癌筛查策略

1）20~39岁女性：①每月一次乳腺自我检查；②每1~3年一次临床检查。

2）40~69岁女性：①适合机会性筛查和群体性筛查；②每1~2年一次乳腺X线检查或乳腺超声检查；③对致密型乳腺推荐X线与超声检查联合；④每月一次乳腺自我检查；⑤每年一次临床检查。

3）70岁以上女性：①机会性筛查；②每月一次乳腺自我检查；③每年一次临床检查。

（2）高危人群乳腺癌筛查策略

乳腺癌高危人群包括：①有明显的乳腺癌遗传倾向者；②既往有乳腺导管或小叶不典型增生或小叶原位癌的患者；③既往行胸部放疗者。

对乳腺癌高危人群的筛查：①早发乳腺癌家族史且自身携带有*BRCA1/2*基因突变者，从35岁起每年行1次乳腺磁共振成像（MRI）检查；②40~44岁无早发乳腺癌家族史或不携带*BRCA1/2*基因突变的其他高危风险者，从40岁起每年行一次乳腺超声检查，必要时加做乳腺MRI检查；③45岁以上其他乳腺癌高危风险者，每年行一次乳腺X线联合超声检查，必要时加做乳腺MRI检查。

3. 胃癌的筛检　在我国，胃癌的发病率和死亡率均居恶性肿瘤前三位，早期胃癌占比较低，大多发现时已是进展期，总体5年生存率不足50%，早期筛查、早期发现至关重要。由于内镜检查普查成本费用的局限性，且患者接受度较低，行之有效的方法是对胃癌高危人群进行筛查，达到较高的"成本-效益"。

符合下列第1条和第2~6中任意一条者为胃癌的高危人群：①年龄40岁以上，性别不限；②胃癌高发地区人群；③幽门螺杆菌感染者；④既往患有慢性萎缩性胃炎、胃溃疡、胃息肉、手术后残胃、肥厚性胃炎、恶性贫血等胃癌前疾病；⑤一级亲属有胃癌患者；⑥存在胃癌其他高危因素（高盐、腌制饮食、吸烟、过量饮酒等）。

主要筛查方法包括：①血清胃蛋白酶原（pepsinogen，PG）检测，我国采用PG Ⅰ浓度≤70μg/L且PG Ⅰ/PG Ⅱ≤7.0作为胃癌高危人群标准，根据血清PG检测和幽门螺杆菌抗体检测的结果对胃癌患病风险进行分层并决定进一步检查策略；②胃泌素17（gastrin-17，G-17），血清G-17浓度检测可以诊断胃窦（G-17水平降低）或仅局限于胃体（G-17水平升高）的萎缩性胃炎；③上消化道钡餐已基本被内镜检查所取代，不推荐用于胃癌筛查；④内镜检查，内镜检查、活检是确诊胃癌的"金标准"，随着无痛胃镜的发展，人们对胃镜检查筛查胃癌接受度大大提高。

胃癌的具体筛查流程为：对于胃癌高危人群可进行PG、G-17检查和幽门螺杆菌检测或直接进行胃镜检查；对幽门螺杆菌（-）并萎缩性胃炎（+）者每年进行1次内镜检查；幽门螺杆菌（+）并萎缩性胃炎（+）和幽门螺杆菌（+）并萎缩性胃炎（-）者进行根除幽门螺杆菌治疗后，分别每2年和3年实施一次内镜检查；幽门螺杆菌（-）并萎缩性胃炎（-）者每5年重复PG、G-17检查和幽门螺杆菌检测。

4. 结直肠癌的筛检　结直肠癌是我国居民发病率及死亡率较高的癌种之一，并有年轻化的趋向，严重影响居民预期寿命。《中国结直肠癌筛查与早诊早治指南（2020）》指出，现已明确的结直肠癌危险因素包括：①结直肠癌家族史；②炎症性肠病；③红肉和加工肉类摄入；④糖尿病；⑤肥胖；⑥吸烟；⑦大量饮酒。具有上述危险因素的个体可作为推荐结直肠癌筛查对象。

结直肠癌的筛查和早期诊断方法：结肠镜是结直肠癌筛查的金标准；免疫法粪便隐血试验（FIT）适用于结直肠癌筛查，对结直肠癌诊断灵敏度较高，但对癌前病变灵敏度有限；乙状结肠镜可用于结直肠癌筛查，其对远端结直肠癌的灵敏度、特异度均较高；结肠CT成像技术在特定条件下可用于结直肠癌筛查，对结直肠癌和癌前病变具有一定的筛检能力；多靶点粪便FIT-DNA检测在特定条件下可用于结直肠癌筛查，对结直肠癌和癌前病变具有一定的筛检能力。

结直肠癌筛查工具的筛查周期：每5~10年进行一次高质量结肠镜检查；每年进行一次FIT检查；每3~5年进行一次乙状结肠镜检查；每5年进行一次结肠CT检查；每3年进行一次多靶点粪便FIT-DNA检测推荐。

四、社区常见慢性病的综合预防与管理

目前，慢性病患病率与死亡率的持续上升，疾病负担日益加重，已经构成了威胁人群健康的严重公共卫生问题。因此，对社区慢性病实施综合预防和管理显得尤为重要。下面以高血压为例，介绍社区常见慢性病的综合预防和管理。

1. 高血压高危人群的识别　早发现、早治疗对高血压的防治至关重要，《国家基本公共卫生服务规范（第三版）》指出：当居民存在下述一项或多项高血压易患因素时（见高血压筛检），应及早去医疗机构进行血压测量明确诊断并定期随访。

2. 高血压高危人群的健康教育与生活方式干预

针对高血压高危人群的健康教育主要包括：①预防高血压病医学知识教育；②识别自身危险因素教育；③积极健康生活方式的普及教育；④膳食教育，高盐患者限盐。

针对高血压高危人群的生活方式干预包括：①处于高血压病前期（正常高值收缩压120~139mmHg和/或舒张压80~89mmHg）患者可通过运动、饮食控制来延缓高血压病的发生；②规范多次测量血压，包括诊室血压测量及家庭自测血压，并定期随访以确保患者依从性，从而增强患者自我保健意识；③及时关注并处理心脑血管疾病危险因素（如长期抽烟、酗酒等）。

3. 高血压的综合预防与管理　"预防为主，防治结合"的三级预防策略是高血压病综合预防和管理重点。高血压病一级预防的目的是防止高血压病的发生；二级预防的目的是在确诊的高血压患者中采取积极措施防止心、脑、肾和眼等重要脏器并发症的发生；三级预防的目的是逆转或减缓已有高血压并发症的进一步恶化，降低伤残率和致死率，努力恢复患者各项功能，争取重返社会，提高患者及家庭的生命质量。

《国家基本公共卫生服务规范（第三版）》规定，社区医疗机构对35岁及以上常住居民，每年需为其测量一次血压，筛查高血压患者。确诊后的原发性高血压患者将纳入高血压的综合管理。对于疑似继发性高血压患者，全科医生应及时转诊至上级医院，并在2周内随访转诊结果。此外，对已经确诊高血压的患者还应开展针对性的二级预防策略，预防并发症的发生，减少伤残和死亡。

高血压患者的社区管理如下。①随访频率：对原发性高血压患者血压控制达标者，每年需提供至少4次面对面的随访；血压未达标者，2~4周随访1次。②随访内容：有无药物不良反应、原有并发症有无加重或是否有新诊断的合并症等，如急性心脑血管事件（脑卒中、心肌梗死等）、短暂性脑缺血发作（TIA）冠心病、心力衰竭、糖尿病、慢性肾脏疾病等。做好随访记录，包括有无相关症状，如头痛、头晕、恶心呕吐、眼花耳鸣、呼吸困难、心悸、胸闷、鼻出血、四肢发麻、下肢水肿等；并记录脉搏、心率、血压、体重、体重指数、腰围、腹围、心脏、肺部、腹部等体征；生活方式：吸烟、饮酒、运动、钠盐摄入情况，心理状态及遵医行为等。③评估：所有原发性高血压患者每年应评估1次。除上述症状采集和体格检查外，每年还需进行必要的实验室检查和辅助检查：血常规、尿常规、血生化（血肌酐、尿酸、谷丙转氨酶、血钾、血钠、血氯等）、空腹和餐后2小时血糖、血脂、心电图、X线胸片、尿白蛋白/肌酐比、眼底镜等，必要时行24

小时动态血压监测、心脏超声和颈部血管动脉超声等检查。

（王荣英）

思考题：

1. 全科医生在社区开展以预防为先导的健康照顾时，三级预防策略包括哪些？

2. 简述全科医生社区预防服务中的优势和作用。

3. 简述患者教育的目的和实施步骤。

4. 以高血压为例，简述慢性病健康管理内容。

第八章　全科医生的临床思维

　　一个正确诊断和治疗方案的建立，除了要求临床医生掌握丰富的理论知识、扎实的基本技能和一定的疾病诊疗经验外，还需具备正确的临床思维方法。正确的临床思维是医疗质量的保证，避免临床医生出现"设备现代化，思维简单化"的临床倾向。

　　目前，我国全科医生主要在基层承担常见病、多发病的诊疗和转诊、慢性病管理、健康管理、预防保健、康复等一体化服务。经过培训的全科医生应有能力在现代生物-心理-社会医学模式指导下，秉持以人为中心的全人照顾（whole-person care）的理念，为个人和家庭提供综合性、连续性的医疗保健服务。由于基层全科医生面对的临床问题不同于综合医院的临床医生，且基层医疗机构缺少先进设备和高新技术的辅助，这意味着全科医生诊疗水平的高低更取决于其临床思维是否正确。

　　本章从临床思维的概念出发，分析全科医生临床思维的基本特征、原则、要求、思维模式和推理方法，并就以健康问题为导向的临床思维、全科医生的临床推理过程、临床治疗策略和临床医疗缺陷中反映的临床思维问题及其预防等内容进行详细介绍。

第一节　临床思维概述

一、临床思维的概念

　　思维（thinking）是人脑根据以往的知识和经验，借助语言、表象和动作对客观事物和情境概括和间接反应的过程，是认识过程的高级阶段。临床思维（clinical reasoning）是临床医生运用医学科学、自然科学、人文社会科学和行为科学等知识，在临床实践中通过对患者健康问题进行调查研究，收集相关临床资料，并进行综合分析、逻辑推理，最终从错综复杂的线索中找到主要矛盾并加以解决的思维过程。临床思维贯穿于疾病诊断和处理的全过程。

二、全科医生临床思维的基本特征

　　全科医生临床思维的基本特征是以患者为中心、问题为导向、证据为基础的临床思维；体现生物-心理-社会医学模式，系统全面、综合、整体地认识患者的健康问题；遵循辩证思维、逻辑思维的基本认识规律；运用科学批判思维方法评价与决策临床问题。

　　（一）以患者为中心的系统思维模式

　　与专科医疗的以疾病为中心的诊疗模式不同，以人为中心的照顾是全科医疗的基本特征。以患者为中心的临床思维方式与以疾病为中心的临床思维方式相对应：以患者为中心的临床思维是一种发散思维，相当于用望远镜去观察物体，在这个过程中需注意关注背景和关系；以疾病为中心的临床思维是一种集中思维，相当于用显微镜去观察物体，其关注点仅为疾病的本质。在临床工作中，专科医生与全科医生之间需要进行合作，在专科医生对疾病进行深入、细致的分析之后，就需要全科医生对各种问题进行全面、系统的整合。

全科医生解决具体临床问题的出发点是患者，了解患者自身对疾病的认识和患病体验与诊疗疾病同样重要。患者的健康问题是在其日常生活背景下产生，而不是单纯的病理或"病例"。以患者为中心的系统思维模式要求全科医生在解决患者健康问题过程中具备两种平行的思维框架：一方面从生物医学视角出发，症状和/或体征入手，借助实验室及辅助检查，提出初步诊断并进行鉴别诊断，进而明确所患疾病；另一方面，从患者的视角出发，明确患者就医的原因、就诊的期望、患病体验、疾病因果观和实际需求、健康信念模式，以及患病对其生活的影响和意义。在全科医疗实践中，全科医生只有充分整合两个框架，在尊重患者意愿基础上，与患者平等地充分协商、共同决策，方能为患者提供以人为整体、系统全面的健康照顾。

（二）以问题为导向的诊疗思维模式

以问题为导向的诊疗思维是以发现和解决个人、家庭、社区的疾病与健康问题为导向，综合运用临床医学、预防医学、心理学与社会学等学科方法，对各种问题进行判断，了解其产生的原因及影响因素，确定健康需要，制定和实施相应的诊疗措施，以实现对各种疾病与健康问题的有效治疗和照顾。它是一种以问题的发现、分析、诊断和处理为主线的疾病诊疗和健康照顾过程，强调以疾病与健康问题的发现和诊断为出发点，以问题的妥善处理、个体和群体的健康维护和健康促进为实现目标，并将以问题为导向的思维贯穿于整个服务过程中。全科医学涉及的内容中，常见病多于少见病及罕见病；健康维护问题多于疾病诊治；研究整体重于研究细胞，因此以问题为导向的诊疗思维非常重要。

在全科医疗服务中，全科医生所面临的大部分疾病尚处于早期未分化阶段，绝大多数患者都是以症状或健康问题而不是以疾病就诊。有些症状是一过性症状，无需进行病理或病因学诊断；有些症状属于健康问题，尚不属于疾病的范畴；也有许多症状可能是一些慢性病和严重疾病的早期症状。对于全科医生来说，最重要的就是对产生症状的最可能病因作出评估，排除严重疾病。因此，在全科诊疗中更应强调患者的症状、体征、诊断性试验等，以及其与疾病和健康相关的心理、社会、经济、文化等方面问题。以问题为导向的诊疗思维模式要求全科医生始终围绕疾病与健康问题，准确分析和鉴别常见病的一般症状和特异症状，并善于从患者的一系列问题中分清主要问题和次要问题，善于把握问题的实质，系统分析各类信息，从而避免发生误诊。此外，由于疾病的发生、发展往往要经历一个相对漫长的自然过程，疾病症状表现的多样性使得人们很难在初期找到疾病的特异性症状并作出准确的诊断，因此需要全科医生充分利用与患者之间形成的相对稳定的医患关系、动态、渐进地观察、跟踪疾病和健康问题的变化，及时收集各种相关信息，以调整和修正自己的最初判断和对疾病的处理方案。

（三）以证据为基础的临床思维模式

以证据为基础的临床思维模式是一种科学的思维模式和临床决策方法。临床医学是证据科学和经验科学的结合，全科医生通过从众多的医学资源中寻找最佳的证据为患者提供更好的诊疗和健康照顾。

以证据为基础的临床思维模式可以分为5个步骤，概括起来称为"5A程序"，即提出问题（ask）、寻找证据（acquire）、评价证据（appraise）、应用证据（apply）和评价结果（assess）。第一步，提出问题，是从临床工作中发现和提出问题，许多研究表明，重要的临床问题都是在日常临床工作中提出来的。例如，患者的治疗措施、治疗效果和预防措施都可以作为问题提出来。第二步，寻找证据，书籍、文献、网络资源都是寻找证据的途径，全科医生应充分利用这些资源寻找循证医学证据支持临床实践。第三步，评价证据，并非所有证据都可以直接应用，使用前全科医生应通过证据的可信度、重要性和实用性对其进行评价。第四步，应用证据，将获取的最佳、最新的证据应用于临床实践工作中。第五步，评价结果，对最佳证据应用于临床实践后的结果进行评价。以上5个步骤不断循环，从而促进科学临床思维的形成与发展，进而提高全科医生的临床诊治水平。

三、临床思维的原则

（一）以人为中心的原则

以人为中心是全科医生临床思维的首要原则。全科医生在临床实践过程中的关注点始终是服务对象——作为一个整体的人，而不仅仅是患者的疾病或健康问题。如全科医生的关注点是发热的婴儿、想了解性传播疾病的青少年、有膝关节疼痛的搬运工人、腿部骨折的运动员或脑梗死后半身不遂的老人，而不是发热、人类免疫缺陷病、关节痛、骨折或脑梗死后遗症。

（二）基于循证医学的原则

循证医学强调将最佳研究证据、医生的专业能力和职业素养、患者的临床状况和意愿三者有机结合，从而合理利用医疗资源，提高诊断准确率，结合实际条件为患者和家属提供当前最佳的治疗选择，双方共同进行临床决策，提高治疗有效率和患者满意度。

将循证医学的理论和方法应用于全科医学实践与研究，即形成了循证全科医学（evidence-based general practice/evidence-based family medicine）。循证全科医学致力于寻找适用于全科医疗实践的最佳证据，并将其与全科医生的经验和直觉及患者需求和意愿有机结合，促进全科医疗服务最优化，改善服务质量和提高服务效率。尽管目前其在基层医疗中应用还有很多局限性，但将现有最佳证据、临床经验、患者需求和意愿有机结合，以提供最佳临床决策，是全科医生应始终坚持和追求的重要原则之一。

（三）从整体观出发的原则

患者的健康状况往往是由多因素共同作用的结果。从整体观出发的原则是指以生物－心理－社会医学模式为指导，运用系统整体论方法，践行全人照顾的理念，指导全科医疗服务的原则。其主要体现在以下几个方面。

1. 全身和局部　在对症分析时，应首先考虑是不是由全身疾病引起的，再考虑是否是由局部器官或系统问题引起。例如，接诊一个腰痛的患者，我们应当首先考虑有没有全身性疾病继发引起的腰痛，如肿瘤、强直性脊柱炎等，排除全身问题，再考虑是不是腰椎间盘突出或非特异性腰痛等原因。

2. 宏观和微观　全科医生在对患者进行病情评估时，需同时考虑患者微观世界和宏观世界因素对健康的影响。例如，在采集病史时不仅要收集疾病发生、发展和诊疗过程中的相关临床信息，还要了解患者心理、家庭和社会方面的资料；在诊断过程中，不仅需考虑生物学因素影响，还需考虑心理、社会因素的权重。

3. 既往和现存　患者健康状况往往是由自身并存的多种疾病共同作用的结果。在确认和处理患者现患问题的同时，需考虑其是否存在其他健康问题或疾病，始终关心患者的健康问题及其疾病发展。例如，在治疗和管理过程中，不仅应考虑针对特定疾病的药物治疗、手术治疗及介入治疗等，还应注重提供综合、适宜的整体性方案，包括患者教育、心理支持、适当安慰、健康生活方式指导、多重用药、共病管理、转诊与随访等。

（四）一元论和多元论有机结合的原则

在全科医疗实践中，患者就诊症状常常不是一个，而是多个。对于涉及多个器官系统的症状群，可能是典型的，也可能是不典型的，尤其在基层，同病异症或同症异病的情况并不少见，因此需要考虑用一元论还是多元论来解释。通常来讲，临床医生首先试图用一种疾病来解释患者同时出现的多种临床表现。如果一种疾病不能完全解释，则可能需考虑多元论。例如，"月经不调＋肥胖＋多毛症"从一元论出发需考虑多囊卵巢综合征可能，但患者如还有高血糖，用多囊卵巢综合征则不能解释，应按多元论原则考虑是否合并糖尿病。因此，全科医生应从整体的角度出发，遵循一元和多元有机结合的原则来指导临床实践。

（五）"假设有病"的原则

"假设有病"的原则是指全科医生在诊疗中，无论遇见因何种原因就诊的患者都应首先建立一个其可能患有某种疾病，甚至是急性、严重疾病的可能，以避免误诊、漏诊。例如，快速识别胸骨中部压榨性疼痛症状是不是由心绞痛或心肌梗死引起、头痛伴颈强直是不是由脑膜炎引起等。遵循"假设有病"原则，强调的是全科医生应快速排除威胁患者安全的疾病，而不是确定诊断。排除一个危重疾病比诊断一个常见疾病更重要。全科医生需要具备快速识别急危重症的能力，掌握一些危及生命的疾病的特异性、典型性的症状和体征，决策是否需要抢救治疗、紧急处理或立即转诊。

（六）"常见病首先考虑"原则

全科医生的服务对象是以社区为范围的相对固定人群，故全科医生应掌握本社区疾病谱及患病率情况。当几种可能的诊断同时存在时，根据该社区的疾病概率，首先要考虑常见病、多发病。这符合概率分布的基本原理，有其数学和逻辑学依据，在临床上可以大大减少误诊的机会。例如，65岁女性，发热伴咽痛3天，最可能的诊断应首先考虑急性咽炎、急性扁桃体炎、扁桃体脓肿等常见病，而不是咽喉部恶性肿瘤、白塞病、白血病等少见病。

（七）"器质性疾病首先考虑"原则

尽管基层全科医生比综合医院专科医师更有机会接触到功能性疾病，但对于健康问题的诊断和鉴别诊断来讲，总是应该首先建立一个可能是器质性疾病的诊断假设，避免错失器质性疾病治疗的最佳时机。例如，在诊断"肠易激综合征"前，首先要除外器质性肠道病变。特别是在出现报警症状（体重下降；持续性腹泻，夜间腹泻；便血；顽固性腹胀；贫血；低热等）时，要高度警惕器质性疾病，而不能轻易诊断功能性胃肠病。社区通常不具备完善功能性疾病诊断依据的条件，这就需要全科医生运用协调性、综合性照顾的原则和方法，慎重诊断。出于对生命的尊重和健康的爱护，无论多么谨慎都是不过分的。

（八）"严重疾病优先诊疗"原则

日常临床诊疗中的严重疾病是指一些危及生命的、恶性的和紧急的需要立即处理的疾病，如恶性肿瘤、脑卒中、冠心病、心律失常、严重感染、儿科、外科与妇科急症等。判断某一症状可能是哪种疾病时，我们一般先列出一个鉴别诊断表，按照可能发生概率的大小进行排序，同时要考虑先行诊疗严重疾病，尽可能不漏诊并及时处理。一旦漏诊或处理不及时，就会给患者及其家庭带来无法弥补的损失，造成医患双方都无法接受的后果。

（九）"双向转诊"原则

全科医生作为居民健康的"守门人"面对更多的挑战，需要处理更多的不典型、非特异性的症状或症状群，需要早期识别严重的危及生命的疾病并及时转诊，保障医疗安全和质量，规避医疗风险。转诊包括由基层将患者转至二级及以上医院和由二级及以上医院转回至基层，前者通常称为"上转"患者，后者通常称为"下转"患者。"上转"对象一般是指急危重症、疑难病例及任何基层无法诊疗的患者。"下转"对象一般是指诊疗方案明确，病情稳定，适合基层进行诊疗和管理的患者。例如，某男性患者，50岁，以"嗳气6个月"为主诉来诊，伴有反酸、烧心等胃食管反流症状，^{13}C尿素呼气试验（＋），口服奥美拉唑40天无明显好转来诊。该患者就诊的主要原因是"我是不是得胃部恶性肿瘤了"，并因此而导致睡眠障碍。综合考虑患者的病史信息、检查结果及其患病体验，为进一步规范诊疗并消除患者的疑虑，首先考虑的是转诊行胃镜等相关检查，而不是调整用药和随访。

四、常用的临床推理方法

推理（reasoning）是思维的基本形式之一，是临床医生获得临床资料或诊断信息之后到形成结论的中间思维过程。常用的推理方法有归纳推理法、演绎推理法、概率推理法、类比推理法等。

（一）归纳推理法

归纳推理（inductive reasoning）是从特殊到一般的推理方法，即从个别性前提出发，根据一类事物的部分对象具有某种性质，推出这类事物的所有对象都具有这种性质的推理，得出一般性结论。临床诊断通常针对个体患者。个体患者的症状、体征等临床表现、其他病史及相关检查结果也都是个别的、具体的或特殊的，由此获得初步诊断却是一种普遍性的结论。例如，一个10岁患儿，因咳嗽、咯血就诊，应考虑呼吸系统、心血管系统和血液系统疾病，经初步评估心脏检查和血常规正常，则可基本排除心血管系统和血液系统疾病；在呼吸系统疾病中，支气管扩张、肺结核、特发性肺含铁血黄素沉着症及肿瘤都应考虑，如患儿血常规显示有小细胞低色素性贫血，则应初步考虑诊断为特发性肺含铁血黄素沉着症。

（二）演绎推理法

演绎推理（deductive reasoning）是从一般到个别的推理方法，即从一般性的前提出发，通过推导（即"演绎"），得出具体或个别结论的过程。临床上最常用的诊断推理方法是假设-演绎推理（hypothetical- deductive reasoning）。首先提出假设诊断解释患者的临床问题，然后从普遍性原理出发，进一步有针对性地收集患者信息，选择实验室和辅助检查，或制订初步治疗方案，根据检查结果和/或治疗效果来验证假说是否正确，修正鉴别诊断，必要时回归患者，以肯定、补充或排除初步诊断，最终得出最可能的诊断结论。假设-演绎推理的过程如下：①如果我们有一定的临床信息，那么某种疾病诊断假设可能是正确的；②我们需要根据诊断假设，安排相关检验和检查以获得进一步的信息来验证诊断假设；③接下来判断我们是否有充分的证据确认该假设是真的还是假的。在此过程中一般会形成一个经典的鉴别诊断列表。

假设-演绎推理法通常先将患者的临床资料进行整合，找出主要问题，通过推理和想象提出可能的诊断假设。尽管这是一种高效且行之有效的诊断推理方法，且在临床中应用广泛，但是其往往对于假设诊断数量和检查项目不加限制，有可能造成社区本就匮乏的医疗资源的过度利用。全科医生的临床思维应当是一种有限制的假设-演绎过程，即利用有限、低成本的诊疗手段获取最大的健康效果和经济效益。因此，全科医生更应该练好基本功，提升自身的物理诊断、临床思维和判断能力，并在诊疗过程中充分利用生物-心理-社会医疗模式的方法。

（三）概率推理法

概率推理（probabilistic reasoning）是利用特定症状、体征或诊断试验的诊断价值来确认或排除诊断的推理方法。在临床工作中，医生根据临床资料作出可能的临床诊断，以解释患者症状、体征或辅助检查阳性结果，通常不是一个诊断而是多个，一般根据每一个可能诊断发生的概率对这些诊断进行排序，形成鉴别诊断列表，使用不同的术语来表示可能性的大小，如非常肯定或可靠、肯定或可靠、非常可能、可能、不可能、非常不可能、不能排除等。然后进一步完善相关资料，查找诊断依据，缩小诊断范围，获得最可能的诊断。对于检查前疾病发生概率的估计（验前概率）应选择与患者临床表现相似人群的流行病学资料，而不是一般人群的患病率。实际上是某种症状或症状群的预测值，即具有某种症状或症状群患者患某病的概率。对于检查后概率（验后概率）的变化则依据诊断试验的似然比来评估患某种疾病的可能性。全科医生熟悉社区患病率和个人背景资料，有利于以概率方法得出最可能的诊断。关于表述诊断可能性的词汇是模糊不确定的，患者通常难以理解。循证诊断常采用0~100%的定量方法描述某种疾病发生的可能性，但鉴于临床问题的复杂性和不确定性，临床医生极少使用0和100%来表述，如临床诊断中常见"发热待查，病毒性肺炎可能性大""水肿待查，特发性水肿可能性大"。有时，临床上带有"问号"的诊断可能比带"句号"的诊断更符合科学，更有利于妥善处理患者的健康问题。

（四）类比推理法

类比推理（analogical reasoning）是根据两个或两个以上患者的部分临床信息相同或相似，推出某个患者的其他临床资料与此类患者相同或相似，从而获得临床诊断的推理方法。类比推理过程中，医生不仅比较不同患者临床资料的相同点，也比较两者的不同点，以不同的方式去思考不同患者的临床问题。类比推理法通常需要和其他推理方法相结合，以提高临床诊断的准确性和效率。

（五）模型识别法

模型识别法（model recognition）属于类比推理方法的一种。有些疾病的临床表现和检查结果会形成一些特定的组合，经反复临床实践获得证实，临床上常称为疾病的"典型特征"。当遇到某个患者的临床表现和检查结果与之相同或相似时，会迅速作出初步诊断。如发热、咳嗽、咯铁锈色痰，伴血白细胞增高，提示大叶性肺炎。使用模型识别方法需要临床医生记住疾病的典型表现或以前的典型案例。需要注意的是，临床上出现的不典型情况，不适合应用模型识别。

（六）临床预测规则

临床预测规则（clinical prediction rule）又称临床预测模型（clinical prediction models），是从患者病史、体征或诊断性试验等中获得预测变量，利用多因素模型估算其患有某种疾病的概率或将来发生某种结局的概率。如全科医疗中经常使用的Ottawa足踝损伤鉴别诊断标准、卒中风险预测ABCD2评分、深静脉血栓形成的Wells评分等。

第二节　以健康问题为导向的临床思维

一、全科医疗中常见的临床问题

全科医疗是一种以门诊为主体的第一线医疗服务，其范围是宽广的，不因服务对象的性别、年龄、背景或器官系统所限制。全科医生需要应对的临床问题也是广泛、多维而具有特色的。全科医生所遇到的疾病的种类和分布取决于其服务居民的人口特征和社区环境。全科医疗中常见的疾病如下。

1. 呼吸和耳鼻喉系统　上呼吸道感染（病毒性或细菌性）、过敏性鼻炎、哮喘、慢性阻塞性肺病、耳道炎（急性或慢性）、（鼻）窦炎。

2. 心脑血管系统　高血压、冠心病、心力衰竭、脑血管意外。

3. 消化系统　胃肠炎（病毒性或细菌性，急性或慢性）、便秘、肠易激综合征、消化不良、结肠炎（溃疡性或非溃疡性）、痔疮、肝炎（急性或慢性）。

4. 泌尿生殖系统　尿道感染、阴道炎（真菌性、细菌性、滴虫性、萎缩性等）、功能性子宫出血、围绝经期综合征、良性前列腺增生。

5. 神经系统　头痛（偏头痛、紧张性头痛等）、头晕或眩晕、脑卒中（康复期）、压迫综合征（如腕管综合征）。

6. 肌肉骨骼系统　肌肉及软组织损伤、关节炎（骨关节炎、风湿性关节炎、痛风）、脊柱退行性疾病（颈椎病、腰椎病）、肩部综合征（肩周炎等）、腱鞘炎（网球肘、扳机指等）。

7. 内分泌系统　糖尿病、甲状腺疾病、骨质疏松症、血脂代谢异常。

8. 精神心理问题　抑郁、焦虑、依赖（烟草依赖、酒精依赖、药物依赖、互联网依赖等）、精神病等。

9. 恶性肿瘤　胃癌、结肠癌、乳腺癌等。

10. 皮肤问题　皮肤感染、湿疹、过敏性皮肤病、痤疮。

根据我国第六次国家卫生服务调查结果，从疾病系统类别看，排在前五位的分别是循环系统疾病、呼吸系统疾病，内分泌、营养和代谢疾病，肌肉骨骼系统和结缔组织疾病，消化系统疾病。五类疾病合计占两周患病的86.5%。城市与农村两周患病主要疾病类别相同，循环系统疾病的两周患病率最高，其次是呼吸系统疾病。同2013年相比，前五位系统疾病两周患病率增加较多，神经系统疾病、消化系统疾病、精神疾病、肌肉骨骼系统和结缔组织疾病两周患病率增加了1倍以上，皮肤和皮下组织疾病的两周患病率增加了2倍以上。

城乡居民两周就诊的前10位疾病见表8-2-1。按照疾病别分析两周患病情况，处于前五位的分别是高血压、普通感冒、糖尿病、急/慢性胃肠炎和椎间盘疾病。城市糖尿病患病率较高，排在第二位；农村排在前五位的疾病与调查总人群一致。城市和农村高血压、糖尿病患病率差异较大。两周内首诊在基层卫生机构就医的比例为67.5%，城市为61.8%，农村为73.6%。

表8-2-1　2018年国家卫生服务调查人口两周就诊疾病构成

顺位	合计		城市		农村	
	疾病名称	构成 /%	疾病名称	构成 /%	疾病名称	构成 /%
1	高血压	29.7	高血压	32.5	高血压	26.4
2	普通感冒	12.9	糖尿病	11.6	普通感冒	14.6

顺位	合计		城市		农村	
	疾病名称	构成 /%	疾病名称	构成 /%	疾病名称	构成 /%
3	糖尿病	9.2	普通感冒	11.4	糖尿病	6.4
4	急/慢性胃肠炎	4.4	急/慢性胃肠炎	3.7	急/慢性胃肠炎	5.2
5	椎间盘疾病	3.7	椎间盘疾病	3.1	椎间盘疾病	4.5
6	脑血管病	3.3	脑血管病	2.8	脑血管病	3.8
7	流行性感冒	2.6	缺血性心脏病	2.7	流行性感冒	2.9
8	缺血性心脏病	2.5	流行性感冒	2.4	缺血性心脏病	2.2
9	类风湿关节炎	1.6	类风湿关节炎	1.2	类风湿关节炎	2.0
10	慢性阻塞性肺疾病	1.3	慢性阻塞性肺疾病	1.1	慢性阻塞性肺疾病	1.6

二、社区常见健康问题的临床特点

全科医生在社区中可遇到各种健康问题，与专科医生相比，全科医生所面对的常见健康问题具有以下特点。

（一）大部分健康问题处于疾病的早期和未分化阶段

早期未分化阶段的健康问题是全科医疗中的常见问题之一。在疾病和健康问题的早期，多数患者只是感觉不适，仅表现为情绪低落、性情暴躁、记忆力减退等，或只有一些症状和不典型体征，还未出现明确的疾病证据。这些可能是一过性、自限性、较轻的、可治愈、可控制或可缓解的疾病，也可能是严重危及生命的疾病，还有可能是始终无法作出明确诊断的疾病（即未分化疾病）。疾病在早期或未分化阶段是全科医生进行干预的最佳时期，未分化疾病的长期管理也是全科医疗的优势所在，两者花费成本均最小，收效却最大。因此，全科医生应特别关注对早期未分化健康问题的及时发现和处理，以及未分化疾病的长期随访管理，并努力掌握相关的知识和基本技能。

（二）疾病或健康问题成因常是多维度和错综复杂的

躯体疾病可以伴随大量的心理、社会问题，精神疾患也可以伴随许多躯体症状，两者常互为因果关系。许多患者有明显的躯体症状，却没有阳性体征和异常的辅助检查结果，据此难以明确躯体疾病诊断。心理、社会问题既可以是躯体疾病的原因，又可以是躯体疾病的表现，反之亦然。现代疾病谱中的很多疾病是生物、心理、社会诸因素不断交叉累积、相互作用的结果。社区中健康问题的原因可能涉及生物、躯体、心理、个人、人际关系、家庭、社区、社会文化、宗教信仰、文化、政治、经济等多个层面，以上因素之间又存在错综复杂的相互作用，最终影响着患者的患病体验。这就要求全科医生善于识别和处理这一类问题，并具备从生理、心理、社会等多维度对疾病或健康问题进行鉴别的能力，并能从问题产生的生物源性、心理及社会源性着手，对健康问题进行分析、鉴别，从而进行有效的干预。

（三）疾病和健康问题具有很大的变异性和隐蔽性

专科医生面临的临床问题通常是以器官系统为导向的，是一类疾病，往往相对固定，变异性不大。而全科医生面对的健康问题涵盖不同年龄、性别、不同器官系统，以及各种生理、心理、社会原因导致的疾病和健康问题。此外，同一个体主诉的症状也常涉及多个器官、系统或学科。例如，一名65岁的女性患者会这样描述她的病情："我最近这半年一直不舒服，肚子胀，不得劲，一弯腰就喘不上来气，还心跳得厉害。还有就是左腿关节肿也严重了，还像针扎一样疼，躺着后背也疼，头也晕，总之哪儿都不得劲"。因此，全科医生所面对的疾病和健康问题具有很大的变异性。

受制于个人健康意识、对疾病的重视程度及症状轻微等多种因素的影响，在疾病的早期和未分化阶段人们很少主动就医，健康和疾病问题很容易被忽视，使得其健康问题具有很大的隐蔽性。此外，也有居民没有不适的感觉，仅仅是因健康咨询而就诊。因此，要求全科医生在识别处理急性和慢性健康问题的同时，不断追踪和动态了解其服务社区中的个人、家庭的健康档案和信息，了解各种疾病和健康危险因素的流行状态，掌握各种疾病的诱因、流行病学、自然过程和不同的临床表现方面的知识，通过多方面知识和技能的掌握，以有效应对潜隐、充满变异和不确定性的健康问题。

（四）慢性病多见，持续时间长，就诊频率高

根据2018年国家卫生服务调查结果，调查地区城乡居民两周患病率为32.2%，其中71.5%为慢性病，处于前五位的慢性病分别是高血压、糖尿病、椎间盘疾病、脑血管病和慢性胃肠炎。慢性病是导致我国居民死亡的主要原因，慢性病共病或多种健康问题并存常见，尤其在老年人群中，往往需要全科医生提供连续性、综合性的医疗保健服务。慢性病患者就诊频率高，因此是全科医生日常服务的主要对象，对于这些患者而言，重要的不是治愈疾病，而是如何预防疾病的发生、发展，并且适应环境的变化。

（五）健康问题多于疾病，常见病多于罕见病

虽然全科医生面对的疾病和健康问题具有广而杂的特点，但由于现代社会中导致疾病的危险因素如吸烟、饮酒、高热量高脂肪膳食、肥胖、缺乏运动等各种不良行为和生活方式等危险因素的广泛流行，使得大量健康危险因素及健康相关问题的处理成为其日常工作的重要内容。总体上讲，全科医生面对的疾病和问题中，常见病多于少见病及罕见病，健康问题多于疾病诊治。因此全科医生不仅要掌握处理各种常见病、多发病的知识和技能，也要了解各种社会学、心理学、行为学、人际沟通和传播学等相关知识和技能，善于寻找和摸索改善人们积习已久的各种不良行为和生活方式的有效策略，从而真正将各种疾病的危险因素及时消除，实现主动预防和干预的目标。

三、从症状出发的诊断思维方法

基本临床诊断思维方法包括从症状出发的诊断思维方法、从疾病出发的诊断思维方法和从系统出发的诊断思维方法。在全科医疗服务中，绝大多数患者的主诉是症状，而

不是疾病。症状是患者就诊的主要原因，同时也是疾病的基本信号和线索，因此，从症状出发的诊断思维方法最适宜在全科医疗中使用，是全科医生所应掌握的主要的诊断思维方法之一。该方法包括现场即刻诊断法、刻画诊断法和归缩诊断法等多种方法。

（一）现场即刻诊断法

现场即刻诊断法（spot diagnosis）是指临床医生对从视觉和听觉采集到症状作出的最初、即刻的反应，一种非语言模型的无意识识别，依赖于丰富的临床经验，属于模型识别法的一种。例如，听到犬吠样咳嗽可当即考虑百日咳。该方法常见于湿疹、痣、痤疮、软疣和感染性结膜炎（红眼病）等疾病的初步诊断。国外全科医疗中，大约20%的接诊病例应用该诊断法，其中63%不需要进一步采集病史或使用其他诊断思维方法。

（二）刻画诊断法

刻画诊断法是医生在接诊过程中运用严密的逻辑思维和熟练技巧，仔细问诊，重点刻画一个症状的特点，与某个疾病的典型症状进行类比，进而提供临床初步诊断的线索。其重点是对临床症状的客观描述和本质特征的准确把握。其逻辑思维具有规范、严密、有条理和可重复的特点。一个症状的刻画内容至少包括以下九个方面：①患者的性别、年龄；②是否有诱因；③急性起病还是慢性；④发生的部位、范围和性质；⑤严重程度；⑥缓解或加重的因素；⑦持续时间与病程；⑧伴随症状；⑨是否存在并存疾病等。刻画诊断法不仅要求对症状有全面细致的把握，也要求掌握疾病的特点。需要注意的是，临床医生需要清楚地意识到患者的症状并不都是典型的，临床上变异性较大，即便是看似典型的症状也不能单就症状来肯定是某种疾病，也可能不是想象中的疾病诊断。

例如，男性，55岁。因"间断性胸痛3年（病程），加重3天"就诊，患者3年前因情绪激动后（诱因）突然出现（起病）心前区疼痛（部位），范围约手拳大小，自觉有窒息感（性质），伴出汗（严重程度），持续1~2分钟后自行缓解（持续时间）。此后，常于劳累或情绪激动时发作（加重因素），性质同前，口服"速效救心丸或复方丹参滴丸"后可缓解（缓解因素），未系统诊治。3天前，上述症状加重，发作较前频繁，疼痛性质较前剧烈，持续时间3~5分钟。自服速效救心丸后缓解。昨日，无明显诱因再次出现心前区疼痛，性质剧烈，难以忍受，向背部及双上肢放散（是否向其他部位放散），伴胸闷、双下肢无力（伴随症状）。既往高血压病史和吸烟史。对于该案例，准确、全面、客观的症状刻画为诊断提供了重要的线索，初步诊断考虑冠状动脉粥样硬化性心脏病，急性冠脉综合征诊断可能性大。但此病的确诊需要进一步的实验室和辅助检查作为诊断依据。

（三）归缩诊断法

归缩诊断法又称向导诊断法，适用于患者具有多个临床症状的情况，对症状的临床意义进行定位或定性分析，即进行交叉分析评估，以逐渐缩小诊断的范围。临床上也可能会将诊断直接定位于某个疾病，有利于有针对性地选择实验室和/或辅助检查以确定诊断。

例如，某患者因"发热、咳嗽、咯铁锈色痰伴右下胸痛"就诊。发热症状归属于定性症状，可能是感染性疾病引起；咳嗽症状可归属于定位症状，可能是胸部疾病引起；咯铁锈色痰是一个特征性的定性症状，则考虑大叶肺炎的可能性大；伴右下胸痛又是定位症状，考虑可能是右下叶肺炎。由此，该患者的初步诊断是"右下叶肺炎可能性大"。再比如，某患者因"尿频、尿急、尿痛伴发热2天"就诊。发热属于定性症状，也考虑感染性疾病引起；尿频、尿急、尿痛是定位症状，该患者初步诊断可考虑"泌尿系统感染"。但若进一步明确泌尿系统的具体部位，何种病原体感染，还需要进一步完善检查来确诊。在社区，结合尿常规结果可开始进行经验性治疗。

（四）从个别问题推理诊断法

从个别问题推理诊断法指当患者因多个症状就诊时，全科医生不首先对症状群进行综合分析和概括，而是在总体考虑之前，先从每一种个别症状和体征入手，按照"3s规则"来分别解释每个问题。所谓"3s规则"是指对于每个问题，都应考虑至少3种解释，形成单独的鉴别诊断，以便尽可能尽快明确患者的健康问题是否是急性问题，哪些是重要问题，从而能及时、正确、妥善地处理，最大程度地避免漏诊和误诊。

例如，某55岁女性患者，以"慢性咳嗽伴活动后气短3年"就诊，既往有吸烟史10年。从个别问题推理并不首先考虑是慢性病阻塞性肺疾病，而是在总体考虑之前，先从每一个个别症状/体征入手，按照"3s规则"来分别解释每一个问题。按照此方法，对上述案例应首先分析咳嗽的病因，可能是慢性阻塞性肺疾病、支气管哮喘，也可能是反流性食管炎或心理因素所致。活动后气短的原因可能是呼吸系统疾病，也可能是心力衰竭、重度贫血或焦虑症。"3s规则"不仅适用于解释产生症状的原因，也可用于解释选择实验室检查和各种辅助检查的原因，选择治疗方案的原因及作出每个诊断的原因。总之，"3s规则"适合医生对其作出的每个临床决策的解释，是一种更适合于全科医生在社区接诊的诊断思维方法，可以有效避免漏诊和误诊。

（五）利用时间帮助诊断

利用时间帮助诊断是一种"等等看"的策略，利用疾病病程进行预测和诊断的方法。例如，接诊一名主诉"腹痛、腹泻"的患者，如果没有报警症状或体征，并且考虑病毒性胃肠炎的可能性大，可以首选观察和对症治疗1~2周后，再判断是否需要考虑其他疾病或进一步检查。在全科医疗中，当遇到处于疾病早期或未分化阶段的患者，无法用疾病解释患者的症状、体征，或没有特异性的诊断方法确诊疾病，同时排除了急危重症时，可选择这种"等等看"的策略，同时密切观察患者症状、体征的变化，连续性随访，及时修正、补充或确定诊断，以尽早妥善处理。全科医生在基层往往没有为患者进行全面检查和鉴别诊断的条件和设备，因而，在某种意义上讲，全科医疗中的诊断是复杂、困难且富有挑战的。

（六）菱形诊断法

菱形诊断法是一个先发散、后集中的思维过程的形象描述，从一个临床症状开始，尽可能全面地考虑该症状的病因，然后利用伴随症状、体征和/或辅助检查结果进行除外诊断，获得初步诊断。这种诊断法一般更适合在综合医院应用。

四、全科医疗的疾病管理内涵与临床思维特点

（一）全科医疗的疾病管理内涵

由于全科医疗的综合性、连续性、协调性与可及性的个体化照顾特点，其在疾病的诊治与管理的许多方面不同于专科医疗。具体包括以下几个方面的内容。

1. 全科医疗中不仅需要对疾病进行基本的诊治，更侧重于疾病的预防、高危人群的筛检。

2. 与综合医院的专科医疗服务不同，全科医疗强调应用适宜技术和方法进行疾病及其合并症的早期筛检，以及早发现患者。例如，综合医院专科医生诊治哮喘和慢性阻塞性肺病时必须使用大型的肺功能检查仪器，而对于全科医生来讲，峰值流速仪更适宜社区人群中使用。

3. 与专科医疗不同，全科医疗强调综合性长期性系统性疾病管理内容，而在其中需要明确疾病管理的原则、控制目标、管理方法、随访要求、长期连续性管理安排、临床危险事件的防范、预防疾病复发的措施，对预后和健康结局的评价；非药物疗法的综合干预手段的选择与实施，社区合理用药的管理；临床费用控制；心理问题的测评与解决等。

4. 对于慢性病的防治，没有患者的参与是不行的。明确患者自我管理的原则，该病患者教育的要点，提高依从性和行为干预的要求，提出需要教会患者相应的疾病管理技能的有关要求等也是全科医疗疾病管理的重点。

5. 全科医生与上级医院间进行双向转诊是社区卫生服务的重要服务内容，依据适度的转诊指征进行合理转诊很重要。因此，在全科医疗服务的疾病管理中明确的转诊指征非常重要。

（二）全科医生的临床思维特点

全科医生在临床上不单单要知道"接下来应该要怎么去解决"，更要知道"为什么要这么解决"，这个思维活动就是医生在诊治患者过程中的临床思维。

1. 以患者为中心，以问题为导向　每一个病种都有自己特定的临床表现及体征，但大家都知道世界上不可能有两片一模一样的树叶，疾病亦是如此，疾病的表现千变万化，其临床症状往往不像教科书上描述的那样典型，同一疾病在不同的人身上表现出来的症状不尽相同，甚至同一疾病在同一人不同时间表现出来的症状也不会完全相同。全科医生在基层什么病都可能遇到，所涉及的疾病谱也比较多，思考问题应十分广泛。区别于专注以生物医学模式诊治患者的专科医生，全科医生专注于生物-心理-社会医学模式，以患者为中心，根据患者的生物个体差异及心理、社会差异进行综合考虑，时时处处体现出对心理、社会因素的高度重视，周密思考问题。

2. 按照辩证思维、逻辑思维、系统思维方式全面、综合整体地认识问题及问题之间的相互关系　疾病的病程在人体内是一个不断变化的过程，不管是好转、改善还是进展、恶化，它每时每刻都在朝着我们所不清楚的方向动态发展，体现了疾病的诊治没有绝对性。因此，全科医生的临床思维具有不确定性，需要时时了解患者的变化，根据患者的症状表现和疗效，及时地修正或增加诊断，调整相应的治疗方案，这就说明了在整个诊

治过程中，需要全科医生考虑引起该症状的所有疾病，了解一切不确定性，根据概率将疾病排序，避免遗漏危急重症，减少危害，综合分析、归纳、推理，不断思索，不断求证，排除所有可能的诊断，最终明确诊断。它是一个复杂的过程。

3. 贯穿于疾病诊治过程的始终　在接诊时，根据患者的临床表现和提供的病史资料，全科医生首先要考虑可能会是什么原因引起的，确定诊治的大概方向，然后在完善相关辅助检查及采取相应治疗措施的过程中，全科医生会根据检查结果来不断地缩小疾病范围，最后从患者的前后病情变化和治疗效果来验证自己原来的判断是否正确并明确诊断。这体现了全科医生的临床思维活动贯穿于疾病诊治的始终，包括疾病的发生、发展及其转归。

第三节　全科医生的临床推理过程

一、诊断的目的与分类

临床诊断是所有医生在进行下一步临床医疗活动的前提，指医生通过详细询问患者的病史，进行全面细致的体格检查，缩小疾病范围，再完善相应辅助检查来对患者的症状进行综合分析判断，给出明确的疾病诊断的过程。临床诊断是临床诊治过程中最为至关重要的核心环节，其目的就在于能够对患者的临床症状进行解释，对病情的轻重缓急进行区分，并对此及时地给予针对性的有效治疗，从而使患者的病情得到缓解或痊愈。根据不同的标准，临床诊断具有不同的分类方法，具体如下。

（一）根据临床思维分类

1. 直接诊断　患者病情较轻，且简单直观，不需特殊辅助检查，根据临床表现及典型体征即可明确诊断。

2. 排除诊断　患者的临床症状不够典型，可以有多种诊断，需要通过详细问诊、全面体格检查、辅助检查来逐步分析予以排除。

3. 鉴别诊断　患者病情较为复杂，不能很快明确，需要不断完善相关特殊检查进行分析鉴别。

（二）根据获得的临床资料分类

1. 症状诊断　从对患者的问诊中获得主观的病史资料，再结合患者客观的体征进行综合分析推理，作出相应的诊断并对症治疗，如发热、胸痛、腹胀等。

2. 实验室诊断　通过在实验室进行物理的或化学的检查来确定送检的物质内容、性质、浓度、数量等特性，以此可以得出客观上存在的诊断，如贫血、甲状腺功能异常、肝功能异常等。

3. 影像学诊断　通过X线、CT、MRI、PET/CT等影像学技术，使人体内部器官和组织结构显示影像，通过对影像变化的观察，了解人体解剖与生理功能状态，发现病理变化，以达到疾病诊断。

4. 病理诊断　将有病变的组织切取下来进行活检，以此来发现切片上的细胞或组织结构是否存在异常的改变。

（三）根据诊治过程分类

1. 初步诊断　指根据病史询问、初步体格检查及既往的辅助检查结果综合分析作出的诊断，它是所有诊疗措施的第一步。

2. 补充、修正诊断　根据患者的病情变化及新的辅助检查结果来对初步诊断进行补充或修改。

3. 临床诊断　经过一系列的诊治后，根据病史资料、检查结果、疗效最终明确诊断。

（四）根据诊断目的与性质分类

包括：①病因学诊断；②病理解剖学诊断；③病理生理学诊断；④疾病的分型与分期；⑤并发症诊断；⑥伴发疾病诊断；⑦临时诊断（临床印象），如发热待查；⑧家庭诊断；⑨社会、心理问题诊断；⑩联合使用前面数种诊断的综合诊断。

二、Murtagh 的安全诊断策略

临床医生在每天的医疗实践中面对的临床问题千变万化。全科医生在基层需要处理更多的不典型、非特异的症状或症状群；而且需要在有限的资源条件下，早期识别严重的、危及生命的疾病并及时转诊。因此，全科医生面对更多的挑战。为此，澳大利亚Monash 大学 John Murtagh 根据其多年的临床经验和理论研究结果，提出了一种适合全科医生、简单的安全诊断策略，目前已在国外被普遍采用的。该策略多用于初步诊断常见病，尽快识别急性、严重的、危及生命的疾病，分析并判断是否可能有导致某种症状/体征的容易被忽略的疾病，可供我们学习和借鉴。Murtagh's 安全诊断策略的诊断思路包括以下五个问题。

1. 具有这种症状和体征的常见疾病有哪些　首先，列出引起某种症状/体征的常见疾病。然后，搜集分析临床资料，提出诊断假设。这与假设有病和首先考虑常见病的临床思维原则一致。常见病的列出主要依据医生的医学知识、临床经验、研究证据、患者资料及对社区患病率等流行学资料的了解。

以慢性疲劳（chronic fatigue）为例，最常见的原因可能有紧张、应激，焦虑或抑郁，病毒感染或病毒感染后，睡眠相关疾病。

2. 有没有重要的不能忽视的严重疾病　首先考虑和严重疾病优先诊疗的临床思维原则相一致，主要依靠医生的临床经验和判断。刻画诊断法、诊断三联征等也是有益的思维方法。诊断三联征是指记住常见疾病的 3 个主要症状，有助于快速诊断，如"头晕+失聪+耳鸣=听神经瘤"。在临床上，还应时刻牢记严重疾病的不典型表现，避免因过于忙碌而被忽视。如急性心肌梗死的典型症状是心前区压榨性疼痛，但也可表现为下颌、颈

部、上肢、上腹部和肩胛区疼痛。任何时候都是可能优于肯定，避免危及生命、严重的疾病漏诊和误诊。

就慢性疲劳而言，不能忽视的严重疾病可能有恶性肿瘤、心律失常、心肌病、贫血、血色病、HIV或丙型肝炎。

3. 有没有容易被遗漏和忽略的疾病　该问题主要指在全科医疗中容易被漏诊或误诊的疾病，重点针对不会危及生命的、轻症的疾病，也包括重大疾病的危险因素。这些健康问题、不适症状和疾病一样困扰患者，同样不能漏诊或忽视。例如，吸烟引起的腹痛，泌尿系感染引起的腰痛、微量元素缺乏、经前综合征、围绝经期综合征、职业环境引起过敏反应等。通常的做法是将这些疾病/健康问题也纳入诊断框架中。

在慢性疲劳的诊断与鉴别诊断过程中，以下疾病常被遗漏和忽视：①隐匿性抑郁症；②食物不耐受；③慢性感染；④早期充血性心力衰竭；⑤纤维肌痛；⑥缺乏锻炼；⑦药物滥用；⑧绝经综合征。

4. 患者是否潜在有许多共同特征而不容易被识别的疾病　针对多个症状、不典型症状、缺少阳性体征的情况，患者可能患有重要疾病，也可能是轻症的小病、容易被忽略或遗漏的潜在疾病，在临床上不容易被识别和诊断。例如，系统性红斑狼疮是一个可累及多系统的疾病，最常见的症状是关节痛和疲劳，也可能出现多个器官系统的症状，在疾病早期很难识别。在临床工作中，推荐采用诊断列表的方式来帮助尽快识别和诊断。John Murtagh医生介绍了7种主要的潜在疾病，包括：①抑郁症；②糖尿病；③药物滥用；④贫血；⑤甲状腺疾病及其他内分泌疾病；⑥脊柱疾病；⑦尿路感染。这些疾病也适用于慢性疲劳的鉴别诊断。

5. 患者是否有什么未尽之言　患者可能有意或无意地隐瞒或忽视一些症状，这种情况常可能与精神心理问题、性问题、药物滥用问题、与家庭工作背景因素等相关。例如，患者可能因有某种症状，害怕得恶性肿瘤来要求做全身检查，但又不愿意直接表达自己的担忧，这需要全科医生敏锐地感觉到患者的忧虑和感受。与患者建立良好的、长期的、稳固的医患关系，尊重、关心、同情患者，了解患者，以及从整体观出发的思维原则合理运用等均有助于患者的表达，为临床诊断提供有益的线索。慢性疲劳的最常见原因是精神心理疾病，患者非常可能隐瞒或忽视一些病史。一般来讲，任何精神心理疾病都能出现疲劳症状。

三、全科医生的临床推理过程与判断程序

（一）临床病史资料的收集与分析

病史采集是临床诊断的"钥匙"。从患者直接获得的第一手资料是全科医生进行临床推理的"第一步"。不可单凭一项新的检查技术而忽略了详尽采集病史和准确进行体格检查这些最基础的诊断步骤，许多情况下仅依靠临床病史即可作出初步诊断，真实完整的病史和正确的体格检查对诊断的帮助远远高于实验室检查与辅助检查。

全科医生利用采集到的临床资料，结合以下三方面的资料进行推理分析：①由教育和自身经验获得的一系列可能疾病的诊断，对每一种问题均有一个清单；②患者现在病情的可能原因范围，引起不同年龄性别患者的问题的不同原因；③患者个人、家庭或社区的背景资料。在此基础上，全科医生对患者的问题进行简单分类和即刻观察，按照重病、一般病或小问题，急性还是慢性，以及患者是否为自己担忧焦虑等归入不同类型，从而缩小可能的病因范围。

（二）凝聚问题，构建鉴别诊断列表

在采集完患者临床资料之后，可通过一句话精练概括患者的主要临床问题，具体包括患者年龄、性别和关键病史资料等。

例如，56岁女性患者，既往健康，患急性单侧下肢水肿伴皮肤红疹2天。然后，通过主要临床问题推测患者可能患有的疾病，构建鉴别诊断列表。研究表明，在问诊开始后的半分钟到一分钟内，全科医生可以形成大约四个假设。这个过程可在大量搜集资料之前就发生，且对搜索资料起指导作用。这个过程可参照Murtagh教授提出的从患病概率、不可遗漏的严重疾病、遗漏诊、易误诊和其他五个方面形成诊断假设。

在构架诊断假设列，可根据患者的病史和症状的特点采用以下几种方法。①按照解剖部位逐层构架：如引起胸痛的假设，可从内向外推测，食管问题、心脏问题（如冠心病、心肌炎、心瓣膜病）、肺部问题（如肺梗死、结核病）、气胸、胸膜炎、胸壁问题（如肋软骨炎）；②按照器官系统构架假设：全身性的症状等可选用此方法，如构架乏力的疾病假设可能包括内分泌问题（如甲状腺功能减退症、肾上腺皮质功能减退症）、精神心理问题（抑郁症、焦虑症）、心血管问题（充血性心力衰竭）、肺部问题、胃肠道疾病、感染性疾病等；③按照病理生理学、病因学或病理学方法构架。

（三）确定鉴别问题的优先级别

构建鉴别诊断列表之后，可根据疾病发生的可能性，确定鉴别诊断问题的优先级。其分为四级：优先考虑的假设、替代假设、其他的一般假设和可除外的假说。有时候某种疾病发生概率虽不高但却较严重又可治疗，其排列顺序则需要提前。例如，一个腹痛的孩子，即使患阑尾炎的概率大大低于胃肠炎，但由于考虑到其严重性、急迫性与可治性，阑尾炎还是应该排在第一位。此外还有些严重的问题，虽然少见但却不可遗漏，且需紧急处理的疾病诊断假设。例如，心肌梗死对于40岁以上的胸痛患者，宫外孕对于下腹部或非月经期阴道出血的育龄妇女等。

（四）检验各种诊断假设

全科医生根据问诊所获得的病史资料信息针对性地进行体格检查、选用必要的实验室检查和辅助检查项目加以验证，进而对鉴别诊断列表中的问题逐一进行确认或排除。具有一定经验的全科医生可通过与所需鉴别疾病相关的开放性问题再次了解患者的病史信息，针对性收集线索，进一步缩小视野，直到所有资料集中在某一个诊断假设为止。在这个过程中，不要过早地用特定的直接问题集中到某一个假设上，而应由宽至窄逐渐收拢，最后再"确认"诊断，这样可以避免因过早地失去搜集目标而漏诊。

（五）根据新证据提出新的诊断假设

全科医生有时可以排除一些假设，却得不到足够的关键性资料来确认初始假设或说明引起相应症状的病因，在这种情况下，可把视野再次放大，把另外一些假设考虑进去，对这些假设修改后重新确定鉴别诊断的优先顺位，以便进入下一步检验。

（六）检验新的诊断假设

重复进行新的诊断假设的检验和上述部分过程，直到全科医生确认一个或几个诊断为止。

（七）作出临床处理决定

全科医生根据初步诊断可考虑下一步治疗方案。在选择治疗方案时，可先尽可能全面考虑到各种首选和备选方案，排除不适合的方案，最终选择最佳处理方案。通过治疗和随访患者可以获得的更多资料，全科医生根据已建立处理计划的初步诊断的正确与否就会得到证实。如果治疗效果不佳，则需再开始修改诊断假设并检验。

四、医学不确定性的处理

著名医学家William Osler曾有一句名言：医学是一门有关"不确定性"的科学和"概率"的艺术。医学与其他自然科学相比，具有更大的复杂性和不确定性，而且在临床医学实践中广泛存在。例如，疾病诊断通常是从个别到一般的过程；患者的临床表现是个别性现象，而疾病诊断是一般性结论。个别性的前提是真实的，但获得的一般性结论却未必真实，这种从个别到一般的推理过程只是增加了诊断的可能性，但永远有例外存在的可能。因此，临床医生需要了解、承认，并有能力分析和处理医学不确定性，避免误诊或漏诊。

在全科医疗中，对于首次就诊的患者，全科医生作出一个肯定诊断是少见的现象，多数是初步诊断、印象诊断、可能的诊断。有时候需要先根据初步诊断制订治疗方案，临床诊断并不总是先于临床治疗，这本身就是一种临床诊断策略。临床上，确诊疾病和治疗疾病所需要的临床信息往往有质的区别，而且通常作出治疗决策需要较少的临床信息。给予试验性治疗后，患者症状缓解，病情好转，可以支持某种疾病的诊断，反之，能排除该种疾病或支持其他疾病的诊断，重构诊断列表。著名全科医学学者Crombie DL和McWhinney IR曾指出，诊断未必是临床推理的最终结局。

（一）全科医疗中导致医学不确定性的相关因素

1. 全科医疗中的健康问题常处于疾病早期、未分化的阶段，就疾病诊断而言，尚不具备清晰的分辨度。

2. 全科医疗中也会发生相对罕见的严重疾病。

3. 通常在一次接诊过程中需要识别、整合和管理的涉及多个器官系统/学科的健康问题。

4. 多病共存的情况在全科医疗中常见，需要充分评估和综合处理多种疾病或危险因素对一个人整体健康的影响。

5. 慢性病不断增加，需要进行长期的连续性管理。

6. 缺少具备基于先进的和发展中的技术管理复杂疾病的能力。

7. 全科医生与其他医疗服务提供者的界限会发生不断变化，包括服务的可及性和可负担性等问题。

8. 对社区环境、资源及其动态变化的了解程度。

9. 与患者合作，不断提高患者自我管理能力。

（二）管理医学不确定性的要点

面对患者的主诉、异常的体征或检查结果，临床医生可能无法作出明确的诊断，也不能提供具体的治疗方案。在这种情况下，临床医生可能表现出两种极端的状况。一种情况是医生相信自己不会犯错，却很容易出现医疗差错；另一种情况是医生每天都会与优柔寡断作斗争。然而，大多数医生会认为不确定性是日常临床工作中的正常组成部分，管理不确定性是医生的必备技能。医学教育不仅需要培养医生处理确定性问题的能力，同时也要培养医生处理不确定性问题的能力。管理医学不确定性的能力被认为是一种质量改进的工具。全科医疗中，管理医学不确定性的要点如下。

1. 接受不确定性是临床诊疗实践中正常的组成部分。

2. 建立良好的、相互信任的医患关系。

3. 鼓励患者参与临床决策的过程。

4. 与患者讨论可能性/概率，包括不确定性的程度。

5. 把每个患者看成一个完整的人，考虑个人背景，提供患者教育等必要的支持。

6. 运用循证医学的方法和外部证据，尤其是风险计算、临床指南等。同时尊重来自医生和患者本身的内部证据。

7. 考虑使用鉴别诊断列表进行诊断。

8. 保持良好的临床记录。

9. 当出现意外情况时，能够原谅自己和他人。

10. 将反思性融入临床实践中。

11. 小组讨论有助于解决临床上的疑难问题。

第四节　全科医疗的临床治疗策略

一、运用流程图和临床指南指导全科医疗实践

（一）流程图

医疗实践中使用的流程图与一般意义上的工作流程图不同，更像是数学和计算机科学中的算法（algorithm），是指一系列解决具体问题的清晰指令，代表着用系统方法解决临床问题的策略机制。在医疗实践中，流程图可以帮助医生梳理患者的临床资料，发现

关键问题，并根据"运算"结果和患者的具体情况，判断和思考下一步走向。

作为临床指南常用的工具之一，流程图能够简明扼要地勾勒出临床预防、诊断、治疗等的关键环节；此外，每个流程图均有明确的开始与结束，中间是一系列过程及重要决策点，在临床实际运用中具有思路清晰、逻辑性强、程序明确等特点，易于逐步培养全科医生的诊断逻辑思维能力。但流程图也有其自身的局限性，对于复杂的临床问题每一步只用"是"和"否"来回答与决策，难以涵盖所有的疾病，尤其是某些特殊情况，全科医生在使用中仍应注意防止偏倚和漏诊。

（二）临床指南

临床指南又称临床实践指南（clinical practice guidelines，CPGs），是系统开发的临床实践指导意见，其主要用来帮助医生和患者针对特定的临床问题作出恰当处理，并选择适宜的医疗卫生服务，在规范医疗行为、降低医疗成本、减少医疗纠纷、提高医疗质量与效率等方面均发挥了重要作用。临床指南定期更新，当前已成为医务人员在临床决策中的得力工具之一。

根据指南的特点或开发过程，临床指南可分为基于专家共识的临床指南（consensus-based guideline）和循证指南（evidence-based guideline）。基于专家共识的临床指南是指来自不同学科领域的专家及其他相关人员根据他们的临床经验和主观判断，针对具体的医疗问题进行充分讨论，达成共识后拟定出的临床指导意见，但其有效性和可靠性不高。循证指南是在广泛收集临床证据的基础上，遵照循证医学的方法开发出的一组临床指导意见，具有系统性、严谨性与明确性的特点，拥有更高的科学性和客观性，已成为当前临床指南发展的主流形式。为落实国家医疗体制改革"保基本、强基层、建机制"的原则和新时期"以基层为重点"的卫生与健康工作方针，推动分级诊疗建设，2017年8月，中华医学会受国家卫生健康委员会基层卫生司委托组织编制《基层医疗卫生机构常见疾病诊疗指南》。

全科医生与所有的临床医生一样，最基本的任务就是识别与处置患者的疾患和健康问题。社区全科医生比专科医生涉及的健康服务更广泛，工作独立程度更高，而且不依赖高科技辅助诊疗手段。因此，全科医生应全面掌握医学基本知识，具备熟练的病史采集和体格检查的基本技能，具备正确的临床思维方法和能力，善于应用逻辑推理和循证医学，才能在全科诊疗实践中提供高质量的健康服务。而在这个过程中临床指南的学习，可以给予全科医生极大的指导和帮助。运用临床指南可以有效指导临床实践，全科医生应重视对新的临床指南的学习与运用，但其不能代替临床医生的临床思维和判断。因此，在使用临床指南的同时，全科医生需要思考指南中的指导意见是否严谨科学，其价值如何？有哪些局限性？这些指导意见和建议是否有助于对患者的临床服务？

二、病情及其处理优先级的判定

（一）评估生命体征，及时识别预警症状

在医疗服务中，维护患者的生命安全是首要的。因此，对于医务人员尤其是首诊全

科医生来说，评估生命体征和及时识别预警症状显得尤为重要。预警症状是指提示患者有某种严重疾病的临床症状或体征。因疾病本身的复杂性，不同疾病有着不同的预警症状，故预警症状包括哪些内容，尚无统一标准。如脑卒中的预警症状包括单侧肢体乏力、剧烈头痛、语言障碍、视力障碍和平衡障碍等；恶性肿瘤的预警症状包括体重减轻、吞咽困难、咯血和贫血等。

（二）诊断鉴别分类，确认处理优先级

诊断鉴别分类（diagnontic triage）中分类"triage"一词原意是指对伤员鉴别归类，是一种根据紧迫性和救治可能性等原则在战场上决定哪些伤员进行优先抢救及治疗的方法。参考这一原则，全科医生在接诊患者时可根据病史和体格检查结果初步判断患者症状的轻重缓急，进行相应处理。在这个过程中，首先应判断患者是否存在预警症状；其次需注意区分急性或慢性，重症或轻症，器质性或功能性，并在进行鉴别诊断时警惕易漏诊和误诊的疾病；第三，基于诊断鉴别分类原则来确认该患者需优先处理的问题，是否需要紧急处理或转诊，下一步实验室检查或辅助检查，应着手准备何种治疗等。

（三）疾病严重程度评价，判断疾病预后

疾病的基本描述包括两个方面，即疾病种类和严重度。准确描述和评价疾病严重程度对于判断患者预后、指导临床实践、提高医疗质量评价的科学性和效率评价的可比性具有重要的意义。临床医生经常要对患者的病情作出判断，明确疾病进展的阶段，并以此为依据指导临床实践。不同专业不同病种往往有不同的病情判定和表示方法，如分期、分型等，其目的均为反映疾病的负担程度、预后、医疗服务强度和资源需求强度。常见慢性病的病情评价方法多种多样，如糖尿病的临床分期、冠心病的五种临床类型、高血压的分期、心功能的Killip分级、恶性肿瘤的TNM分期等。目前以急性生理功能和慢性健康状况评分系统（acute physiology and chronic health evaluation，APACHE）应用最为广泛，但其主要用于评定各类危重症患者，尤其是ICU患者病情严重程度及预测预后。

杜克大学疾病严重程度检查表（the Duke severity of illness checklist，DUSOI）由美国杜克大学医学中心开发研制的一种测量个人疾病严重程度的工具，适宜于在基层医疗服务中进行疾病严重度的评价，并得到WONCA的认可，在许多国家推广，并列入国际基层保健分类中。DUSOI根据症状、并发症、预后（未经治疗的6个月）和可治疗度四个方面进行评价（表8-4-1），对每个维度按严重程度从不严重、轻度、中度、较重、重度给予0~4的赋分。

表8-4-1　杜克大学疾病严重程度检查表（DUSOI）

评价维度	不严重或无	轻度	中度	较重	重度
症状（过去1周）	0	1	2	3	4
并发症（过去1周）	0	1	2	3	4
预后（未经治疗的6个月）	0	1	2	3	4
可治疗度	0	1	2	3	4

三、临床转诊的决策思路

全科医生转诊（referral）是全科医生依据全科医学的基本原则，为患者提供协调性医疗服务，实现全科医疗核心价值，获得更佳医疗结局的过程。全科医疗转诊体系是指全科医生为满足就诊患者的疾病需要，将患者转诊到二级、三级医疗机构，专科医生/医院为患者提供专科服务/住院服务后，将患者转回全科医生处的过程。转诊决策是全科医生根据转诊原因，遵循诊治指南，作出是否转诊及转诊到何处的决定。

（一）转诊原则

基层医生作出向上级医疗机构转诊患者决策时应遵循以下原则。

1. 因社区卫生服务机构技术、设备条件限制无法诊断或诊断不明（连续3次门诊不能明确诊断）需至上级医院进一步检查的躯体性疾病和精神心理问题。

2. 病情复杂、危重的患者及疑难病例。

3. 诊断明确但门诊治疗和干预条件有限的疾病或问题。

4. 经全科医生诊治后，病情无好转，有进一步加重趋势，需到上级医院诊治者。

5. 新发慢性病患者上级医院确诊及评估。

6. 有手术指征的危重患者。

7. 严重或较重的损伤、中毒、伤亡事故或突发临床事件，社区卫生服务机构处置能力受限的病例。

8. 全科医生发现甲类及参照甲类传染病管理的乙类传染病或疑似患者，应立即报告有关单位，迅速转诊到定点收治医院；发现其他乙类传染病及丙类传染病患者，全科医生应按有关法律规定，报告有关单位，对需要在定点收治医院进一步诊治的患者转诊到相应医院。

9. 超出医疗机构核准诊疗登记科目的，超越社区卫生服务中心诊疗范围的病例。

10. 精神障碍疾病的急性发作期病例。

11. 恶性肿瘤的确诊、系统化疗、介入治疗、手术及其他复杂治疗者。

12. 按政府法律、法规及管理条例定向转诊到相应专门防治/预防保健机构进行管理的患者。

13. 患者强烈要求转诊的病例。

（二）确认转诊依据，明确转诊目的

通常情况下，全科医生转诊的目的是进行进一步辅助检查，明确诊断；专科复诊或随访；法律规定的转诊项目（公共卫生、某些传染病、地方病等），以及基于患者的要求等情况。

（三）确定转诊时限，转诊紧急程度

为保证患者安全，必须明确转诊时限并实时跟进随访加以落实。按照紧急程度，可划分为三个级别。

1. 立即转诊　在行必要处理后尽可能快地将患者转诊到上级医疗机构。

2. 尽快转诊　根据具体情况在1~2周内完成转诊服务。

3. 常规转诊　根据具体病情或有管理要求择期安排的转诊。

（四）确定转诊机构和科室

病情急重时应直接将患者转诊到医院的急诊科；一般疾病、创伤或中毒转诊综合医院、专科医院，应指导患者选择接诊的科室；传染病按有关规定分别转诊至传染病专科医院或综合医院传染病科（肠道门诊、发热门诊）。

（五）转诊前必要处理

为保证患者在转诊过程中的安全，一些病伤员必须经过相应的处理后才能转运。例如，转运外伤患者需先行固定、加压止血、包扎等处理；对于需要进行心肺复苏的患者要立即实施现场急救，要求电击死亡、溺亡者的心肺复苏至少要达到2小时。服农药或过量安眠药中毒时，必须立即进行各种抢救性洗胃措施，使患者脱离毒物接触再施以转送。对低血糖昏迷患者应立即进行补糖。

（六）与上级医疗机构建立及时有效的信息沟通

尽可能建立完整的患者健康信息档案，转诊患者时应将患者相关信息与上级医疗机构进行交流，按照双向转诊的要求建立患者信息共享渠道。

第五节　临床医疗缺陷中反映的临床思维问题及其预防

一、医疗缺陷与诊断失误

医疗缺陷是指在医疗活动中造成患者人身损害的医疗事故及其他医疗差错或缺点。广义的医疗缺陷包括诊断缺陷、手术与操作缺陷、用药缺陷、查房缺陷、护理缺陷、病历缺陷、营养缺陷、院内感染控制缺陷、健康教育缺陷、环境缺陷、设备及物资供应缺陷、患者配合缺陷、人际关系缺陷、费用支出缺陷等。医疗缺陷的发生一方面与外部环境因素、医疗机构及其医务人员本身的因素有关，另一方面还与临床决策的不确定有关。

正确的治疗首先取决于正确的诊断，错误的诊断势必导致错误的治疗，轻则延误对患者的治疗时机，重则造成病残或死亡。诊断失误（即误诊），是当确诊的客观条件具备，医者未能得出正确诊断。其可分为两种类型：有过错的误诊和无过错的误诊。造成误诊的原因是多方面的，包括疾病规律本身的复杂多变，患者个体差异，新病种的出现，疾病的难易程度，各种诊断技术设备和手段完善与否，接诊时间的紧迫性，疾病早期主要矛盾尚未显露及目前医学技术发展水平所限未认识的疾病，医生服务态度、临床思维方法、知识广度、经验积累和客观医疗条件、患者与医生的配合程度、提供病史的准确性和可靠性等。

二、临床思维中常见的心理偏差与认知缺陷

（一）主观性思维

主观性思维又称为印象性思维，指临床医生在诊断时仅凭直观印象，用头脑中固有的思维去"捕捉"资料进行诊断，只对符合自己印象的病史、体征或辅助检查感兴趣，诱导甚至暗示患者提供自己感兴趣的资料，按自己的印象参阅辅助检查资料。遇到疑点或检验数据与症状有矛盾的时候，未进一步追查或验证，从而造成判断的失误。其从本质上讲是一种思维倒转，医生的问诊不过是为了证实自己的主观印象而已，因此容易引起误诊，发生医疗失误。

（二）片面性思维

随着现代医学的发展，医学分工日益精细，分科过细容易造成部分专科医生知识面狭窄，习惯从自己所熟悉的病种概念来分析、判断与处理疾病，对其他专业病种概念模糊，甚至缺失。显而易见，以有限的病种知识来认识繁多复杂的临床病种，以局部专业知识去认识整体病情的复杂性，就可能带来片面性，造成失误。片面性思维多发生于专科较强的医生或低年资临床医生。

部分临床医生把疾病的某一表现绝对化，轻率地肯定或否定，尤其是在参考部分检验结果时。例如，以类风湿因子阳性来诊断类风湿；以红细胞沉降率快来诊断结核病或风湿热；以白细胞的高低来判断感染是否存在等。虽然辅助检查结果是临床诊断的重要依据，但其反映的是局部的、某一层次的变化，不能离开其他临床资料的支持。此外，辅助检查结果受操作技术、试剂质量、仪器性能等因素的影响，可能有偏差。因此，必须全面分析辅助检查结果，避免过分依赖与偏信某项辅助检查，否则容易造成误诊。

（三）表面性思维

表面性思维是指临床医生缺乏透过现象看本质的能力，把现象当成本质，不能区分"同病异症"或"异病同症"的复杂情况。例如，肺炎、肺结核、肺癌均可以不同程度的发热、咳嗽、咳痰、呼吸困难为症状，属于不同的疾病。如果医生的认知仅停留在疾病表面症状上，不进行深入细致分析，即会造成误诊。

（四）僵化性思维

任何事物都在不断运动、发展和变化，同样疾病也是一个不断运动、发展和变化的过程。某些疾病的特异性症状和体征在早期尚难呈现，甚至可能会出现各种假象，只有当特异性症状出现的时候方能识破。如果一个临床医师的思维方式僵化固定，墨守成规，停滞不前，总是围绕着"初诊"考虑，缺乏辩证的、动态的逻辑思维，就容易发生误诊。

三、临床思维中的医疗缺陷预防与控制

正确的治疗首先取决于正确的诊断，而错误的诊断势必导致错误的治疗，轻则延误对患者的治疗时机，重则造成病残或死亡。临床思维中的医疗缺陷，可通过减少临床思维中的心理偏差与认知缺陷来预防和控制。这就需要在医学教育和继续教育阶段培养医学生和临床医生了解临床思维中认知心理学的原理，指导他们习惯运用逻辑思维进行

"假设 – 演绎推理"的诊断方法，并学会反思自己的诊断思路，才有机会在诊断差错对患者造成伤害之前，察觉到认知偏差或思维定式的影响。

此外，美国内科医师学会在"减少诊断过程中的产生认知错误"系列方法提出了以下预防和控制医疗缺陷的方法。

1. 比较病例特征与教科书疾病特征之间的相似性，以辨别是否存在过度或遗漏诊断的可能。

2. 利用当地流行病学和其他信息资源，根据不同疾病的发病率来排列鉴别诊断顺序。

3. 当对症状、体征或检查结果推理的诊断不确定时，可采用诊断思维导图或鉴别诊断列表形式梳理思路。

4. 在得出最终诊断前，需反复推理鉴别并寻找可以反驳结论的证据。

5. 与临床团队其他成员或同事对病例的诊断进行讨论，以减少结论偏倚的风险。

6. 当诊断建立或治疗开始后，持续评估患者对治疗的反应，以获取诊断是否准确的进一步证据。

（刘　颖）

思考题：

1. 全科医学临床思维基本特征有哪些？

2. 社区常见健康问题的特点有哪些？

3. 如何进行病情及其处理优先级的判定？

第九章 循证医学在全科医疗实践中的应用

循证医学（evidence-based medicine）在本质上是一门临床医学的基础学科。其核心思想是任何医疗决策的确定均应基于客观的临床科学研究依据。从医学教育的角度看，循证医学是一种以问题为中心的教育模式，其兴起和发展必将对传统医学教育模式发生深刻的影响。循证医学与全科医学有着共同的特点，即"以患者为中心"和"以证据为基础"，二者是相互促进、相互依赖，两者相互渗透是推进两者共同快速发展的重要途径。本章分别介绍循证医学的概念及发展背景；系统综述及荟萃分析（Meta分析）的概念、阐明了循证医学证据的评价原则和方法，以及循证医学证据的检索方法；循证全科医疗实践的基本过程及循证医学证据在全科医疗中的应用，并且通过两个实例详细说明循证医学在全科医疗中实践的基本步骤。

第一节 循证医学的概念与发展背景

一、循证医学的概念

循证医学自起源以来，先后有多名学者对这门学科作出了定义。1996年，David Sackett在*BMJ*发表文章，定义循证医学是"慎重、准确、明智地应用所能获得的最好研究证据来确定个体患者的治疗措施"。2014年，Gordon Guyatt在第22届Cochrane年会上，进一步完善循证医学的概念："临床实践需结合临床医生个人经验、患者意愿和来自系统化评价和合成的研究证据"。明确指出循证医学是指临床医生针对个体患者，在充分收集病史、体格检查及必要的实验室和影像检查结果的基础上，结合自身的专业理论知识与临床技能，围绕患者的主要临床问题（如病因、诊断、治疗、预后及康复等），检索、查找、评价当前最新最佳的研究证据，进一步结合患者实际意愿与临床医疗环境，形成科学、适用的诊治决策，并在患者的配合下付诸实施，最后分析与评价其效果。实践循证医学，既能有效地解决个体患者的临床问题、改善预后和促进患者康复，同时也会推动临床医疗水平的提高和进步，实现"医患"双赢。

二、循证医学的发展背景

循证医学产生于20世纪90年代，主要由于20世纪80年代临床医学专家对临床实践凭经验决策导致无效干预过度使用（overuse）和有效干预措施使用不足（underuse），带来有限医疗卫生资源的巨大浪费，因此强调需要对医疗干预措施效果进行评价。早在1972年，著名的英国流行病学家、内科医生 Archie Cochrane 在其专著 *Effectiveness and Effciency: Random Reflections on Health Care* 中首次提出了医疗保健如何才能做到既有疗效、又有效益的问题，提出各临床专业和二级专业应对所有随机对照试验（randomized controlled trial，RCT）进行整理和评价，并不断收集新的结果以更新这些评价，从而为临床治疗实践提供可靠证据。这一倡议得到了医学界的积极响应，对临床医学产生了广泛和深远的影响。

循证医学真正引起国际医学界的广泛关注是在1992年，加拿大 McMaster 大学 Gordon Guyatt 教授牵头成立了循证医学工作组，并且在 *JAMA* 上发表 *Evidence-based medicine. A new approach to teaching the practice of medicine* 一文，首次提出了循证医学这一概念，对于如何将循证医学的理念引入临床教学，如何在证据的基础上实践循证医学进行了深入探讨，这标志着循证医学的正式诞生。同年，循证医学的创立者之一——加拿大临床流行病学家 David Sackett 教授领导成立了以 Cochrane 命名的英国 Cochrane 中心。1993年，在英国牛津成立了国际 Cochrane 协作网，Cochrane 协作网的宗旨是在广泛地收集临床 RCT 的研究结果、严格评价质量的基础上，进行系统综述（systematic review）及 Meta 分析，将有价值的研究结果推荐给临床医生和相关专业的实践者，以帮助实践循证医学。Cochrane 系统综述现已被公认为最佳的高质量证据之一。Cochrane 协作网作为国际公认的产生高质量系统评价的独立非盈利国际组织，在全球循证医学20多年发展中起到了重要的作用。目前该组织已发展成为拥有42个 Cochrane 国家和地区中心的庞大网络，其系统评价作者来自120余个国家的研究者、医疗卫生人员、患者及对卫生保健感兴趣的人。

自20世纪90年代以来，循证医学在中国快速普及并且发展迅速，1997年7月，我国卫生部科教司正式下文批准在四川大学华西医院（原华西医科大学附属第一医院）筹建中国循证医学中心（中国 Cochrane 中心），1999年3月，经国际 Cochrane 协作网指导委员会正式批准注册成为国际 Cochrane 协作网的第13个中心，成为继巴西、南非后第三个发展中国家中心。中国 Cochrane 中心自成立以来，相继开展了循证医学国际协作研究与普训工作，陆续创立了两种全国性的循证医学杂志，并率先在医学院校开设循证医学课程，编辑出版了循证医学专著及5年制、8年制循证医学规划教材，对推动临床医学实践，提高医学水平产生了良好的效果。

随着时代的前进，人们对循证医学的研究越来越深入，它将日渐完善，为临床决策的科学性及临床医学的现代化作出更大的贡献。

第二节 循证医学相关研究方法

一、系统综述及Meta分析的概念

（一）系统综述的基本概念

系统综述（systematic reviews）又名系统评价，指针对某一具体临床问题（如疾病的病因、诊断、治疗、预后），系统、全面地收集现有已发表或未发表的临床研究，采用临床流行病学严格评价文献的原则和方法，筛选出符合质量标准的文献，进行定性或定量合成，得出可靠的综合结论。系统综述需要随着新的临床研究结果的出现及时更新。

Cochrane系统综述是Cochrane协作网的评价人员按照统一的工作手册（Cochrane reviewers' handbook），在相应Cochrane评价小组编辑部的指导和帮助下所完成的系统综述。Cochrane系统综述数据库（Cochrane database of systematic review，CDSR）是Cochrane Library的核心内容。基于Cochrane协作网的特点为：①严密的组织管理和质量控制系统；②严格遵循Cochrane系统评价手册；③采用固定格式和内容要求；④统一的系统综述软件（RevMan）录入和分析数据、撰写系统综述计划书和报告；⑤根据新的研究数据发表定期更新；⑥健全的反馈和完善机制。因此，Cochrane系统综述是当前质量最高的系统综述，对于临床实践具有更强的指导意义。

高质量的系统综述是公认的最佳证据之一，具有良好的重复性：①可以帮助临床医生不需要阅读海量的研究文献就能得到可靠且具有临床应用价值的信息；②可以及时将研究成果转化并应用于临床，架起科学研究和临床实践的桥梁；③考虑了纳入文献的样本量和质量的差异对研究结果的影响，提高了统计效能。

但是，系统综述也存在局限性：①只是对原始研究结果的汇总分析，不能排除原始研究中存在的各种偏倚，故其质量受原始研究质量的制约，所以对待系统综述的结论，要避免盲目接受；②对于新的干预措施，缺乏足够的研究成果产生系统综述；③罕见病研究多以个案报道为主，缺乏系统综述所用的数据；④对于不良反应的评估，由于系统综述纳入的临床试验的样本量和研究时限往往有限，难以发现潜伏期长、罕见的不良反应。

（二）Meta分析的基本概念

Meta分析中文译名荟萃分析、二次分析、汇总分析、集成分析等，1976年由心理学家Glass首次命名。其概念目前仍然存在争议，许多专家认为：Meta分析是一种统计分析方法，它将多个独立的、目的相同的、可以合成的临床研究综合起来进行定量分析。

目前，仍有许多人将系统综述与Meta分析的概念混为一谈，实际上，系统综述与Meta是两个不同的概念，但在使用上存在交叉。系统综述是针对某一具体问题，按照特定的标准全面收集、选择、评价、合成相关的文献资料，得出可靠的结论并定期更新。系统综述的研究方法可以是定性的（定性系统综述），不包含Meta分析的过程，也可以是定量的（定量系统综述），即包含Meta分析的过程。但是，Meta分析仅仅是一种统计分析方法，如果一篇应用Meta分析进行文献合成的文章缺乏科学严谨的收集、选择、评价文献的过程，那么其应用Meta分析得出的结论不具有真实性和可靠性，对于临床实践也不具有指导意义，这样的文章就不能认为是系统综述。

二、循证证据的评价

（一）评价循证证据的意义

1. 证据来源复杂　随着科技的进步，获取信息的渠道变得相当广泛，除了传统的书籍报刊，还可以通过电视、广播、互联网等途径获得，这使得患者获得医学相关知识变得更为容易。然而，各种来源复杂的医学信息可能并不完全正确，甚至相互矛盾，大部分患者由于缺乏专业医学知识不能鉴别这些信息的真伪，许多医务人员每天被迫解答患者提出的很多类似疑问，这也为临床医疗工作的开展增加了负担。

2. 证据质量良莠不齐　目前，世界每年有200多万篇生物医学方面的文献发表在2万多种生物医学杂志上。一个内科医生需要每天不间断阅读19篇专业文献才能大致掌握所研究领域的新进展和新研究成果。然而，针对某一专题的医学文献中，真正有用的却不足15%。已经公开发表的许多文献也存在或多或少的问题，仔细阅读就会发现在研究设计、方法选择、统计分析、结果推论方面出现错误的不在少数。如果将这些有问题的研究结果不加以辨别就盲目应用于临床，可能会对患者的生命安全造成巨大的威胁，对医疗行业造成不可估量的损失。

3. 证据对患者的适用性因人而异　循证医学是最佳的证据、临床经验和患者价值观的有机结合，所以仅关注证据的质量远远不够，还要关注证据对患者的适用性。临床实践中面对的患者与临床研究证据中的研究对象存在性别、年龄、共病、疾病严重程度、病程、依从性、社会因素、文化背景、生物学及临床特征的差别。此外，患者对治疗的选择、关注和期望也不同。因此，临床医生在应用收集到的证据时，必须结合患者的具体情况作出选择。

综上所述，临床医生应该具备评价循证证据的能力，这样才能从来源复杂、质量良莠不齐的证据中找到具有真实性和可靠性，且适用于临床实践的优质证据，并结合临床经验和患者的意愿，为患者提供最佳的治疗方案。

（二）评价循证证据的基本原则

临床医生如何对从医学文献中获取的研究证据进行评价呢？一般需要经过三个步骤。

1. 证据的真实性评价　这里的真实性特指一项研究的内部真实性（internal validity），即研究结果正确反映被研究对象真实状况的程度。真实性评价是循证医学文献评价的核心，只有先满足真实性，才有资格谈论其他方面的价值。证据的真实性主要取决于研究设计是否正确、研究方法是否合理、统计分析是否正确、结论是否可靠、研究结果是否支持研究结论等。

2. 证据的临床重要性评价　若一项证据满足了真实性，接下来就需要评价该证据是否具有临床应用价值，其评价往往需要借助一些客观指标，包括定性指标和定量指标，根据研究类型的不同，指标的选择也不相同。例如，病因学研究多使用发病率（incidence rate）、患病率（prevalence）、相对危险度（relative risk，*RR*）、归因危险度（attributable

risk，*AR*）、比值比（odds ratio，*OR*）等指标来探索病因与结局之间的相关性及关联程度；诊断性研究多使用灵敏度（sensitivity）、特异度（specificity）、阳性预测值（positive predictive value）和阴性预测值（negative predictive value）、似然比（likelihood ratio，*LR*）及受试者工作特征曲线（receiver operator characteristic curve，ROC）等指标来判断一项诊断试验的临床应用价值；治疗性研究则多使用治愈率（curative rate）、生存率（survival rate）、病死率（case fatality rate）、相对危险度降低率（relative risk reduction，*RRR*）、绝对危险度降低率（absolute risk reduction，*ARR*）及需治疗人数（number needed to treat，*NNT*）等指标来判断一项治疗措施的有效性。

重要性评价应该包括对统计学意义和临床意义两方面的评价，这样才更为全面。统计学意义由假设检验的*P*值小于预先设定的检验水准来表示：①当研究结果既有统计学意义，又有临床意义时，可以肯定其重要性；②若仅有临床意义而无统计学意义，不能盲目否定其临床价值，应计算犯第Ⅱ类错误的概率或检验效能后再进行判断；③当研究结果既无统计学意义，又无临床意义时，则可认为其确无意义。

3. 证据的适用性评价　一项研究结果是否可以真正应用到临床，满足真实性和具备临床重要性还不够，还应该考虑证据对具体患者的适用性。适用性即研究的外部真实性（external validity），指研究结果和结论能够外推至研究对象以外人群的程度，多指其在不同人群、不同地点，针对具体病例推广应用的价值。文献中的研究人群与实际面对的患者往往存在差异，因此，在应用研究证据之前，需要对比研究人群与临床患者之间在人口社会学特征和临床特征上的差异，以及判断所处医疗卫生条件能否满足相应的需求，提供相应的人力、技术和设备条件，并结合患者对治疗的选择、关注和期望，对研究证据的适用性进行全面的评价。

（三）评价循证证据的方法

1. 根据研究设计类型初步判断证据质量　研究设计类型在很大程度上决定了研究证据的质量，所以在评价证据时，可以通过判断研究设计类型进而判定证据所处的等级，对证据的质量作出初步评价。目前国际上广泛接受和使用的是英国牛津大学循证医学中心制定的证据等级标准。证据等级分为5级，推荐建议分为4级，Ⅰ级证据的推荐级别为A，Ⅱ级和Ⅲ级证据的推荐级别为B，Ⅳ级证据推荐级别为C，Ⅴ级证据推荐级别为D。具体分级方法见表9-2-1。

表9-2-1　牛津大学循证医学中心证据分级和推荐标准

推荐级别	证据等级	研究证据类型
A	Ia级	同质随机对照试验的系统综述
	Ib级	可信区间小的单个随机对照试验
	Ic级	有"全或无"效应的临床研究（例如，有该治疗之前，所有患者均死亡，有该治疗之后，有患者可以存活；或在有该治疗之前，一些患者死亡，有该治疗后，没有患者死亡）

推荐级别	证据等级	研究证据类型
B	Ⅱa级	同质队列研究的系统综述
	Ⅱb级	单个队列研究及低质量的随机对照研究（如随访率低于80%）
	Ⅱc级	预后研究
	Ⅲa级	同质病例对照研究的系统评价
	Ⅲb级	单个病例对照研究
C	Ⅳ级	病例系列报告，低质量队列研究及病例对照研究
D	Ⅴ级	专家意见，基础研究

2. 不同类型循证证据的具体评价原则　在评价循证证据时，主要依据证据评价的三项原则，即真实性、临床重要性及适用性。不同类型证据在评价时各有侧重，常见证据类型的评价原则如下。

（1）原始研究证据：原始研究证据是作者根据本人的经验总结或科学研究成果而创作出的原始论文，主要涉及病因、诊断、治疗和预后，国际循证医学的相关评价原则见表9-2-2~表9-2-5。

表9-2-2　评价病因学/不良反应研究证据的基本原则

评价原则	评价内容
真实性	研究对象是否明确；研究组和对照组除了暴露因素外其他临床特征是否具有可比性
	测量各组暴露和结局的方法是否相同（结果测量是否客观或采用盲法）
	随访时间是否足够，失访率如何
	研究结果是否符合因果推论的要求：
	是否满足因果时间顺序
	是否存在剂量-效应关系
	是否有停止暴露或减少暴露后发病率下降的研究
	不同研究中因果联系是否一致
	危险因素和疾病是否符合生物学合理性
重要性	因果联系的强度如何
	研究结果的精确性即可信区间是否较窄
适用性	患者是否与研究对象存在较大差异
	患者可以得到的益处和危害是什么
	患者意愿如何
	措施是否可行

表9-2-3 评价诊断性研究证据的基本原则

评价原则	评价内容
真实性	是否将诊断性试验与金标准进行了盲法比较
	研究对象是否具有代表性
	诊断试验的结果是否影响了"金标准"的应用
	诊断试验的真实性是否在另一组独立的研究对象中得到证实
重要性	是否计算了似然比
适用性	该诊断试验在你所在医院是否可用,患者能否支付
	根据个人经验、患病率、临床实践的数据资料或其他临床研究,能否判断患者的验前概率
	研究对象是否与患者情况类似
	该研究证据是否能改变患者患某种疾病的可能性
	计算验后概率能否改变患者的治疗方案或对患者有益
	根据试验结果是否能有助于下一步的诊断、治疗决策
	患者是否愿意进行该诊断试验检查

表9-2-4 评价治疗性研究证据的基本原则

评价原则	评价内容
真实性	研究对象是否随机分配,是否隐藏了随机分配方案
	随访时间是否足够,失访率如何
	是否对患者和医生采用盲法
	除试验方案不同外,各组患者接受的其他治疗方法是否相同
	各组基线是否具有可比性
	是否根据随机分组的情况对所有患者进行意向分析
重要性	干预措施的效果如何
	效应值的精确性如何
适用性	患者是否与研究对象差异太大
	该治疗方案在你所在医院能否实施
	患者采取这项治疗的利弊如何
	患者对实施该项方案的意愿如何

表9-2-5　评价预后研究证据的基本原则

评价原则	评价内容
真实性	研究对象的代表性如何，是否为疾病的早期或同一时期
	随访时间是否足够，失访率如何
	是否采用客观标准和盲法判断结果
	如果发现亚组间的预后不同，是否校正了重要的预后因素
重要性	研究结果是否随时间改变
	对预后估计的精确性如何
适用性	研究对象与患者的相似程度
	研究结果是否有助于患者的治疗决策

（2）二次研究证据：二次研究证据是对原始研究证据进行综合分析、加工提炼后，通过整理概括而编写成的综述性文献，是临床医生快速获得有效信息的最佳途径。常见的二次研究证据主要包括系统综述、临床实践指南、临床决策分析和卫生经济学分析。表9-2-6和表9-2-7分别列出了评价系统综述和临床实践指南的基本原则。

表9-2-6　评价治疗性研究证据系统综述或Meta分析的基本原则

评价原则	评价内容
真实性	是否是根据随机对照试验进行的系统评价
	是否采用系统全面的检索策略检索相关文献
	是否评估了纳入的单个研究的真实性
	统计分析中使用的数据资料是单个患者的资料还是单个研究的综合资料？
重要性	不同研究的结果是否一致
	治疗效果的大小如何
适用性	患者是否与系统综述中的研究对象差异较大
	干预措施在你所在医院是否可行
	患者从治疗中获得的利弊如何
	患者是否有意愿采取这项干预措施

表9-2-7　评价临床实践指南的基本原则

评价原则	评价内容
真实性	指南的制订者是否对过去12个月的文献资料进行了综合性、可重复的查阅
	指南的每条推荐意见是否表明了应用证据的级别强度和引文信息

评价原则	评价内容
重要性	指南是否回答了临床需要解决的重要问题
适用性	疾病的负担（在你社区发病或患病情况，或你患者的验前概率，或期望事件发生率）是否太低，而不能应用指南
	患者或社区对指南提供的干预措施或干预措施结局的信任度是否与指南不符
	实施该指南的机会成本是否需要考虑你的精力或你社区的资源情况
	是否实施此指南的阻碍（包括地理、组织、传统、权威及法律或行为）太多，不值得努力克服

三、循证医学证据检索

循证医学证据检索按目的可以分为两类：①依据查询到的循证医学证据指导临床实践；②依据查询到的原始研究证据建立系统综述或Meta分析等二次研究。这两种不同目的的证据检索在实际操作中有很大的区别：首先，检索的目标数据库不同，前者主要检索二次研究文献数据库，后者则主要检索原始文献数据库。其次，检索策略的侧重点也不相同，前者侧重于"查准"，后者侧重于"查全"。这里主要介绍为指导临床实践而进行的证据检索，为构建系统综述或Meta分析等二次研究而进行的证据检索将在第三节介绍。

（一）循证医学证据资源的分类

以指导临床实践为目的进行的证据检索是为了获得当前最佳的证据。因此，检索时要从最高级别的证据开始，由高到低依次检索。目前国际上常用"6S"金字塔模型将循证医学证据资源分为6类，自上而下为计算机辅助决策系统（system）、循证证据整合库（summaries）、系统综述的精要数据库（synopses of syntheses）、系统综述数据库（syntheses）、原始研究的精要数据库（synopses of studies）、原始研究数据库（studies），证据等级依次减弱。

每一类证据资源都有相应的数据库可以检索。"6S"金字塔模型见图9-2-1。

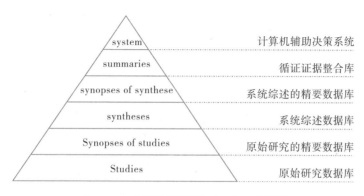

图9-2-1　循证证据资源的"6S"分类模型

每一类循证医学证据都有其对应的数据库：①计算机辅助决策系统（system）是指导临床实践的理想工具，其可以深度整合患者个体信息与研究证据，将电子病历中患者的临床特征与当前可获得的循证证据自动链接，并在临床诊疗过程中自动提醒医护人员相应信息。目前国际上公认的是Zynx Health系列产品，但仍处于探索阶段。②循证证据整合库（summaries）是不同临床主题的证据总结，专家已完成相应的文献检索和质量评价过程并给出了分级推荐意见，往往可以直接应用到临床，提高临床医生的决策效率。常用的数据库包括UpToDate、DynaMed、ACP Smart Medicine等，但大多数需要付费使用。③系统综述的精要数据库（synopses of syntheses）集合了把系统综述提炼成固定格式的摘要，使临床医生不必去阅读大量的原始研究和综述的详细内容。常用的数据库包括Cochrane Library-DARE、Cochrane Summaries、ACP Journal Club等。④系统综述数据库（syntheses）是集合了系统综述的数据库，系统综述即通过广泛收集全球已发表和未发表的证据并对其严格评价，定性或定量合成从而得出科学的结论。常用的数据库包括Cochrane Library-CDSR、EPC Evidence Reports等。⑤原始研究的精要数据库（synopses of studies）与系统综述的精要数据概念类似，即集合了原始研究摘要的数据库。常见的数据库包括ACP Journal Club、Evidence-based系列期刊。⑥原始研究数据库（studies），当临床问题无法从上述几种数据库中找到答案时，可从此类数据库中找寻文献证据。常用的数据库包括MEDLINE、EMBASE、CINAHL等。

除了上述6类循证医学证据资源外，还有一些综合性数据库如ACCESSSS、TRIP、Clinical Key等可以同时提供原始研究、系统评价和临床实践指南等内容，且检索结果更加精准。

（二）循证医学证据检索的步骤

循证医学证据检索的步骤大致可以分为7步：①分析和转化临床问题；②选择合适的数据库；③确定检索词；④编制检索策略；⑤初步检索；⑥根据检索结果调整检索策略；⑦输出检索结果。其中，选择数据库、确定检索词和编制检索策略是证据检索的核心环节。以下将针对每一步具体介绍。

1. 分析和转化临床问题　即临床工作者依据自身的临床经验和背景知识，将患者提出的问题转化为可回答的临床问题。再根据PICO的原则将问题分解以便于构建检索式。

2. 选择合适的数据库　按照"6S"金字塔模型由上至下检索，查找每类证据资源对应的数据库。如果上一级证据资源可以解决提出的临床问题，则无需继续检索下一级数据库。

3. 确定检索词　通常是以PICO原则中各项对应的重要特征词为检索词，可先将P和I对应的检索词进行初步检索，再考虑用C和O对应检索词缩小检索结果的范围。

4. 编制检索策略　检索策略是由检索词和检索运算符构成。需要注意的是，不同数据库使用的检索策略可能不同，可以在使用相应数据之前阅读其检索说明。常用检索方法如下。

（1）主题词检索：即全面考虑检索词的同义词、近义词、全称和缩写，可以一次性检索多个相关词汇，扩大了检索的范围。目前医学领域最常使用的主题词是来自美国国立医学图书馆编制的医学主题词表（medical subject headings，MeSH）。

（2）自由词检索：即在检索文献时使用未规范化的自然语言进行检索。目前大多数循证医学数据库不支持主题词检索，也不支持复杂的检索策略。为指导临床实践所进行的证据检索以自由词检索为主。若要建立系统综述则需要同时使用主题词检索和自由词检索，以提高查全率。

（3）布尔逻辑运算符：包括有AND、OR、NOT三种。①AND：即"逻辑与"，检索式A AND B表示需要A和B两个条件同时满足时才符合检索要求。部分数据库也用*或&表示。②OR：即"逻辑或"，检索式A OR B表示只需要满足A或B两个条件之一就符合检索要求。部分数据库也用+或|表示。③NOT：即"逻辑非"，检索式A NOT B表示满足A条件但不满足B条件的检索记录。部分数据库也用－或！表示。NOT容易导致漏检，应谨慎使用。当AND、OR、NOT同时出现在检索式中时，计算机执行的顺序依次为NOT＞AND＞OR。在进行检索时，通常将P、I、C、O各项分别包含的检索词用OR连接，再将P、I、C、O各项之间用AND连接，形成最基本的检索式。

（4）圆括号：可用于对某些检索词的优先检索。圆括号里的检索策略将优先执行，可以套叠使用，内层圆括号的检索策略先于外层圆括号执行。

（5）词组检索：检索词有时是多个单词构成的词组，使用双引号（或单引号）括起来即可进行词组检索。词组检索的优点是匹配标准更为严格，可以显著提高查准率。如检索"chronic gastrointestinal diseases"，只有符合这三个词按照先后顺序紧密排列的文献才能被检索到。某些数据库（如OVID数据库）默认对连续输入的词汇进行词组检索，则不必录入双引号（或单引号）。

（6）字段检索：数据库中的字段只收录某种特定类型的信息，如作者字段只收录作者的名字，摘要字段只收录文章的摘要。

检索方式有两种：①在检索界面的字段框中选中所需字段并输入检索词；②在检索词后面添加字段名（或缩写），用特定符号间隔。例如，PubMed数据库采用"检索词［字段名］"格式或"检索词［字段名缩写］"格式表示字段检索（如diabetes［Title/Abstract］或diabetes［tiab］，表示在题目和摘要字段检索糖尿病）。

（7）截词检索：即利用截词符替代检索词的一部分而进行的检索，可自动对同一概念不同词尾或词根的变化及不同拼写方式进行检索，提高查全率。但截词检索使检索结果显著增加，不利于快速定位目标文献，故初步检索一般不使用截词符。根据截词位置不同，可以分为三类。①后截词：截词符在检索词末尾，用于检索词根相同的一组词，如hyperten*；②前截词：截词符在检索词的最前端，用于检索词尾相同的一组词，如：*mycin；③中截词：截词符出现在检索词的中间，如wo*n。

5. 调整数据库、检索词和检索策略　初步检索获得的结果往往不令人满意，此时，就需要根据检索结果重新选择数据库、检索词及调整检索策略，并可能需要多次重复才能获得满意的结果。调整方法可分为以下两类。

（1）扩大检索范围：如未能找到需要的结果，则需要扩大检索范围。①重新选择数据库，选择原始数据库或跨库检索平台；②重新构建检索式，考虑检索词的同义词或近义词，以及不同的拼写方式、时态、语态、词性、缩写等，检索词之间用OR相连，少使用AND连接，使用截词符或增加检索字段。③不限制文献出版时间。

（2）缩小检索范围：若得到的检验结果过多，则需要缩小检索范围。①重新选择数据库，往往选择证据等级较高的数据库，如循证证据整合库（summaries），其对应的文献数量较少；②重新构建检索词，加用C和O特征词，并用AND连接；③重新构建检索式，使用词组检索或字段检索，并限制字段为题目和摘要；④限制文献出版日期，只检索最新的文献。

第三节 以患者为中心的循证全科医疗实践

一、循证全科医疗实践的基本过程

（一）循证全科医疗实践的基本条件

1. 政府的支持和宏观指导 政府的支持和宏观指导是循证全科医疗实践的前提。

2. 医生的高水平和证据的高质量 高质量的临床证据是循证全科医疗实践的物质基础，而全科医生是循证全科医疗实践的主体。

3. 患者的参与和配合 患者的参与是循证全科医疗实践的基础。

4. 硬件设备的完善 方便快捷的信息查询处理、强大的专业数据库及严格的质量控制是实践循证医学的技术保障。

5. 目标明确、定位准确、学以致用、持之以恒是循证全科医疗实践的原动力。

（二）循证全科医疗实践的基本步骤

完整的循证医学实践过程包括五个步骤，分别为构建循证问题、寻找最佳证据、评估证据价值、运用证据指导实践、后效评价。循证医学在全科医疗中的实践模式如下。

1. 构建循证问题 循证问题是指在临床实践中患者存在的且亟待解决的重要临床问题。在循证医学的全科临床实践中，全科医生首先应该明确患者存在的循证问题。循证问题包括病因及危险因素问题、诊断问题、防治问题及预后问题等，欲找准循证问题，可依次回答如下问题：①该患者病因及危险因素是否明确？②该患者能否明确诊断？③针对该患者有无有效防治手段或方法？④这些防治方法能否降低病死、病残率？⑤这些防治方法能否改善患者的生存质量？⑥这些防治方法能否改善成本效果？

在此过程中，若回答"是"，则进入下个问题；若回答"否"，则可作为循证医学问题的候选。找准患者存在的、需要回答和解决的临床问题，是循证全科医疗实践的首要关键环节。为了找准重要的临床问题，应该强调全科医生必须准确地采集病史、体格检查及收集有关实验室检查结果，尽可能占有可靠的一手资料，充分运用自己的理论、临床技能和经验、逻辑思维及判断力，经仔细分析论证后，找出哪些属于常识性的"背景性问题"。哪些为"前景性问题"，即那些在临床上亟待解决且必须回答的疑难问题。

在找准重要的临床问题后，需从实际问题出发，将问题具体化为可以回答的科学问题。问题的构建可以按以疾病为导向的证据（disease oriented evidence，DOE）的要求来构建，即以疾病为导向的证据，主要关注实验室检查指标等临床测量指标的变化，包括实验室或仪器检查结果等中间指标资料；或按以患者为导向的证据（patient oriented evidence that matters，POEM）的要求来构建，即以患者为导向的证据，强调对于患者具有重要意义的临床结局，包括发病率、死亡率、生存率、致残率、治愈率、不良反应发生率、复发率、再住院率、生存质量等。POEM更多从患者角度考虑问题，更加符合全科医学以患者为中心的医疗服务理念，因此，全科医生需要按照POEM的要求来构建需要查找的问题。

以防治性研究为例按PICOS要素可将问题拆分如下。

P（population/patients/participants）：研究对象的类型、特征、所患疾病类型等。

I（intervention）：干预措施。

C（comparison）：对照措施。

O（outcomes）：结局指标。

S（study design）：研究设计方案。

例如，在全科医疗门诊经常会遇到腹泻的儿童，在干预治疗方案上多采用静脉滴注，而国际上推荐的治疗方案是口服电解质补液，对比这两种治疗方案，其中有一个临床结局是需要全科医生关注的，即留院或护理时间。为解决这一临床问题，首先将问题分解以下5个部分。

研究对象（P）：腹泻儿童。

干预措施（I）：口服电解质补液。

对照措施（C）：静脉滴注。

结局指标（O）：留院或护理时间。

研究设计方案（S）：随机对照研究。

2. 寻找最佳证据　循证医学实践强调要获得"最佳证据"。获取最佳证据时，应根据"6S"模型逐级检索。全科医生的循证临床实践不同于循证医学的研究，主要是查证用证，因此不需要全面系统地查找所有文献，可以考虑优先选用综合性数据库，不仅能同时获得原始研究、系统评价、循证临床指南等内容，而且检索结果更加精准。

3. 评估证据价值　全科医生应采用临床流行病学及循证医学等科学的原则和方法，根据不同的临床研究类型，参考证据分级标准，从证据的真实性、临床重要性和适用性三方面作出科学的评价，并在此基础上结合患者的具体情况找出最佳证据以指导医学临床实践。

4. 运用证据指导实践　所获最佳证据须结合临床经验及患者的病情、意愿、文化程度、家庭和社会资源等实际情况，进行综合考虑和评估。此外，还需要考虑干预措施对患者的影响及可能发生的不良反应等。与患者和家属形成协作关系，使用经过严格评估的最佳证据，共同作出临床决策以指导临床实践。

5. 后效评价 一般来说，循证医学实践的后效评价是指对应用循证医学的理念从事医疗活动（诊断性试验、治疗方案或药物、预后判断指标的应用、医疗卫生技术的应用等）后的结果进行评价。

在日常循证临床实践中，后效评价是指针对临床具体患者的实际情况，提出临床问题后，通过检索收集有关文献，并在严格评价的基础上，具体应用于患者，以评价解决患者的具体临床问题后的结果。它是循证临床实践的最后一步，也是检验循证实践效果的关键一步。

（三）系统综述的制作步骤

系统综述是通过严格、系统的方法对多个有争议，甚至相互矛盾的小型临床研究进行评价、分析和合成，以解决纷争或提出建议，从而为临床实践、医疗决策和临床科研提供指导。但是如果系统综述的制作方法不恰当，则有可能获得错误的研究结果。因此，系统综述的制作方法和步骤对其结果和结论的真实性、可靠性起着决定性的作用。

系统综述从方法学上可分为随机对照试验的系统综述、非随机对照试验的系统综述、观察性研究的系统综述及诊断性研究的系统综述等。不同类型的系统综述制作过程都要经历从选题到设计研究方案，然后按照设计方案实施分析评价最终撰写成文的过程，但是不同类型的系统综述在文献的检索策略、评价文献质量的方法、原始文献中数据的提取及统计分析等方面有一定的差别。由于Cochrane系统综述是目前公认的最高质量的系统综述，本节将以评价干预措施疗效的Cochrane系统综述为例，简述其基本步骤和方法。

1. 确立题目并注册 系统综述的目的是为临床医疗决策提供依据，因此，系统综述的题目主要来源于临床医疗实践中那些涉及疾病防治方面不确定、有争议的重要临床问题。在选题时应遵循实用性、必要性、科学性、创新性和可行性这五个基本原则。为避免重复，在确定题目之前应先进行全面、系统的检索，了解针对同一临床问题的系统综述或Meta分析是否已经存在或正在进行。如果有，其质量如何？是否已经过时？如果现有的系统综述或Meta分析已过时或质量差，则可考虑进行更新或重新再做一个新的系统综述。

系统综述在确立题目时，应围绕研究问题明确四个要素：①研究对象的类型（P），如所患疾病的类型及诊断标准、研究人群的特征和场所等；②研究的干预措施和对照的措施（I、C）；③研究的结局指标（O），包括所有重要的结局（主要结局和次要结局）及严重的不良反应等；④研究的设计方案（D）。这些要素对于纳入标准、检索策略的制订，文献质量的评价，数据的收集、分析及结果的解释等都十分重要，必须准确、清楚地定义。确立题目之后，应将题目和研究背景告知Cochrane协作网系统综述小组的协调员，以确定该题目是否已被注册。如果没有注册则等待专家评审，确定是否有必要进行该题目的系统综述。如果专家认可该题目有研究价值，则在评价小组的指导下填写有关表格，完成题目的注册。

2. 制订系统综述计划书 系统综述的题目确立后，需要制订计划书，内容包括系统综述的题目、背景资料、目的和方法，其中方法学部分是计划书中的重点，包括检索文献的方法和策略、文献的纳入和排除标准、评价文献质量的方法、收集和分析数据的方法等。

计划书制订完成后，应交送相应系统综述小组，接受编辑组内外的同行和方法学专家的评审，并提出修改意见和建议。根据评审意见修改后再送交系统综述小组评审，直到符合发表要求为止。

Cochrane协作网要求所有评审合格的系统综述计划书都要公开发表在Cochrane图书馆，接受来自同行或感兴趣人员的评价，提出意见或建议，确保系统综述实施方法完善可靠。同时，公开发表的计划书还可以提醒他人该题目已经被注册，避免重复研究。

3. 检索文献　系统综述与传统文献综述的关键区别在于是否制订了检索策略，进行系统、全面地检索。制订前可参阅Cochrane相关系统综述检索策略，或与相关的图书信息检索专家联系，寻求相关帮助和建议。制订好检索策略之后对数据库进行检索。

可以利用电子数据库等文献搜索引擎和其他途径（通常是灰色文献的获取途径）进行检索。电子数据库主要有Cochrane临床对照试验注册中心（Cochrane Central Register of Controlled Trials，CENTRAL）、美国生物医学文献数据库（MEDLINE）及荷兰医学文摘电子版（EMBASE）等。其他途径主要指灰色文献的获取，即可以通过与同事、专家和药厂联系以获得未发表的文献资料如学术报告、会议论文集或毕业论文等。

4. 选择文献　选择文献是指根据计划书中拟定的文献的纳入和排除标准，从收集到的文献中检出能够回答研究问题的文献资料。文献的选择标准一般应根据确立的题目和构成研究问题的四个基本要素而制订。在系统综述制作过程中，文献的选择和纳入包括以下三个基本步骤。①初筛：通过阅读检出文献的题目和摘要来排除明显不合格的文献，对可能合格的文献进一步对全文进行筛选；②全文筛选：对初筛的可能合格的文献应仔细阅读和评估其全文的方法学部分，提取文献的相关信息，以确定文献是否符合纳入标准，并决定该文献是否纳入；③获取更多信息：当文献研究的相关信息不全或不清楚时，需要进一步获取信息。可以联系文献作者以获得更多信息或检索同一研究的其他文献。

5. 评价文献质量　系统综述是对原始研究的二次综合分析和评价，如果纳入的原始研究质量低下，且系统综述未对原始研究方法学质量进行正确的评价，则系统综述的结果和结论就有可能是错误的。因此，在制作系统综述时应先评价纳入文献的质量。对文献质量的评价应包括三个方面，即真实性、临床重要性和适用性。

文献质量评价目前尚无金标准方法，可采用单个条目、清单或一览表。目前，Cochrane手册中并未推荐使用任何一种清单或量表，仅要求采用由Cochrane协作网的方法学家、编辑和系统综述员共同制定的"偏倚风险评估"工具。对于随机对照试验的评价，该工具包括7个方面，针对每一项研究结果，对这7个方面作出"是"（低度偏倚）、"否"（高度偏倚）和"不清楚"（缺乏相关信息或偏倚情况不确定）的判断。

为避免文献的选择偏倚，对文献的选择和质量评价通常至少由2名研究人员独立进行，出现不一致的情况时可由第三者或双方讨论协商解决。多个研究人员选择文献时，还可计算不同研究人员间的一致性（*Kappa*值）。此外，可以先进行预试验，选择3~6篇文献进行初评，以探索经验，标化和统一选择、评价方法。

6. 资料提取（data extraction） 资料提取是系统综述制作过程中的重要步骤，为保证系统综述的真实性和可靠性，对原始研究文献数据的收集应尽可能准确，避免偏倚或人为错误。

资料提取可以通过填写数据提取表实现，数据提取表的设计尚无统一标准，设计时通常包括以下信息：①纳入研究的基本信息，如纳入研究的编号、发表年份、引用题录、通讯作者和联系方式等；②纳入研究的偏倚信息，即文献质量评价的相关信息，如分组方法、是否采用盲法等；③研究对象的特征，如研究对象的年龄、性别等人口学特征及诊断标准、疾病严重程度等可导致临床异质性的因素；④干预措施的特征，如药物名称、给药途径、剂量、开始给药时间、疗程等；⑤结局指标的特征，应事先确定是否需要提取纳入研究的所有结局指标；⑥研究结果的特征，需收集样本量、分组情况、治疗时间、测量尺度、数据类型、统计学数据（分类资料应收集每组总人数及事件发生率、连续资料应收集每组研究人数、均数和标准差或标准误等）；⑦其他信息，如重要的引文、资助机构、潜在的利益冲突等。

所有提取的数据资料均需输入系统综述管理软件（review manager，RevMan），以进行文献结果的分析和报告。

7. 数据分析和结果描述

（1）数据的分析：系统综述对数据的分析有定性分析和定量分析两种方法。①定性分析：采用描述性分析方法，将纳入的每个临床研究的特征按研究对象、干预措施、研究结果、研究质量和设计方法等进行总结并列成表格，以便浏览纳入研究的情况、研究方法的严格性和不同研究间的差异，计划定量合成和结果解释，因此，定性分析是定量分析前必不可少的步骤。②定量分析：应用适当的统计学方法将纳入的单项研究的资料根据其权重进行合并。

（2）结果的描述：系统综述结果的描述内容包括纳入研究的基本特征、纳入研究的质量评价、各原始研究的结果、Meta分析的结果及其他分析结果（如亚组分析和敏感性分析结果）等。

8. 系统综述的结果解释 结果的解释是系统综述进行讨论、得出结论的部分。慎重的讨论和明确的结论有助于帮助患者、医生、护士、卫生管理者和决策者正确理解证据的含义及其与实际决策的关系。为保证讨论和结论部分的全面性和逻辑性，结果解释时应从以下5个部分进行。

（1）主要研究结果的总结：归纳总结所有重要结局指标的结果，包括有利和不利结果（如不良反应等），并讨论重要结局指标的证据质量。

（2）证据的可应用性：在确定系统综述结果的应用价值时，首先应考虑干预措施对患者的利弊关系，其次应考虑系统综述纳入的研究，其研究对象是否与患者情况相似，是否存在生物学、社会文化背景、依从性、基础危险度、病情等方面的差异。

（3）证据的质量：着重讨论纳入研究的质量。可从纳入研究的设计方案和各个研究的质量、方法学质量及是否存在剂量、效应关系等方面进行讨论。

（4）可能存在的偏倚或局限性：可从检索策略是否全面、是否进行质量评价、纳入的研究是否重复、分析方法是否恰当、是否存在发表偏倚等方面进行讨论。

（5）与其他研究或系统综述的异同点：将本次系统综述的结果与他人的相关原始研究或系统综述相比较，从中找出相同点支持自己的结果，并解释产生此结果的可能机制；如果发现不同点，应讨论导致不同结果的原因。

最后评价者应对系统综述的发现对临床实践的意义进行总结，并概括该评价结果对未来的科学研究的价值。

9. 系统综述的改进与更新　系统综述的改进与更新是指在系统综述发表以后，定期收集新的原始研究，按前述步骤重新进行分析、评价，以及时更新和补充新的信息，使系统综述更完善。

二、循证医学证据在全科医疗中的应用

（一）全科医疗

全科医疗有其独特的知识、技能和理念。虽然在知识和技能方面，全科医疗与其他专科共享人类医学发展的成果，但全科医疗的理念有别于其他临床专科。全科医疗更强调以人为中心，将患者置于其家庭背景和社区环境之中，强调运用家庭力量、人际关系、咨询及心理治疗等方面的知识技能处理其医疗问题。

全科医疗有其独特的问诊过程，通过有效沟通，使医生和患者逐渐建立起积极的医患关系，强调医患关系的建立与维护，进而倡导授权给患者，帮助患者作出医疗决策。

（二）循证医学证据资源

随着生物-心理-社会医学模式的发展，一名优秀的全科医生，不仅需要具备扎实的专业知识和能力，还需要做到触类旁通，即面对不同患者可以因人而异提出适用于患者的最优疗法。然而，医学实践者面对不同的患者，需要的是关于不同疾病各个方面的证据，就一个疾病的治疗而言，决策者需要的是所有相关治疗的证据，有了这样的综合证据（summary of evidence，integrated evidence），决策者将不再需要检阅大量相互分离的证据，就能在短时间内获得所有相关的信息。同时评价研究证据的真实性和实用性，最后形成解决问题的策略和方案。

1. 综合证据资源一　《临床证据》。

《临床证据》即是从临床问题出发检索最佳的研究证据，并加以汇总和评价，全科医生可直接使用《临床证据》提供的证据运用于临床患者。《临床证据》可帮助全科医生选择适宜的治疗方法；通过判断不必要的处方而节省医疗费用；向患者简单明了地解释不同治疗措施的证据；选择费用低廉而有效的治疗方法；避免不必要的治疗；节省常规检查和治疗的时间。

《临床证据》自1995年开始酝酿，到1999年出版第1版，至今已出版了16版，包括全版本、精华版、网络版和PDA版等多种版本。《临床证据》的发展见证了循证医学的发

展历程，其编纂是严格地遵循循证医学的理论和方法，因此学习使用《临床证据》的过程即是学习循证医学的基本理论和方法，进而进行循证实践的过程。

《临床证据》首先从确定相关的重要的临床问题开始，然后针对这些问题收集、评估和总结现有最好的相关的证据，并以简单易懂的语言进行归纳和陈述。现阶段《临床证据》主要集中在治疗效果的证据，首先收集随机对照试验的系统综述，当系统综述不存在时，则收集相关的随机对照试验，若无相关的随机对照试验，则明确指出缺乏高质量的研究证据。

UpToDate（www.uptodate.com）以光盘和网络形式发行，每个季度更新，有广泛的参考信息，UpToDate未对纳入的文献进行质量评价，但收录了MEDLINE摘要等信息。医师信息与教育资源（the physician's information and education resource，PIER，http://pier.acponline.org/index.html）是由美国医师学会（American College of Physicians，ACP）提供的一本供住院医师阅读的在线证据综合，明确提供了有关内科和初级保健的证据等级。以上推荐的证据综合均来自国外，不管是在线版还是中文翻译版，在运用证据综合进行循证医学临床实践的时候均要符合我国当前的国情、医院的条件和患者的实际情况。

2. 综合证据资源二　临床指南（clinical practice guidelines）。

临床指南是以循证医学为基础，由官方政府机构或学术组织撰写的医疗文件。临床指南针对特定临床问题，经系统研究后制定发布，用于帮助临床医生和患者作出恰当决策的指导性文件。以往多数指南来自国外，根据我国国情特点，中国医师协会循证医学专业委员会和中华医学杂志社共同发起建设了中国临床指南文库（China guideline clearinghouse，CGC），收录中国医学期刊近5年内发表的临床实践指南，为临床工作者、管理机构和社会大众提供了查询临床指南的平台，对基层全科医生的临床工作也有重要的指导作用。临床指南大体分为以下两类。

（1）基于共识的临床指南（consensus-based guideline）：基于共识的临床指南是早期的传统的指南编写方法。相关专家人员根据经验和主观判断，就具体医疗问题进行开放式的充分讨论后达成的共识，其真实性和可靠性较差。难以被广泛接受。但某些新问题如对非典的治疗短期内缺乏高级别证据可以采用。这时全世界专家根据经验达成的诊疗共识是可以依据的，符合循证医学概念中"依据当前可以得到的最佳证据"的理念。

（2）循证临床指南（evidence based guideline）：循证临床指南通过系统综述生成的证据及对各种备选干预方式进行利弊评价之后提出的最优指导意见。指南是在迅速发展的医学领域帮助并提供现代医学的方向和标准，有益于患者，同时为医生提供保护，为每天常见的复杂临床问题的处理提供有益的帮助，也为正确的临床实践提供有益的帮助。

正确的指南并非告诉决策者应该作何决定，而是给出各种可能的方案，提供各种证据，以便加上决策者的个人经验和患者的愿意，来帮助决策者作出最符合患者利益的决定。指南不是法律，也不是严格的规则，更不会干涉医生诊治的自由，不强制应用。

循证临床实践指南的网络资源有原始研究证据数据库、综合性临床指南和循证证据资源库和临床实践指南网站。

近年来，《中国高血压防治指南》《中国脑血管病防治指南》《中国糖尿病防治指南》和《慢性乙型肝炎防治指南》等是我国推出的高质量的临床指南，正在有力地广泛指导着我国这些慢性病的防治工作。但实际应用中，全科医生面对多种疾病共存的慢性病患者，不论临床指南的证据有多强，均应根据具体情况决定是否采用，必要时可更改使用，避免盲目教条地遵从。指南是全科医生了解相关领域最佳研究现状最方便快捷的途径，在解决临床问题时，最好先寻找和使用指南，如没有指南，再寻找系统评价证据。

三、循证全科医疗实例

【病例9-1】

高先生，男，62岁，已婚，某机关单位退休。患者看电视时突发心前区疼痛、胸闷，平静休息10分钟后未见缓解，在妻子陪伴下前往社区卫生服务站就诊。

体格检查：体温36.8℃，脉搏64次/min，呼吸频率20次/min，血压144/90mmHg，BMI 24.2kg/m²。发育正常，营养中等，神志清楚，面部表情紧张，言语流利，体格检查配合，无颈静脉怒张，双肺呼吸音清，未闻及干湿啰音，心率64次/min，律齐，未闻及期前收缩，未闻及杂音，腹软，无压痛，双下肢无水肿。心电图检查结果显示为窦性心律，心率64次/min，Ⅱ、Ⅲ、AVF、$V_3 \sim V_5$导联ST段呈弓背向上抬高$0.1 \sim 0.2$mV。全科医生诊断为"冠心病，急性下壁、前壁心肌梗死"。

立即给予阿司匹林肠溶片300mg嚼服，硝酸甘油0.5mg舌下含服。向家属交代病情，并告知可能出现恶性心律失常、猝死等危险情况，取得家属配合后立即转诊至上级医院急诊，于左冠状动脉病变处行球囊扩张，并植入1枚药物涂层支架。患者术后予冠心病二级预防用药和抗血小板凝集治疗，病情平稳后出院。同时医生建议进行康复治疗。1个月后社区卫生服务站全科医生电话随访，患者病情平稳，无胸闷、胸痛不适，能规律遵医嘱服药。在全科医生的建议下，患者到社区卫生站就诊，进行体格检查、心电图检查，纳入冠心病社区规范管理，继续康复治疗。患者询问进行康复治疗对自己有何益处？

1. 构建循证问题　冠心病合并心肌梗死的患者通过运动疗法进行心脏康复治疗心血管疾病，能否降低心血管疾病的死亡率？

研究对象（population/patients/participants，P）：冠心病合并心肌梗死患者。

干预措施（intervention，I）：包括运动疗法的常规护理。

对照措施（comparison，C）：常规护理。

结局指标（outcomes，O）：心血管疾病的死亡率。

研究设计（study design，S）：随机对照研究。

2. 寻找最佳证据　根据PICOS原则，以其包含的5个基本要素作为关键词（coronary artery disease、exercise therapy、cardiovascular disease、usual care、systematic review）进行检索。通过Cochrane Library检索出一篇由Grace Dibben等在2021年11月发表的系统

综述 *Exercise-based cardiac rehabilitation for coronary heart disease. Cochrane Database of Systematic Reviews*。

3. 评价证据价值 英国牛津循证医学文献严格评价项目（critical appraisal skill program，CASP，2004）包括10个条目，其中前2条是筛选问题，3~10条是细节问题。CASP清单主要从证据的真实性、临床重要性和适用性来评价系统综述或Meta分析的方法学质量和适用性，更适合用于将系统综述和Meta分析结果应用于实践时的评价。因此，使用CASP清单评价该系统综述的方法学质量和研究的适用性，从而为临床实践提供指导。

（1）研究结果可靠性

1）系统综述是否定义了一个清晰明确的问题。通过阅读该系统综述的题目、研究目的及摘要，发现该系统综述构建了清晰明确的循证问题，即评估以运动为基础的心脏康复（单独运动训练或与社会心理或教育干预相结合的运动训练）与不运动对照在冠心病患者死亡率、发病率和健康相关生活质量方面的临床疗效和成本效益。

2）系统综述纳入研究的设计类型是否合适。根据研究目的，该系统综述按照PICOS原则作为纳入研究的标准，包括5个部分。①研究对象（P）：18岁以上的冠心病患者，包括患有心肌梗死、血管重建术（经皮冠状动脉介入治疗或冠状动脉旁路移植术）、心绞痛或由血管造影确诊为冠状动脉疾病的患者；②干预措施（I）：包括单独运动训练或与社会心理或教育干预相结合的运动训练的常规医疗护理；③对照措施（C）：不包括运动训练的常规医疗护理；④结局指标（O）：全因死亡率、心血管疾病死亡率、心肌梗死发生率、冠状动脉旁路移植术发生率、经皮冠状动脉介入治疗发生率、全因住院率、心血管住院率、健康相关生活质量、成本和成本效益及预后的有益因素；⑤研究设计（S）：随机对照研究，提供了每篇纳入研究的随机分配方法、盲法、分配隐匿、选择偏倚及数据缺失等情况。

总之，该系统综述研究对象定义准确，有明确的纳入标准，干预措施、对照措施合理，结局指标纳入了该疾病相关的重要结局。据此可见，该系统综述的纳入标准比较合适。

3）该系统综述是否纳入了所有的相关文献。通过阅读该系统综述发现，作者对原始文献的检索是比较全面的，对常用的数据库均进行了检索：Cochrane临床对照试验注册中心（Cochrane Central Register of Controlled Trials，CENTRAL）、美国生物医学文献数据库（MEDLINE）、荷兰医学文摘电子版（EMBASE）、护理及相关专业文献累积索引（CINAHL）、SCI-Expanded、CPCI-S on Web of Science等数据库，检索时间截止到2020年9月。此外，在2021年6月，通过WHO国际临床试验注册平台（ICTRP）和ClinicalTrials.gov数据库获取关于临床试验的文献。没有对语言进行限制，文章中提供了各个数据库的检索方法。除了使用电子数据库检索外，还通过手工检索了自上次更新以来发表的检索文章和系统综述，以查找数据库检索无法识别的研究，并在此基础上征求了专家意见，且与原始研究作者联系以获得缺失数据。为了避免偏倚，该系统综述由2名研究人员独立筛选和确定纳入标准，并由第3名研究人员进行核查。该综述也提供了研究选择的PRISM流程图及研究被排除的原因，最终共纳入85篇原始研究。

同时，绘制了"漏斗图"来评估选择偏倚。

综上所述，该系统综述对于相关研究的检索是比较全面的。

4）系统综述制作作者是否对纳入研究的质量进行了充分的评价。该系统综述对纳入的每项研究均采用Cochrane协作网偏倚风险评价工具进行了质量评价，主要评价指标为随机分配方法、分配方案隐匿、盲法、结果数据的完整性、选择性报告研究结果等。

5）对纳入研究的结果进行Meta分析是否合适。该系统综述根据主要结果指标和次要结果指标进行了Meta分析。从定性（森林图）和定量（使用χ^2异质性检验和I^2统计量）两方面探讨了纳入研究的异质性。采用漏斗图和 *Egger* 检验来评估研究的选择偏倚。

（2）研究结果：短期随访（6~12个月）结果显示，以运动为基础的心脏康复可以显著降低心肌梗死的发生率（*RR*=0.72，95%*CI* 0.55~0.93；高质量证据），可以使全因死亡率略有降低（*RR*=0.87，95%*CI* 0.73~1.04；中等质量证据），可以显著降低全因住院率（*RR*=0.58，95%*CI* 0.43~0.77；中等质量证据）。但以运动为基础的心脏康复组与对照组之间的心血管疾病死亡率（*RR*=0.88，95%*CI* 0.68~1.14；中等质量证据）、冠状动脉旁路移植术发生率（*RR*=0.99，95%*CI* 0.78~1.27；高质量证据）与经皮冠状动脉介入治疗发生率（*RR*=0.86，95%*CI* 0.63~1.19；中等质量证据）的差异几乎无统计学意义。由于证据存在显著的异质性，且置信区间范围较宽，尚不确定以运动为基础的心脏康复是否能降低心血管住院的风险（*RR*=0.80，95%*CI* 0.41~1.59）。

中期随访（12~36个月）结果显示，以运动为基础的心脏康复可以显著降低心血管疾病的死亡率（*RR*=0.77，95%*CI* 0.63~0.93），但以运动为基础的心脏康复组与对照组之间的全因死亡率（*RR*=0.90，95%*CI* 0.80~1.02）、心肌梗死发生率（*RR*=1.07，95%*CI* 0.91~1.27）、冠状动脉旁路移植术发生率（*RR*=0.97，95%*CI* 0.77~1.23）、经皮冠状动脉介入治疗发生率（*RR*=0.96，95%*CI* 0.69~1.35）和全因住院率（*RR*=0.92，95%*CI* 0.82~1.03）的差异几乎无统计学意义。尚不确定以运动为基础的心脏康复是否能降低心血管住院的风险（*RR*=0.92，95%*CI* 0.76~1.12）。

长期随访（36个月以上）结果显示，以运动为基础的心脏康复会显著降低心血管疾病的死亡率（*RR*=0.58，95%*CI* 0.43~0.78）和心肌梗死的发生率（*RR*=0.67，95%*CI* 0.50~0.90），但以运动为基础的心脏康复组与对照组之间的全因死亡率（*RR*=0.91，95%*CI* 0.75~1.10）的差异几乎无统计学意义。结果尚不确定以运动为基础的心脏康复组与对照组之间的冠状动脉旁路移植术发生率（*RR*=0.66，95%*CI* 0.34~1.27）和经皮冠状动脉介入治疗发生率（*RR*=0.76，95%*CI* 0.48~1.20）的差异有无统计学意义。

有证据表明，在短期随访中，以运动为基础的心脏康复可以略微提高几个子量表（SF-36心理成分、生理功能、生理表现、一般健康、活力、社会功能和心理健康得分）的健康相关生活质量，然而，这些在临床上可能不是重要的差异。八项以试验为基础的经济评估研究表明，以质量调整寿命作为收益目标，以运动为基础的心脏康复可能是一项具有成本效益的治疗。

Meta-回归分析结果显示，预后的益处与冠心病病例组合、运动康复类型、运动剂量、随访时间、发表年份、运动地点、研究地点、样本量或偏倚风险无关。

（3）研究结果适用性

1）研究结果是否适用于当地人群：虽然国内的相关研究比较局限，仅涉及该系统综述的部分结局指标，但是研究结果显示以运动为基础的心脏康复有助于患者改善身体状况并提高生活质量。因此国内临床实践可借鉴其研究结果。对于前面所提出的循证问题，可根据该系统综述提供的证据及患者的实际情况和意愿决定是否继续进行康复治疗。

2）是否考虑了所有的重要结局：该系统综述考虑了重要的结局指标，包括全因死亡率、心血管疾病死亡率、心肌梗死发生率、冠状动脉旁路移植术发生率、经皮冠状动脉介入治疗发生率、全因住院率、心血管住院率、健康相关生活质量及成本和成本效益。

总体来看，这篇系统综述的质量和适用性较好，可以为全科医疗临床实践提供一定的指导。

4. 运用证据指导实践　本例患者与上述研究所纳入的患者情况类似。综合各方面进行评估以下内容。①患者目前具有心血管疾病的危险因素：老年男性，有冠心病家族史，吸烟和缺乏运动；②患者经济基础稳定，家庭和睦；③患者和家属积极配合。因此，可以考虑继续进行康复治疗。

医生将这些最新研究结果告诉患者和家属，患者和家属表示愿意积极配合，医生为其制订了合理的康复治疗方案，并建议在家人陪同下进行。

5. 后效评价　患者在继续康复治疗后，病情平稳，没有出现任何不适症状，并且在医生指导下逐步增加运动量。后续随访时，患者表示对医生的建议非常满意，而且愿意长期坚持。

【病例9-2】

患者，28岁妊娠女性，近1个月体重增加明显，外阴瘙痒并偶尔出现视力模糊，在家人陪同下前来社区卫生服务中心就诊。患者既往体健，此次为患者首次怀孕，孕龄26周。患者孕前BMI为27.2kg/m²，目前达29.8kg/m²。孕24周时，产科医生采用75g口服葡萄糖耐量试验筛查患者血糖水平时发现，患者空腹血糖94mg/dl，1小时血糖92mg/dl，2小时血糖165mg/dl。患者感觉疲劳，偶有恶心，无呕吐，长时间站立后腿部肿胀，无多尿、烦渴，孕期体重增加20kg。

患者有多囊卵巢综合征病史。向家属交代病情，并告知可能出现妊娠期糖尿病，胎儿可能体重过大，获取家属配合后立即转诊至上级医院。体格检查：血压109/92mmHg，脉搏89次/min，呼吸18次/min，体温36.8℃，身高160cm，体重76.2kg，BMI 29.8kg/m²。患者有黑棘皮症/黑线。耻骨上30cm触及子宫底。其他正常。

治疗方案：参考注册营养师建议进行营养治疗；嘱患者监测血糖，建议其每日4次测量空腹血糖并不定期测量餐后1小时血糖；建议其适度锻炼，20~30min/d。

2周后患者复诊。患者诉其参考了营养师的建议调整饮食，且每日步行30分钟。此次血糖检查结果：空腹血糖98~108mg/dl，餐后1小时血糖142~163mg/dl。计划开始使用胰岛素对患者进行治疗。

1. 构建循证问题　孕期产妇中心性肥胖是否增加妊娠期糖尿病风险？

研究对象（population/patients/participants，P）：在妊娠早期或中期测量（体脂分布、腰围、腰臀比或皮下脂肪厚度）中提供信息的女性；在妊娠期间接受过妊娠糖尿病调查的妇女。

干预措施（intervention，I）：体脂分布或中心性肥胖。

对照措施（control，C）：非体脂分布或中心性肥胖。

结局指标（outcome，O）：妊娠期糖尿病发病率。

研究设计（study design，S）：队列研究。

2. 寻找最佳证据　根据PICOS原则，以其包含的5个基本要素作为关键词（central obesity、gestational diabetes mellitus、pregnancy、systematic review）进行检索。通过PubMed检索出一篇由Da Yao等在2020年4月发表的系统综述 *Relationship between Maternal Central Obesity and the Risk of Gestational Diabetes Mellitus: A Systematic Review and Meta-Analysis of Cohort Studies.*

3. 评价证据价值　从证据的真实性、临床重要性和适用性等方面作出科学的评价。使用英国牛津循证医学文献严格评价项目（CASP）评价该系统综述的方法学质量和研究的适用性，从而为临床实践提供指导。

（1）研究结果可靠性

1）系统综述是否定义了一个清晰明确的问题。通过阅读该综述的题目、研究目的及摘要，发现该系统综述的临床问题是"孕期产妇中心性肥胖与妊娠期糖尿病风险的关系"。临床问题具体、明确，与临床情景中的问题相关。

2）系统综述纳入的研究设计类型是否合适。根据研究目的，该系统综述按照PICOS原则作为纳入研究的标准，包括以下5个部分。①研究对象（P）：在妊娠早期或中期测量（体脂分布、腰围、腰臀比或皮下脂肪厚度）中提供信息的女性，在妊娠期间接受过妊娠糖尿病调查的妇女；②暴露因素（I）：体脂分布或中心性肥胖；③对照因素（C）：非体脂分布或中心性肥胖；④结局（O）：妊娠期糖尿病发病率；⑤研究设计类型（S）：此临床问题是一涉及暴露因素的问题，队列研究是最佳研究设计。因此该系统综述纳入的研究类型为队列研究。研究对象定义明确，有明确的纳入标准，暴露因素，对照因素合理，结局指标纳入该暴露因素相关的重要结局。据此可见，该系统综述的纳入标准比较合适。

3）该系统综述是否纳入了所有的相关文献。通过阅读该系统综述文献，作者对于原始文献的检索是比较全面的，对常用的数据库均进行了检索：使用PubMed、EMBASE和Web of Science进行了搜索，查找截至2019年5月12日发表的英语医学文献。搜索包括不同的关键字和医学主题词表（MeSH），文章提供了所有文献数据库的搜索策略。同时，当需要获取在线出版物或补充材料中没有其他信息时，联系了原始研究作者。此外，还使用NoteExpress软件检查了重复的纸张。为了避免偏倚，该系统综述由2名研究人员独立筛选和确定纳入标准，并由第3名研究人员进行核查。本研究最初检索4 511篇文献，在检查记录和删除重复项时，对47篇进行了全面审查，14篇符合纳入标准。最后，共有11项队列研究纳入分析，该系统综述绘制"漏斗图"来评估选择偏倚。

综上所述，该系统综述对于相关研究的检索是较为全面的。

4）系统综述制作者是否对纳入研究的质量进行了充分的评价。该系统综述对纳入的每项研究均使用纽卡斯尔-渥太华量表（NOS）对Meta分析中包含的队列进行质量评估。主要评价指标为队列研究的代表性、基于设计或分析的同期群的可比性，随访时间及队列随访的充分性等。用于评估文章质量的改进NOS方法显示，11项研究具有五颗或更多星，被认为是高质量的。

5）对纳入研究的结果进行Meta分析是否合适。该系统综述根据主要结果指标和次要结果指标进行了Meta分析，纳入的原始研究异质性不明显。采用*Begg*检验、*Egger*检验和具有95%*CI*限值的漏斗图表明没有发表偏倚。

（2）研究结果：本系统综述结果显示，中心性肥胖孕妇患妊娠期糖尿病风险的*OR*为2.76（95% *CI* 2.35~3.26），在调整潜在混杂产妇年龄、种族、体重指数、糖尿病家族史、吸烟、经济水平等后，调整后BMI的*OR*显著（*OR*=3.07，95%*CI* 2.35~4.00）。研究结果表明，妊娠期糖尿病的风险与母亲中心性肥胖呈正相关。因此，本研究可以提高妊娠糖尿病早期筛查的效率，这些发现可以加强公共卫生干预措施的科学背景，以控制妊娠早期或中期中心性肥胖。

（3）研究结果适用性：由于国内对此项研究资料匮乏，该系统综述参考文献多为国外文献。但国内外情况有所差异，国内的临床实践可借鉴其研究结果，也期待国内有更多此类研究，对于本章的临床情景，可根据系统综述提供的证据及研究对象的测量结果评估中心性肥胖，提高妊娠糖尿病早期筛查的效率。

总体来看，这篇系统综述的质量和适用性较好，可以为全科医疗临床实践提供一定的指导。

4. 运用证据指导实践　本例患者与上述研究对象所纳入的患者情况相似。综合各方面进行评估：①患者目前呈妊娠期中心性肥胖，是妊娠期糖尿病危险因素之一；②患者年龄较小，经济基础稳定，家庭和睦；③患者和家人积极配合。因此，医生将最新研究结果告知患者和家属，医生为其制订了合理的方案：建议调整饮食，且每日步行30分钟，定期复查血糖，并计划开始采用胰岛素进行治疗。

5. 后效评价　患者在听取医生建议控制饮食、逐步增加运动量适当减重并积极配合治疗后，血糖呈下降趋势，没有出现任何不适症状。后期随访时，患者表示对医生的建议非常满意，并且愿意继续坚持，迎接一个健康宝宝。

（王戬萌）

思考题：

1. 请简述循证医学的概念。

2. 请简述循证证据评价的基本原则。

3. 请简述循证医学在全科医疗中实践的基本步骤。

第十章　全科医疗中的人际关系及沟通

全科医疗中的人际关系及沟通

人际关系是我们生活中的一个重要组成部分。在与人相处的过程中，不同的角色有着不同的行为规范，也采用不同沟通技巧。美国卡耐基研究所的一项研究发现，企业的成功，85%是基于良好的人际关系和人力管理，而仅有15%得益于科技或知识的先进。可见，在工作中建立良好人际关系很重要。

全科医学特别强调为患者提供"以人为中心"照顾的理念，通过建立良好的医患关系来实现对患者及其家庭进行长期照顾，已经被长期的全科医疗实践结果所证实，全科医疗中建立良好的人际关系是全科医疗服务成败的关键要素之一。

本章主要从全科医疗中的人际关系类型、医疗人际关系的类型及其特点、建立医患关系的影响因素、人际交流的基本原则、医患交流技巧，以及人际交流能力评价等方面进行阐述。

第一节　全科医疗中的人际关系

一、人际关系的概念和特点

（一）人际关系的概念

人际关系（interpersonal relationship）是指人们在社会活动过程中所形成的，建立在个人情感基础上的相互联系，也就是人际双方在认知、人际情感和交往行为中所体现出来的彼此寻求满足需要的心理状态。不同学科对人际关系的解释略有不同，例如，社会心理学中将人际关系解释为人与人之间心理上的关系，表示的是心理距离的远近；社会学认为人际关系是指在社会关系总体中人们的直接交往关系；行为科学中把人际关系视为人与人之间的关系，体现在人们社会交往和联系的过程中。人际关系在社会交往中一直处于不断形成和发展的动态变化中。研究任何人际关系都不能脱离社会关系大环境，医疗人际关系也是如此。

（二）人际关系的特点

人际关系是个人彼此相互作用、相互联系，有条件的、有机的特殊总和，而不仅仅是单个个体的总和。人际关系是人际交往的结果。人际关系的好坏，与人生命长短呈相关关系，如一项在美国对6 900个成年人进行的为期9年的连续观察发现，社会交往的多少与人的死亡比例呈相关关系，人际关系和谐与否与人的寿命长短呈正相关关系。可见，人际关系的和谐与否对保持身心健康、支持事业成功至关重要。同时，良好的人际关系也是社会和谐的前提条件。

传统的人际关系是在亲缘关系、地缘关系、业缘关系、趣缘关系、物缘关系的基础上形成的以家庭为中心，由小及大、由近及远、由亲及疏延伸拓展成社会人际关系网络。人际关系具有鲜明的以群体为本位，以家庭为中心，重视伦理道德，遵从风俗习惯等特征。传统的人际关系在社会的发展进程中起到了协调内部和整合社会的功能。进入信息社会后，现代人不十分重视以"六缘"为纽带而限制自己的交际圈，而是采取其他各种方法去建立自己的人际关系网络，由此形成了当代人际关系的特点。

不管社会如何进步和变化，人际关系均具有以下基本特点。

1. 个体性　在人际关系中，个人特定角色退居到次要地位，而对方是不是自己所喜欢或愿意接近的人成为主要问题。

2. 直接性　人际关系是在人们的交往过程中形成的，每一个人均可内心感受到人与人心理上的距离，感受到人际关系的亲疏。人们之间没有直接的接触和交往不会产生人际关系。

3. 情感性　人际关系的基础是人们彼此间的情感活动。情感因素是人际关系的主要成分之一。人际间的情感倾向分为两类，一类是促使人们彼此接近或相互吸引，另一类是促使人们互相排斥或分离。

二、医疗人际关系的类型及其特点

医疗人际关系是医学社会学中最富有社会学特色的重要课题。在我国，医疗人际关系一般包括医患关系、医护关系、医际关系、护际关系、患际关系等。在生物-心理-社会现代医学模式下，和谐的医疗人际关系本身就对健康促进具有积极的意义。

1. 医患关系（doctor-patient relationship）　医患关系是一种特殊的社会人际关系，有狭义和广义之分。狭义的医患关系是指医生与患者之间为维护和促进健康而建立起来的一种医学人际关系。广义的医患关系是指以医生为中心的群体和以患者为中心的群体之间为维护和促进健康而建立起来的一种社会关系。其中的"医"，是指提供医疗保健服务的整个群体，包括医生、护士、医技人员、卫生管理人员等；而"患"则首先是指前来接受医疗保健服务的患者，其次是患者的家属、监护人、同事、朋友、其他社会人等。因此，医患关系更社会化的定义应该是指整个医疗卫生系统与整个社会人群之间的互动关系。

医患关系是医疗人际关系中的关键人际关系。著名的史学家西格里斯曾经说过："医学的目的是社会的，它的目的不仅是治疗疾病，使某个机体康复；它的目的是使人调整以适应环境，作为一个有用的社会成员。每一个医学行动始终涉及两类当事人，即医生和患者；或更广泛地说，医学团体和社会，医学无非是这两群人之间多方面的联系"。西格里斯将医生和患者看成是整个医学最本质的东西，高度评价了医患关系的重要性。我们可以把医患关系看作是"医务人员与患者的关系"，这样，医患关系就包括医生与患者的关系和护士与患者的关系两者在内。

2. 医际关系　从医疗实践的现代规模来看，医生在诊疗疾病的过程中，是要与不同科室、不同专业技术水平的其他医生进行合作，才能实现自身功能。例如，外科医生要与麻醉科医生、作为手术助手的其他医生、护士等合作，才能完成外科手术治疗；内科医生也会时常跟放射科、理疗科等医生协作，才能实现其医疗服务功能。这些合作为横向的合作关系。同时，医生之间也存在着纵向合作关系，如同科室内部高年资医生指导低年资医生、富有经验的医生协助年轻医生完成诊疗活动。所有这些关系虽然复杂，但是十分重要，可称为医际关系，或医生之间的同事关系。

医际关系的一个基本出发点应该是将患者的生命、健康服务需求和利益放在第一位，这是医际关系的首要原则。例如，因为基层医疗机构的条件所限，出于对患者安全的考虑，适时地将患者转诊给上级医院，或请上级医院的医生来会诊等。

医生与医生之间的关系好坏，反映的是医疗职业本身的内在要求，只有良好的医患关系才能保证良好的医疗效果，这关系到许许多多患者的安危。

在医际关系的处理中，要求医生必须尊重他人。在工作中应以患者的利益为出发点，在业务上互帮共进、尊重他人，共同推进学术研究和提高学术水平。同时，尊重他人并不意味着一味地服从上级或其他医生的错误指导或建议。

3. 医护关系　医护关系指医生和护士在医疗过程中的相互关系。这种关系是一种同事关系而不是主从关系。这种关系体现在患者身上，是相互联系、互相补充的关系。医生不应该抹杀护理工作本身的独立性和专业性。处理这一关系的主要原则同样是"患者第一"和"尊重他人"的原则。

4. 患际关系　患际关系是指患者与患者间的关系。患际关系分为医院内的患际关系和社会上的患际关系两种。在有些国家，患际关系是由患者成立的正式组织，并发起某些社会性的患者运动，对医疗过程和社会产生一定的影响。对患际关系的研究逐渐受到重视。

此外，医疗人际关系中还包括了护士与护士之间的护际关系，在此不赘述。

三、全科医疗中的人际关系

全科医疗中的人际关系与其他医疗服务相比，人际交往的范围较为宽泛。全科医生在服务过程中，不仅要和患者及其家庭打交道，还与其所在医疗机构内的相关工作人员打交道，同时为了满足患者及其社区人群的健康服务需求，还经常需要与所在卫生服务机构以外的相关机构和人员打交道。

（一）全科医生与医疗卫生系统内部的人际关系

全科医生在医疗卫生系统内部的人际关系，是指全科医生在执业过程中与卫生行政管理部门、上级医疗服务机构（医院）、其他卫生机构之间建立的关系。例如，社区卫生服务中心接受上级卫生行政部门的管理，定期或不定期向主管部门汇报与沟通全科医疗工作开展的情况，并接受行业主管部门的督导和评估。全科医生在诊疗中遇到病情控制不理想或疑难危重患者，需要请上级机构专科医生来会诊或将其转诊，这就需要全科医生及其所在机构与其他医疗服务机构建立长期稳定的合作关系，全科医生也应与上级机构的相关专科医生保持密切的联系和沟通。在基层开展全科医疗服务工作中，还经常与疾病控制中心、精神疾病防治机构等发生业务联系，接受这些机构专业人员提供的业务指导与培训。通过有效沟通，促进相关疾病患者在社区得到更加科学、有效的管理。

（二）全科医生与所在机构内部的人际关系

全科医生与机构内部的人际关系是指其在社区卫生服务机构内部，包括上级、下级之间和同级同事之间的相互关系。机构内部的全科医生团队成员间良好的协调与合作关系，是做好全科医疗服务的保障。全科医生应掌握一定的沟通技巧，处理好相互间的关系。

（三）全科医生与医疗卫生系统之外的人际关系

全科医生是社区健康的主导者，在社区健康促进和健康教育活动中，需要动员社区中可利用的各类资源，如与社区街道办事处、社区居委会、财政部门、教育部门、劳动与社会保障部门、当地公安部门等进行必要的沟通与合作，这种跨系统、跨行业的合作，必须有相应的组织来协调与沟通，其中全科医生在协调和沟通中起着十分重要的作用，也体现了全科医疗和社区卫生服务的社会性与广泛性。

第二节　医患关系模式和影响因素

一、医患关系的模式及其特点

医患关系可以分为既有联系又有区别的两个部分，即"医患关系的技术方面"和"医患关系的非技术方面"。

（一）医患关系的技术方面

目前，国际上广泛引用的医患关系模式是对医患关系技术方面的一种概括。该模式描述了在实际的诊疗过程中，医生和患者的相互关系，各自采取的地位主动与否、主动性的大小。1956年萨斯（Szasz）和荷伦德（Hollender）在《医患关系的基本模式》一文中根据医患双方主动性与参与性的不同，提出医患关系的三种基本模式，即主动-被动型、引导-合作型、相互参与型。

1. 主动-被动型医患关系（active-passive mode）　在这种医患关系中，医生是完全主动的，患者完全是被动服从；医生的权威是绝对的，不被患者怀疑。这种关系模型是长期以来占据主要地位的传统医患关系的模式，这种模式的特点是医生只考虑"为患者做什么"，医生处于主动地位，而患者则只有服从医生的医嘱，两者之间没有互动作用，患者没有主动参与。这种关系模型在生活中，类似于"父母与婴幼儿之间的照顾关系"；在医疗活动中，此种关系模型适用于全依赖型的患者，如昏迷患者、全身麻醉患者、休克患者等。

在临床实践中，主动-被动型医患关系往往会忽视患者的基本权利。随着人们权利意识的提高，该模式只能在一定条件下成立。

2. 引导-合作型医患关系（guidance-cooperation mode） 在这种医患关系中，诊疗过程中医生是主动的，患者也具有一定的主动性参与医疗决策。这种模式的特点是"医生告诉患者做什么，如何做"，在生活中此类关系模式类似于"父母与青少年之间的关系"；在医疗活动中，此种关系模式多见于诊疗急性病患者的过程中，患者疾病较为严重，但是患病时间较短，患者对疾病知识了解很少，要依靠医生的诊断和治疗，患者处于比较忠实地接受和执行医嘱的地位。

引导-合作型医患关系强调患者的基本权利，患者在主动参与医疗决策中也有一定的积极性。这有利于医患关系的可持续发展。

3. 共同参与型医患关系（mutual participation mode） 共在这种医患关系中，医生和患者在医疗决策中具有大体相同的主动性和同等的权利，相互依存。这种医患关系犹如生活中"成人与成人之间的关系"，两者都有决定权和主动性；患者有一定的自我医疗能力，不仅主动配合而且积极参与诊治过程，从而达到心理与社会适应完好的最佳状态。共同参与型医患关系的特点是"医生与患者讨论怎么做"。该医患关系模式适合于慢性病患者与医生的关系。慢性病的治疗与管理往往与改变和调整患者的生活习惯、行为方式、心理调适、人际关系有关，运用共同参与型医患关系模式，有利于医生对慢性病患者的管理。

需要指出的是，在特定的氛围和境遇下，三种类型的医患关系都是正确的、有效的。例如，对于一个昏迷的患者，只能采取主动-被动型医患关系。但是，总体来看，绝大多数患者在就诊时都是清醒的，有主动性，应该发挥他们的能动性。目前，很多患者都强调"自己的生命自己负责""我有知情同意权"等，医患关系模式会更趋向于"医患共同参与"模式，尤其是全科医生与慢性病患者之间的医患关系模式。

总之，这三种类型的医患关系分别适用于不同的患者、不同的疾病、不同的病情发展阶段和患者自身的意愿，临床医务人员应灵活地加以应用，切忌生搬硬套。

（二）医患关系的非技术方面

医患关系的非技术方面是指医疗服务中的伦理考量。医患关系的技术方面和非技术方面在实施中是密切联系的统一体。非技术方面是基本的，技术方面的不同类型是从属的。但是，这两个方面都是为了患者的利益来实施的。

关于医学伦理学的基本原则和患者的权利等方面的相关知识，详见本书的第十一章。

二、全科医疗中医患关系的特点

临床服务中的基本医患关系类型（如主动-被动型、引导-合作型、相互参与型）也普遍存在于全科医疗实践中。但是，全科医学的"以患者为中心"和"连续性"服务的原则，使得全科医疗中的医患关系与其他专科医疗中的医患关系有明显的不同。

（一）医患关系的长期性

在其他专科医疗中，医生接诊的患者多为偶然发生的特定疾病，或患有某种疾病的危重患者。医生接诊的患者是随机的，患者寻求接诊医生也是机会性。因此，这种医患关系是阶段性存在的，是暂时的医患相互作用关系。

全科医疗中，全科医生与社区中的患者建立了长久的医患关系，全科医生所诊疗的疾病种类复杂，而且通过转诊和会诊为患者提供以人为中心的连续性服务。全科医生不仅可以诊治常见疾病，而且还为患者及其家庭沿着人的生命周期、疾病周期提供针对性、长久的预防保健服务，这是全科医疗医患关系长期性的具体体现。

（二）医患关系的稳定性

在全科医生制度建立较为完善的国家，全科医疗中医生与患者之间一般通过建立医疗保健合同，而建立起较为长期且相对稳定的医患关系。基层医疗作为患者进入医疗卫生服务系统的门户，而全科医生在卫生保健的门户中起着健康"守门人"的作用。所以，当患者需要医疗服务时，他们首先会选择在基层医疗服务机构中的全科医生。可见，全科医疗中的医患关系是较为稳定的医患互动关系。我国目前正在大力推进全科医生制度的建设，全科医生"守门人"的角色在不久的将来会实现；目前各地实施的"家庭医生签约服务"，就是通过与慢性病患者/家庭自愿建立一种契约式家庭保健合同，在全科医生与患者之间建立长期稳定的医患关系一种工作方式。

（三）医患关系的情感性

在长期医患相互作用过程中，全科医生与患者及其家庭之间会建立比较稳定的相互信任、相互尊重、平等相处、朋友式的医患关系。这是一种特殊的医患关系模式，是全科医生立足于社区的工作基础。它不受时间和空间的限制，与患病与否完全无关。这种关系的保持是在一定的情感基础上的，而这种情感性表现在全科医生为患者提供全面、负责式照顾而又彼此尊重方面。

（四）医患关系的"信托"模式

随着全科医疗服务的开展，全科医疗中的医患关系模式逐渐受到重视。有学者根据全科医疗中医患关系的特点，提出全科医生与患者之间最理想的医患关系模式是"信托"关系模型。"信托"型医患关系体现了医患关系的"行仁性"和"契约性"。"信托"模式具有以下特点。

1. 赋予医生较多的义务　医患双方在医疗知识拥有上的不平等使患者拥有更多的权利，而赋予医生医疗服务以外的许多责任、义务，如耐心、宽容、主动提供健康信息和心理支持等。

2. 患者对医生的信任　在诊疗实践中，医患关系是一种比较亲密或亲近的关系，医患关系中的患者一般是处于脆弱和依赖的特殊地位，患者的求医行为不言而喻地隐含着对医生的信任。患者由于"信任"医生而将自己的病情和相关患病信息告诉医生，并请求帮助，所以可以将医患关系视为一种"信任并托付的关系"。

3. 医患关系的"契约"性质　在"信托"模式中，医患双方都具有独立人格，从这个意义上讲，医患关系具有类似"契约"关系的性质。但是，在医疗决策能力和诊治能力方面患者处于"弱势"地位；医患双方可能具有不同的价值、信念、利益和目标。这源于患者信托，由医患双方自愿建立起来的关系可随双方意愿而中断。

医患关系中的"契约性"与经济或商业合同的契约性不同。医患关系一般不是从明确地协商订立某种契约开始的，它并不集中于经济方面，而是包含有更深刻的伦理内涵。医患关系不仅仅是契约中简单的"二体"关系，而是镶嵌在社会系统内。更重要的是，医患关系不是一种在契约生效期间的"短期行为"，而是一种应该努力长期培养的关系。

总之，"信托"型医患关系体现了全科医疗实践中医患关系的长期性、稳定性和亲密性的特点，体现了全科医生对患者全面负责的服务态度和服务行为特征。该模式可以使医学的核心价值得以更充分地体现，医学目的得以更好地实现。

三、医患关系的影响因素

医生与患者之间的关系是在一定的社会、经济、文化、伦理道德、宗教信仰和个人价值观等的基础之上建立起来的，明显地受到这些因素的影响。但在这些因素中，医生的态度和沟通方式是影响医患关系良好与否的关键因素。

（一）医务人员方面的影响因素

1. 道德水平和岗位胜任能力　医务人员群体道德水平的高低、执业能力和职业态度的好坏，会影响患者群体对医疗群体的认知、态度和信任程度。

2. 交际能力和人格特征及个人品质　患者经常会选择具有人格魅力，善于交流，能够跟社区群众打成一片、体谅患病疾苦的医生建立医患关系。这在国外的全科医生训练项目入选条件和培训过程中均受到相当程度的重视。

3. 服务模式和所持态度　医生的医学观察、服务态度和服务方式等直接影响医生在服务中的医疗行为、对患者关心的程度，也可以影响患者对医生服务水平的判断，进而影响医患关系的改进。全科医疗是以现代生物-心理-社会医学模式来判断和管理患者的健康问题，为患者提供"全人"的服务，其服务态度与其他专科医生有着明显的不同，患者更欢迎关心他们健康而不仅仅是治疗疾病的医生。

4. 对事业和生活的满意度及自控能力　医疗服务中，医生常会将生活或工作中的不满情绪转嫁到诊疗过程里，作用于患者，造成医患关系紧张或医疗纠纷发生。因此，在全科医生培养过程，应将自控能力和职业精神作为重要培养内容之一。

5. 医疗过失和纠纷的处理方式　患者希望医生是称职的，技术是精湛的，能够满足患者服务需求，在医疗出现过错时能够主动承认，并能够积极弥补过失生。然而医生在诊疗过程中，有时过分担心医疗事故和医疗纠纷的发生，从而影响了对患者的服务态度。

【病例10-1】

梁先生，因为在家做饭时将手指切伤，到一家社区卫生服务站就诊，进门说明情况后，全科医生和护士没有查看患者受伤的手指，就异口同声地对患者说："我们这里看不了外伤，您赶快到附近的三级医院急诊外科就诊；赶快走，别耽误了"。患者马上说："这点小伤，不要紧，我家里没有酒精和干净纱布，如果有，我自己也能处理，请你们给我包扎一下就行。"

这时医生还是说这个服务站不能处理外伤，如果处理了以后发生感染，责任重大，担当不起。听到医护人员这么说之后，这位患者当时的反应强烈，十分愤怒地说："社区就是方便百姓，这点儿伤都看不了，你们能干什么呀！"周围候诊的居民开始议论：这个社区只能看看慢性病，大病还得到大医院去看……也有人议论医生责任不强、服务水平低等。

也许这位医生不熟悉外伤的处理，或有怕出现医疗纠纷等的服务心理，这样就"推走"了一大批社区患者。可见，医患关系受着多重因素的影响，除了医疗技术外，当医生对患者健康问题表现出关切、真诚与负责的态度时，即使技术不可及，通过适当的转诊和咨询，也会取得患者的信任，维护良好的医患关系。此外，医生的态度受到本身人格特质，社交能力、服务能力、承担风险的态度、对职业与生活的满意度等多种因素的影响。

（二）患者方面的因素

患者方面的因素包括：①患者的道德价值观；②患者的受教育水平和文化修养、社会地位与自尊程度；③患者的人格特征、个人品质与交际能力；④患者的就医目的、对医疗服务的要求、参与医疗决策的能力；⑤患者的心理状态、患病体验与就医经历、对疾病的认知程度；⑥治疗结果、医患间互动的程度、患者在就医过程中的满意度。

患者在就诊过程中，愿意诉说他们对疾病的主观感受，也希望医生认同他们的患病体验、疾病/不良健康状况带给他们生活上的困扰、担心和恐惧等。如果医生做到了这些，患者就认为医生值得信赖。有时，受社会环境的影响，一些患者对医疗结果寄予了过高的期望，或认为花钱治病，就应该获得满意的治疗效果，不应该出现并发症等，一旦由于客观原因或病情变化导致并发症或意外情况，患者或亲属的不理解、无理纠缠或做出伤害行为，会严重损害医患关系。

（三）医疗卫生制度方面的因素

医疗服务机构与国家医疗保险制度作为影响医患关系的第三个因素，其作用并非医患双方的力量所能控制。通常情况下来自医疗卫生制度方面的因素包括：①医疗资源配置的合理性；②医疗资源的可用性和可得性；③医疗机构的服务与管理制度的健全与否；④医疗服务质量管理与监督机制的完善程度；⑤医疗服务收费的合理性与监督机制等。

相对医疗机构内部管理制度而言，医疗保险制度在经济层面上的限制对医患关系的影响更为直接。国家有关的决策部门应该在深化卫生体制改革的过程中，健全各种体制与机制，加快制度化建设，逐步平衡与协调各方的利益与关系，以促进医患关系健康发展。

四、反常医患关系和医患关系危机处理

（一）反常的医患关系

医生和患者同样是人，在相处过程中也可能有不适当的情感表达，而造成医患关系反常。因此，全科医生在诊疗中要注意患者表现出的不正常情感与表达，同时也要审视自身是否脱离了医生的"中立"角色，以避免反常医患关系出现。

1. 转移关系（transference） 转移关系是指患者将过去心目中重要人物的情感、态度

转移至医生身上。一般情况下，这种转移关系都会产生不良的结果，如患者内心隐藏着对其心目中的这位重要人物的反感、厌恶心理时，就会产生怨恨、生气、不信任的医患关系，可以表现为直接的医患冲突或不再前来就医。如果患者一味地迎合医生，也会导致治疗结果不佳。

2. 反转移关系（countertransference） 反转移关系是指医生将过去心目中重要人物的情感、态度转移至患者身上，从而引起不适当的反应。如对患者表现出不合常理的亲切、一味地满足患者的不合理服务要求、对患者适当的敌意或拒绝接诊等。因此，医生应该能够识别自己对待患者的适当态度和反常态度，经常保持客观中立的态度，如果发生了反转移关系，就应赶快将患者转诊给其医生。

（二）医患关系危机处理

有研究显示，当患者对医疗服务不满意并开始抱怨，尤其是开始向医院或医疗机构的管理部门投诉，甚至出现恶语伤人时，就意味着医疗纠纷的诉讼即将发生。这时应该积极应对医患危机。

1. 把握黄金时间，积极与患者沟通，做必要的道歉，并为患者提供可能的优惠服务，以照顾患者的心理感受。研究资料显示，在患者愤怒的时候，不支持医生与患者理论和争吵，医方多道歉、多表示理解患者，一般可以使危机化解。

2. 出于伦理的考虑，此时应将患者转诊给适当的其他医生。转诊时应该与患者坦诚说明情况；请求同事或上级医生对患者劝解、调和。

3. 遵循实事求是的原则，统一诊疗机构人员的口径，避免出现医务人员对该案例言行不一、说法不一的情况，以免事态恶化。

4. 收集患者就诊时的信息，做好整理工作，以便在发生纠纷和诉讼时不手忙脚乱。

5. 寻求有经验的同行、法律和伦理学专家的帮助，以免做出不适当的应对反应。

第三节　全科医疗中人际沟通方式与技巧

医患沟通是建立良好医患关系的重要手段。有研究结果显示，一些国家全科医生平均接诊的时间在10~15分钟，其中约有2/3的时间用于与患者交流。可见，全科医生不仅要有能够胜任解决社区常见健康问题/疾病的诊疗知识和技术，而且还应是一位娴熟的谈话艺术家，与患者交流和沟通的技巧是全科医生在服务提供中不可缺少的重要工具。

一、人际沟通的概念、特点和类型

（一）人际沟通的相关概念

1. 沟通的概念　沟通（communication）存在于一切社会活动中，其本意是指开沟使两水相通的过程，可表达为传播、传达、通信、交换、交流、交通、交往、交际等。

2. 人际沟通的概念　人际沟通指人与人之间进行的信息传递与交流活动。如果把人的思想、观念、感情等看作信息，人际沟通就可看作是信息沟通的过程。多数情况下两个人或多人之间面对面的语言或非语言信息交流、情感表达，是建立人际关系的基础和起点。这类交流主要是通过语言来完成，也可以通过非语言方式来进行，如动作、表情、文字、符号等。在实践活动中，人际沟通的基本形式有小组讨论、培训、咨询、谈心等。

（二）人际沟通的特点和类型

1. 人际沟通的特点　主要包括以下几个方面：①简便易行，不受机构、媒介、时空等条件的限制；②在同一次活动中沟通的双方可以互换角色；③信息量比较少，覆盖的范围比较小；④由于反馈及时，所以交流也就比较充分。

2. 人际沟通的类型　信息是沟通的内容，包含沟通者的情感和思想，也代表其信念与表达的能力。人际沟通的类型主要可分为以下几种。

（1）单向与双向沟通：从信息发出者、接收者的角色是否变换来看，不变的是单向沟通，如作报告、发指示、作演讲、开医嘱等；双方不断转换角色的是双向沟通，其具体表现如会谈、讨论、协商等，沟通程序可以不断循环往复，直到双方达成共识为止，形成循环性的沟通模式。

（2）语言沟通和非语言性沟通。详见本章第四节相关内容。

（3）上行、下行和平行沟通：按组织管理层次划分，上行沟通是指下属的意见、信息向上级反映；下行沟通是上层领导按组织程序向下传达指示或要求等；平行沟通是指各平行的部门或人员间的信息交流。

（4）正式与非正式沟通：就组织系统而言，正式沟通是通过组织结构层次之间按规定、程序进行信息的传递和交流。如定期或不定期的会议制度、汇报制度等。非正式沟通是正式沟通渠道之外进行的信息传递或交流，如人们私下议论某人某事。这种沟通有时能表露人的真实想法与动机，且其信息传递迅速，也不受限制，有时能对正式沟通起补充的作用，但也要注意"小道消息、不胫而走、添油加醋、面目全非"的消极影响。

二、人际沟通的一般原则

卡耐基在他的畅销著作《卡耐基人际关系手册》中，讲述了处理人际关系的三大法则。该法则也适用于全科医疗中的人际关系处理。

（一）做一个平安快乐的人

快乐的人常能使别人感到快乐，人们都喜欢与之相处，进而建立良好的人际关系。要使自己快乐，应遵循以下要诀。

1. 肯定自我，充满信心　任何人都有与其他人不同的内在潜能和优点，自己要充分发挥这些潜能和优点，证实自己的独特之处和优点。在与人交往时，对自己要有充分的自信。

2. 避免过劳和烦躁　在快节奏的当今社会，人们的压力普遍增加，尤其是医疗服务机构中，人员工作负荷重责任大，应对诊疗工作以外的事情普遍增多，过劳普遍存在。过劳和烦躁是令人产生不快的主要原因之一。如何使自己不太忙碌，甚至是有重点、有策略地忙碌，卡耐基给了我们很好建议：①发展自己兴趣领域，做自己喜欢做的事；②利用组织力和思考力，将必须做的工作按照轻重缓急加以区分，从容地完成，同时也要合理地分工与合作，懂得授权的意义和原则，不要被一些繁琐的事情所淹没；③办事果断，不拖拉；④懂得放松自己。

3. 常怀感恩之心，欣赏已经拥有的幸福　如果人们经常满足于已经拥有的，而不去计较失去了多少，那么人们就会常常保持快乐。所以，快乐的人通常珍惜已经拥有的幸福，不因为失去而烦恼。

4. 正确对待批评，将别人的批评当成前进的动力　人们经常因为别人给予的批评而耿耿于怀，心情不快。根据卡耐基的说法，别人的批评反倒是重视你的表现。最重要的是，只要是你认为对的事，就坚持做下去；把别人的批评当成前进的动力。

（二）常令对方感到快乐

在人们的相处中，如果人们感觉到与你相处是一件快乐的事，那么彼此就容易建立亲近的关系。可以通过以下方法，让对方感到快乐。

1. 肯定对方　这是人类最殷切的需求和最大的渴望。

2. 服务于对方　人要乐于给别人带来快乐，乐于为别人做些事情；同样地，在给别人做事之后，也会得到别人的关爱，别人也更愿意给你做事。

3. 培养幽默感和丰富学识　培养幽默感和充实自己的文化和学识，塑造正确的人生观、价值观，与人交流时总是能给予正确的指导和支持，快乐的心情加上富有智趣的交流，会促进交流的成效。

（三）善于协商的技巧

现代社会，竞争激烈，个人主义意识高涨，人们往往由于目标或主张不同而引发矛盾或冲突，这是人际关系恶化的主要原因之一。善于沟通和协商的人，不仅能够改变别人的想法或主张，而且还能拉近彼此间的关系。

与人协商的技巧可归纳如下。①以真诚友善的方式进行协商。如果想赢得人心，首先要让对方相信你是友善、可信赖的，能够以理性、温和的态度对事务进行商谈。②尊重对方。人们都喜欢按照自己的意见和方式行事，不喜欢别人的意见强加于人。如果在协商的过程中，先以同理心认同对方的看法，在对方降低排斥感后，再提出自己的观点或办法，最后让对方自主做出改变，得出符合期望的结果。在协商过程中，还应注重会谈各方多元文化的存在。③尊重对方。在与人交流时，应尽量避免与不同的观点直接交锋，尽量不给对方以直接的指责，应采取建议和温和的方式提醒对方；或以提问的方式代替命令，这样会让一个命令或要求执行起来显得较为轻松；在指出别人的错误之前，最好跟对方讲明你自己有不完美之处，然后再委婉地指出对方的不妥或错误。此外，人际关系的处理中，语言表达简洁明确、对事物的描述客观全面、沟通渠道的便捷与畅通等也是必需的。

三、人际沟通的方式

人际沟通的方式主要可以分为语言沟通和非语言性沟通。

（一）语言沟通

语言是以语音或字形为物质外壳，以词汇为建筑材料，以语法为结构规律而构成的体系。它以其物质化的语音或字形的形式被人们所感知。语言沟通（verbal communication）指以自然语言为沟通手段的信息交流。语言沟通可分为有声语言沟通和书面语言沟通。前者通常使用口头语，如谈话、讲课、演讲、咨询等。后者主要使用文字形式，如报告、信件、健康教育处方和实验结果报告等。

语言是交流的重要工具，是建立人际关系的一个重要载体。在人际交往中，人们必须善于运用丰富的语言艺术，达到有效沟通，促进人际沟通和人际关系的维护。

语言所反映的是一定事物的标志，语言的语法规则反映思维的规律。语言是作为人类最重要的沟通工具而产生和发展的。因此，掌握语言技巧对医患沟通十分必要。

（二）非语言性沟通

非语言性沟通（nonverbal communication）是指沟通者通过倾听、表情、举止动作等行为作为沟通手段的信息交流。非语言沟通的形式可以归纳为副语言、身体语言、人际空间和人的外在修饰等。有研究显示，在会谈信息的总效果中，词句占7%，音调占38%，而面部表情和身体语言占55%。面部表情和身体语言都是非语言性沟通方式。在医患交流中如果能够及时捕捉和准确理解、认识并运用自如，会对促进医患交流起重要作用。

1. 副语言（paralanguage） 副语言是指除了词以外的所有声音。如叹息、笑声、喘息、停顿、声高、音调、语速、呻吟等。副语言通常能够传递很多信息，如在朋友的聚会上，其中一个朋友总唉声叹气、愁眉不展，敏感的人会发现这一信息，主动询问缘由。

2. 身体语言（body language） 身体语言是指身体的无声运动，如微笑、点头、爱抚、耳光、姿势、腿的运动、变动姿势等。身体语言表达的信息受地域、种族、个人文化背景、宗教信仰等多种因素的影响。例如，在我国传统文化影响下，向人招手的姿势和向动物招手的姿势是不同的，我国的所做的"点头"动作，多表示"同意"或"正确"等信息，而同样的"点头"动作发生在不同的国度，可能传递的信息会有所不同。

3. 人际空间（interpersonal space） 人际空间是指以人的身体为中心，形成不可见的、移动的空间距离，也可以解释为人与人身体之间的距离和角度。

个人空间具有两个功能：一个是保护的功能，用以抵御来自外界的、过多的精神和生理的刺激；另外一个是交流的功能，人际空间的大小决定了哪种感觉途径（嗅、视、触、听、说），在交流中占主要地位。例如，情侣间的人际空间距离较小，而异性陌生人的人际空间距离要大得多。

促使个人空间改变的因素包括吸引力、共同或有相似之处、种族和文化因素、性别、个人习惯等。例如，法国、希腊、阿拉伯等国家的人际空间比美国、英国、瑞典等国家人的人际空间相对要近一些。

当个人空间被侵犯时，人们会通过转换身体角度、移动目光、移动身体（进或退）

等代偿性反应，以起到保护作用。

4. 个人嗜好选择的外在装饰　个人兴趣选择的外在装饰是指人的穿着打扮、交流时环境的布置、佩戴的饰品、驾驶的车辆品牌或颜色等。外在装饰可以给出一些反映人的个性特点和处事风格的信息。

四、医患沟通的目的和原则

（一）医患沟通的目的

1. 充分了解患者的就医目的、就医期望、家庭和社会背景。

2. 了解患者的健康观、健康信念模式和健康危险因素。

3. 了解患者在患病后的担心、恐惧、患病体验。

4. 增强医患之间的信任与理解，改善医患关系。

5. 医患之间的沟通不仅为诊断所必需，也是治疗中不可缺少的一个方面，提高患者的遵医性和自我管理的能力。

6. 使患者了解疾病发展的自然过程，了解治疗存在的风险和可选择的治疗方法和方式。

7. 了解在疾病管理和治疗过程中，医生和患者的责任与任务等。

（二）医患沟通的基本原则

1. 以人为本　现代医学模式要求医生以"全人的观点"看待人的健康与生病，提供以人为中心的服务，以满足患者在疾病诊疗、心理和社会层面的综合服务需求。

2. 诚信原则　诚信是一个社会赖以生存和发展的基石，也是医患沟通的基础和根本。医患之间应该真诚相处，没有隔阂。首先，医生应该主动赢得患者的信任，对患者的承诺要实实在在，实事求是，一旦承诺，就要认认真真去做，这样才能取信于患者。患者也应信任医生。其次，医生要对患者的健康问题负责，患者也要对自己的疾病负责。

3. 平等原则　患者首先是一个与医生平等的社会人，然后才是一个需要帮助的人。所以在医患交流中，医患双方是平等的。

4. 同情原则　就患者而言，总认为自己的病痛很突出，希望得到医务人员的同情，而医务人员则因为职业的原因，往往在沟通过程中未加重视。医生对患者是否富有同情心，是患者是否愿意与医生沟通的关键。所以，医生要对患者富有同情心。

5. 保密原则　这是医学伦理学的基本原则之一，在医患交流中应该贯彻执行。尤其在全科医疗中，医患交流中会涉及患者的很多隐私信息，需要医生为之保密，就诊环境也应有利于保密。

6. 反馈原则　医患交流是双向的，双方给出的信息需要对方完全理解和明确，这就要求沟通中要对信息给予及时的证实、澄清、表达。

7. 共同参与的原则　诊疗活动的全过程都需要医患双方全程参与和良好的沟通。为了帮助患者参与医疗决策、实现患者在家庭中自我管理疾病、遵守医嘱等，医生必须通过与患者充分沟通，使患者了解疾病的自然过程、并发症的早期症状、遵医嘱的重要性等。患者参与医疗决策和配合医疗，会提高治疗的效果。

五、全科医生在应诊中的沟通技巧

全科医生接诊过程中与患者和家属的交流，是医患沟通最主要的过程与方式。通过询问和倾听病史、解释病情和治疗计划、解答患者提出的问题、安慰患者的情绪等环节完成其诊疗工作，患者也会带着不同的就医感受结束就诊。应诊过程中的医患沟通情况会影响医患关系的建立和诊疗效果，全科医生在工作中应给予重视。

医患沟通是医生最基本的职业技能。然而，目前有很多年轻的医生在这方面的能力薄弱，患者及其家属也常因为就诊过程中交流不畅或沟通信息不到位而引发对医生的诸多抱怨。有时，因为医患双方来自不同的文化背景、社会环境、人文习俗背景，所采取的交流方式可能会使对方感到不尊重、不认同甚至是厌恶，造成医患关系紧张。

有研究表明，患者对医疗服务的满意度与医生提供的信息量最有关，特别是一般信息而非技术信息。一般信息包括对健康问题产生原因及其处理方法的解释，问题的影响和应对压力的咨询与指导，以及患者对其健康问题及其处理的想法或愿望的讨论；技术性信息包括体格检查或实验室检查等方面，患者也希望医生给予相应的解释。通常情况下，大多数患者既很想得到信息，但却不太会提出问题，此时，医生应该通过观察敏感地抓住患者提供的非语言信息，给予适当的沟通。

（一）医生应诊过程中沟通的内容与过程

在全科医疗服务中，医患沟通的内容不能仅限于生物医学方面的问题，对影响健康或疾病的心理及社会因素也应加以讨论。而如何获取这些患者可能不太愿意告知他人的资料，则有赖于医患间的关系及会谈的技巧。

医生应诊过程中的医患沟通可以分为三个阶段。

1. 开始阶段　包括打招呼与自我介绍，作用是营造一个轻松、和谐的会谈气氛，使患者有被尊重的感觉，然后再切入主题，了解患者来诊的目的与需求。

2. 中间阶段　主要是资料的搜集，包括病史等主观资料、理化检查等客观资料及患者心理与社会因素等情况。这是会谈最重要的部分，而资料搜集的质量将直接影响诊断与处理的正确性。

3. 结束阶段　包括与患者讨论病情，提出治疗方法，给予具体建议或健康教育指导等。由于患者通常不易记住医生所说的话，所以在应诊的最后阶段做个简单的总结或将重点写出来交给患者，增加其记忆。

（二）应诊过程中语言沟通的技巧

1. 理解对象，语言个体化　在与患者交谈时，首先要取得对方的信任。信任度越大，交流的内容就会越深、越细。交流的共同点越多，越容易相互理解，也就越容易达到相互交流的目的。要尊重和理解对方，认可对方的价值观，设身处地准确地感知对方的患病体验。

应特别强调"讲好第一句话"。要仔细地观察进入诊室的每一位患者，通过外貌判断其脾气秉性，选择其关心与熟悉的话题，这一环节对不同患者讲好第一句话、打好招呼，非常重要。

2. 开放式提问　为了获得更多和信息，在时间允许的情况下，让患者把想说的话说出来，可以采取开放式的问题来引发患者给出更多的关于患病体验、就医需求、对疾病的担心和恐惧等深层想法。开放式提问如："说说您咳嗽的情况？""您服药之后感觉怎样？"这样的提问方式，患者不能用闭合性的语言如"是"或"否""咳嗽三天"或"一周"等来回答，而是能引出更多的信息，有利于医生对患者有更多的了解并进行医疗决策。

3. 避免不同观点的直接交锋　在与患者交流时，医生应尽可能避免出现与患者意见不同的交流情景出现。医生与患者之间意见不同很常见，但是在交流时，医生最好先肯定对方的观点，然后，再陈述自己的观点，尽量避免冲突。冲突一旦出现，交流就很难进行，更阻碍深入理解和交流。

4. 语言通俗易懂　患者大多属于没有太多医学知识且文化程度不高的人群，在与他们交流时应该尽量使用简单、通俗的语言，切忌使用专业术语。对于医学问题，应该深入浅出地给予解释，尽量让服务对象理解。例如，一位腕关节骨折的患者前往医院复诊，医生告诫患者"要将骨折的手臂置于功能位，不然会影响日后手功能的康复。"因为患者不明白什么是"功能位"，而无法遵照医嘱去做。

此外，医生应尽可能熟悉当地的方言，了解当地人们的一些约定俗成的表达方式，这对理解服务对象表述的问题很有帮助。

5. 必要的重复　医生在与患者交谈过程中，使用必要的重复，可以引起患者的注意，也可以使患者知道医生在听患者给出的疾病信息。重复的内容，可包括医生给出的重要信息和患者给出的重要信息。

6. 及时地表扬与鼓励　在沟通中，及时地表扬和鼓励可以增加患者表达自己愿望和需求的信心。及时鼓励技巧的应用在于要设身处地为对方着想，从对方的角度来理解问题、理解感受，只有这样才有可能避免批评与责难。医患之间，鼓励、表扬、理解永远比批评、责难的效果要好。

7. 善于倾听和及时反馈　人与人之间面对面的沟通是一个双向的过程。只有患者发现医生有倾听的愿望时，才有可能将自己的全部情况与感受告诉医生。因此，在诊疗中，当患者诉说病情时，医生应该全神贯注，不可以三心二意，更不可以同时做其他无关的事情。而且，在倾听时，目光要集中在患者的面部，并在适当的时候对患者所述内容或非语言的交流给予反馈，如"微笑""点头""嗯嗯"，以表达出医生在认真地倾听。对没有听清楚的内容，可以要求患者重复，这样既可以清楚地了解患者的情况，又可以使患者得知医生很重视他的病情信息。

同时，也要注意，在倾听时，不要"轻易打断"对方。有时对方为了理清就诊的谈话思路，在谈话过程中会稍做停顿，这时，尽量不要打断他的思路。如果对方的讲话远离本次就诊主题时，可采取相应的会谈技巧将谈话的内容拉近主题，但要礼貌，不能挫伤患者继续诉说的自信和愿望。

8. 适时地打断和引导　医患交谈中，如果患者谈话的内容漫无边际，或因为候诊患者较多、时间紧张等，医生应该有目的地、巧妙地控制谈话的时间。如通过看表、就着患者的话题采用闭合式提问、根据患者前面讲述的内容做个简短的小结，然后提出接下来希望患者诉说的重点信息等。

9. 支持和消除出顾虑　当诊断不明确、治疗效果不佳时，患者会流露出不安、急躁、焦虑等情绪，医生要适时地用支持性语言，设法消除患者的顾虑。

10. 总结　在诊疗过程中和诊疗结束时，医生应做一个简明扼要的小结和总结，便于医生和患者对重要信息加深印象和记忆，同时，也可以起到与患者核实已给出重要信息的作用。有时，患者认为某些信息对医生特别重要，而医生认为对疾病的诊疗没有帮助，所以在医生的小结或总结中漏掉了这些信息。当医生做小结和总结时，患者会及时补充或给予强调；也许这些信息对于疾病的诊疗来说不重要，但是对于患者来说，这也许是他来就诊的最主要原因，全科医生要给予足够重视，在本次诊疗结束之前，一定要将患者关注的问题给予澄清、解释和解决。

（三）应诊过程中非语言沟通的技巧

1. 识别和利用身体语言　身体语言常能传递个体情绪状态的信息，能反映交谈双方彼此的态度、关系和交谈的愿望。医生应充分了解不同文化背景下各种身体语言的含义，注意使用得当的身体语言与患者交流；要选择得体、文雅的社交坐姿和"站相"，走路应做到步姿稳健、步速适中、步态沉稳。医生与患者一般都是面对面地交流，因此，医生的身体语言每时每刻都在被患者"阅读"和理解。有观察性研究显示，在医生与患者站立谈话的场景中，当医生将两只手臂交叉，架起放在胸前时，随后患者也改变了原来的站姿，将他自己原来双锤的手臂变换成医生架起手臂的样子。可见，身体语言的交流在医患交流中是值得重视、值得研究的。

2. 敏感捕捉和利用副语言　副语言有时会蕴含着医生对患者的关心与鼓励，患者的愿望与期许。例如，人们的面部表情在一定程度上可以反映人的内心世界。面部表情的变化是医生获得病情的重要信息来源，善于识别与解读患者的面部表情，是医生获得有效的，甚至是隐含信息的重要途径。在临床上，有些患者受着疾病折磨，躯体和精神痛苦不堪，表现出痛苦的面容；有一些患者痛苦的面容不是因为疾病本身，而是因为其心理压力。患者来就诊的期许可能是不一样的，有人是希望医生尽快帮助解决病痛，有人是希望得到医生更多的同情与安慰，有人可能想通过就医开一张病假条。

全科医生应该通过临床服务不断积累经验，掌握采用副语言进行交流的时机；同时，医生更要善于捕捉患者的副语言信息，并及时分析和反馈。

3. 把握和利用人际空间　通常医生在接诊时，与患者座位的角度呈90°，双方身体的距离为75~100cm。医生和患者在会谈过程中，会因为会谈的问题隐私与否、深入与否来自动调整常规的坐姿和距离。

有人将人际空间根据彼此间距离的长短分为以下四种：①亲密距离，0.5m以内，可感到对方的气味、呼吸、甚至体温；②朋友距离，0.5~1.2m；③社交距离，1.2~3.5m；④公众距离，即群众集会场合，3.5~7.0m。

正常医患之间的会谈，双方要有适当的距离（约一个手臂的长度），以避免面对面的直视，这种位置使患者和医生的目光可以自由地接触和分离，而不致尴尬和有压迫感。医生对患者表示安慰、安抚时，距离可近些。医患关系如果发展到可以心理交流，不妨并肩齐坐，或肩并肩行走，这样的交谈与劝导，双方都会感到亲密。当患者谈及隐私时，应保持在朋友距离内，医生可以把椅子挪到患者身边，侧身倾听，以表示尊重和保密。与传染病、性病患者交谈时，尤其要注意空间距离，不能把距离拉得太远，以免加重患者的心理压力。

4. 选用适当的外在服饰和装束　在患者心目中，医生的形象往往是庄重、慈爱、亲切、平和、宽容、博学、慎思等，医生的穿着和眼镜佩戴等应尽量与患者的期望相一致，有利于交流。

（四）对患者提出问题的技巧

在语言沟通中，提问是常见的交流方式之一。它也有很多技巧需要学习和掌握。人们所提的问题可以分成开放型问题、封闭型问题、倾向型问题、追问型问题和试探型问题。经过训练的全科医生应该能够将这些提问方法在不同的诊疗境况下灵活应用。

1. 以封闭型问题开始提问　为了节约时间和提高回答问题的质量，在接诊开始的时候，使用封闭型问题提问，可以减少对方的紧张，缓解谈话的气氛。如"您祖籍是哪里？"用这些问题问询，患者容易回答，收集的信息也有针对性。

2. 交谈中使用追问型问题　追问型问题是为了挖掘进一步信息或了解产生问题的原因而提出的问题。如"您刚才说您现在不愿意去参加体育锻炼了，能告诉我你不继续参加体育锻炼的原因吗？"全科医生可以根据谈话的具体内容，展开追问型问题的提问，以了解更多信息。使用这类提问时，要注意问话的态度要谦和，语调要平缓，不要让患者感到医生在责备。

3. 适当提出开放型问题　医生在应诊过程中，如想获得患者更多的就医信息、家庭信息、心理感受，可采取开放式提问的方法。当患者回答的问题漫无边际时，应该采用其他交流方式及时打断和引导。开放型问题如"您觉得您的头痛问题跟家里面的哪些因素有关？"

4. 避免使用"为什么"开始提问　医生在用"为什么"这样的问题开始提问时，常会使患者认为医生是在责怪自己做错了什么，或说错了什么。如"您为什么没来参加社区举办的糖尿病饮食治疗讲座呀？"一些患者听了之后，常会觉得很抱歉，这样就使得谈话的气氛变得紧张，可能会影响进一步交流。

5. 不提倾向型问题　倾向型问题是指提出的问题里带有明显的倾向性或诱导性，如"很多人都认为适量运动对控制血糖很有效，你也同意吗？"这样的问题常会掩盖了患者的真实想法和看法。

六、与困难患者的沟通

（一）与儿童患者的沟通

好奇、爱玩是儿童的天性，因此在候诊室准备一些玩具、儿童图书供他们使用，墙上贴些卡通画等，可以减少儿童的不安，使其对诊室有好感。儿童就诊一般都有父母陪伴，医护人员应使用儿童能够了解的字眼进行沟通，询问采用诱导的方式，结合父母提供的观察信息，能获得较正确的资料。与儿童相处，注意其感受，并给予适度的关爱与鼓励是最有用的方法，如有什么特殊的处置，应先简单地向小朋友说明，留意其感受，予以安慰，并用一些小礼物或称赞的话，鼓励儿童，有助于良好的沟通。

（二）与青少年患者的沟通

青少年多愿意自主发言，不愿父母在旁或代其发言，也不喜欢被医生当作儿童来对待。因此与青少年交流时，应让他们尽量发挥；要适度认同青少年的想法，并为其剖析现实状况及最有利于他们的做法，让他们能参与诊断及治疗计划。青少年常有成长过程中的身心问题，其中有些问题对青少年而言是高度隐秘的，因此，除非其同意，否则均应予以保密。对青少年普遍因害羞而不愿启齿的事项，医生应有充足的认知及敏锐的观察力，利用会谈的技巧来发掘及探讨相关问题。

（三）与老年患者的沟通

老年人身心方面的健康问题多见，常感到心理失落、不受尊重，一些老年人可能存在经济困难等不同程度的社会和家庭问题。在与其沟通时，医生要有足够的同情心及耐心，倾听患者的心声，肯定其以往的成就，鼓励其生活的信心，必要时动用家庭及社区资源，给予经济、医疗及心理上的支持。老年人由于认知及感官能力降低，故医生在会谈中应主动地将要点重复及条理化，必要时可将重要事项写个摘要，以便老人随时参考。

（四）与预后不良患者的沟通

与预后不良的患者（如癌症患者）沟通时，应充分表达同情心及正向的态度，以中性的立场为患者谋求最佳的处置方案。医生要减轻患者身体的痛苦，给予心理上的支持。如"既然你很爱你的家人，你现在就不该那么颓丧，因为你这样家人一定比你还难过！"这样的交流可以诱发患者积极振奋的精神状态。医生不应给予患者不实的保证，以免患者以后因失望而更绝望，但可保证医生将持续帮助他们。

（五）问题患者的沟通

所谓问题患者是指那些医生看来特别难以相处的患者。问题患者常有以下几类。

1. 有疑病症倾向的患者　这种患者有疑病的心理倾向，过分关心自己的身体状况，总担心患病。当医生为他们解决了一项疑点后，他们立即会将注意力转移到其他组织器官，并害怕、推想是否得了某种疑难症疾。患者常对检查结果产生怀疑，这往往令医生感到疲惫和无成就感。医生在面对这类患者时，除了认真排查躯体疾病外，应给予患者适度的支持与关心，因为有疑病倾向的人，心理上往往既缺乏安全感又特别希望别人关心。但最重要的是能发掘患者成长及日常生活情况，帮助患者正视自己在现实中所遭遇的困难，以指导如何去调适。

2. 多重抱怨的患者　这类患者常主诉自己出现多系统、多器官的症状，但所述症状通常都很含糊，如头晕、倦怠、酸痛等，有时也抱怨生活、工作、社交等事件；这类患者也会抱怨医生的治疗无效，常使医生感到无从下手。这些人常有焦虑及不满的心理，又多缺乏家庭及社会的资源，因此医生在沟通时须了解其真正的就诊原因，并不仅仅在于所诉说的症状和不适，而要辨别是否存在生活压力事件或资源不足等所导致的调适不良的问题。

3. 充满愤怒的患者　这类患者说话愤世嫉俗，容易和别人（包括医护人员）发生冲突，不遵医嘱，有抗拒心理。这种患者多因疾病使个人目标受到挫折、生活压力无处疏解，导致人格异常。医生应以坦诚的态度，表达积极协助的意愿，并设法找出患者挫折及压力的来源加以疏解。医生最应避免反转移的行为发生，应让患者认识到他自己的愤怒，并向他说明这些愤怒的言行不会影响医生帮助他的努力。

4. 依赖性强的患者　这类患者将所有的问题都依托医生来解决，认为医生可给予其无穷的帮助，因此常缠着医生，使医生疲于应付，最后使医患关系恶化。医生应在建立医患关系的早期即告知医生的极限，鼓励他们主动解决自己的问题，并协助其利用各种有效的资源，以减少对医生的依赖程度。

5. 自大的患者　这类患者常表现出自大的态度与言行，认为自己很内行、地位高、懂得多，常向医生提出过多或过分的要求。其心理背景除了自大外，还可能有怕被忽视的成分。通常这类患者最令医生反感，彼此也很容易产生不愉快。在沟通时，医生应避免争吵，反而要利用他们这种自大的态度，向适当的方面引导，如"像您这么经验丰富，应该知道预防低血糖的具体办法，但出于我工作职责的考虑，还得麻烦您听听我的建议。谢谢您的配合"等。这样医生就可以根据患者的需求，将必要的健康教育内容传授给这位患者，而患者还可能自豪地觉得他在帮助医生完成工作。

（六）临终患者的沟通

医务人员对临终患者要显示出同情、热忱、支持及尊敬的态度。要认识到大多数不久人世者可能都要经历从不接受、与疾病抗争、沮丧直至接受死亡等一些痛苦阶段。在每阶段都应给予情绪上的支持，并提供连续与综合性的服务：对症处理、姑息疗法，解除患者身体上的疼痛与不舒服；诚实回答患者的问题，并以其能接受的程度向他说明真实状况；动员患者家属、社区有关服务机构或宗教团体提供服务。此外，应给患者家庭成员以必要的支持，包括情绪与心理调适，健康状态观察，以及照顾过度悲伤反应的人，并帮助其进行适度的心理宣泄。

第四节　全科医疗服务团队的沟通

全科医生个人的服务能力是有限的，为患者提供医疗照顾通常要依靠多学科组成的团队来完成。所谓团队是指由少数有互补技能和愿意、为了共同的目标而相互承担责任的人们组成的群体。团队的成员组成一般是根据工作任务的量、性质和内容来确定。例如，目前我国各省正在推进的家庭医生签约服务中的"家医团队"。

目前，我国全科医疗服务团队的组成人员结构尚未统一。以目前的"家医团队"为例，有的"家医团队"是由全科医生、护士、预防保健医生组成，有的还加上了药师，有的团队中除了以上人员组成外，还有来自医联体内综合医院的专科医生、乡村医生等。不管全科医疗服务团队的架构和具体组成成分如何，团队成员之间的有效沟通是必不可少的，这对于提高服务质量是至关重要的。

一、团队群体沟通的策略和方法

团队成员之间的交流主要以平行沟通为主，包括社区卫生服务机构内不同部门之间及部门内成员相互之间的沟通与交流。社区卫生服务应体现团队合作的精神。团队内部沟通良好与否事关团队的气氛和成员的士气，也是处理好团队人际关系的基础和形成高效率团队的必要条件。

1. 倾听内部意见　在团队成员加强交往并建立互信的基础上，作为团队领导者的全科医生应把听取内部意见作为首要任务。倾听内部意见能使第一线的团队和组织建立直接联系，当他们的意见受到重视时，积极性提高了，主动性才能得到充分发挥。常采用有头脑风暴法、小组座谈、工作会议、个人访谈等形式征询意见。

2. 沟通渠道多样　团队领导者常认为利用周会、早会等将任务或通知布置下去，他们的任务就完成了。实际上，这种单向沟通很难达到预期效果，因为团队成员的学历背景、工作性质和服务方式存在很大差异，某项计划很难在所有成员的岗位上采用同一种方式顺利实施，因此，沟通渠道也应该是多种多样的，如小组讨论、案例分析、录像电视、内部网络等。

3. 鼓励双向交流　全科医疗服务团队工作性质和作业方式不同，团队成员的工作计划完成情况和作业质量有时难以通过一般观察或书面报告方式准确表达，这时最简便的方法就是鼓励大家双向交流，相互之间既可以了解各项计划的完成进度，又可以避免误解，有利于整体目标的实现。

4. 信息及时反馈　对于团队成员之间交流的信息，要及时反馈，当团队成员未能及时得到反馈时，他们往往会向最坏处设想，从而影响他们的工作情绪和积极性。不及时反馈信息有时还会产生谣言，造成人际关系的紧张。

5. 明确角色职责　团队中除了要确立核心人物（全科医生）外，必须明确每个人工作岗位和职责，以及在团队中相互合作，扮演的不同角色；否则，团队就成一盘散沙，工作混乱，效率低下。一个成功的团队需要成员彼此相互合作、支援、扮演不同角色以完成团队的任务。

总之，在团队合作中，只有发挥团队成员的特长，相互配合、优势互补，有效地利用卫生资源，才可以全方位提高服务质量，实现全科医疗服务团队的共同目标。

二、团队成员间的沟通

全科医疗服务团队成员个体间沟通是处理好人际关系的基础，也是形成高效率团队的必要条件。团队成员对自身角色的认知，以及借助于会议解决角色冲突，对良好沟通有重要作用。

角色是在涉及他人的社会活动中，社会对某一特定个人所期望的一种行为模式。角色反映一个人在社会系统中的地位及相应的权利、义务、权力和职责。团队中当别人对某人的角色有着不同的认知或期望，这个人就可能面临着"角色冲突"。这是因为他只有否定一个，才可能满足另一个期望和要求。这种角色冲突现象相当普遍。因此，一个成功的团队需要成员彼此相互合作、支援、扮演不同角色以完成任务，团队成立之初，就应开始分清或指派不同的角色，弄清他们的职责。团队中应包括担任不同角色的人，如果没有核心人物，团队就会成一盘散沙，如果没有监督或评估者，团队成员的业绩就无法评定，如果没有实施者，团队就无法完成任务。

全科医生是团队的核心，在工作中应与团队其他医护人员，包括预防保健医生、社区护士、中心内的医技药剂人员、康复医生、心理医生及社会工作者等分工协作，加强彼此的沟通与协调，遇到问题互相讨论、协商与咨询。同时，队员之间要善于相互激励、欣赏与肯定，因为"称赞"是人际关系重要的润滑剂。另外，合理的劳务及收入分配制度，有进修深造及事业发展的机会都是团队凝聚力的重要组成。当团队成员都能以快乐的心情和积极的态度投入工作时，将有助于带给患者提供优质的医疗保健服务。

三、全科医生与专科医生间的沟通

全科医生与专科医生合作，主要是通过转诊和会诊来实现的。在国外的一些教学门诊，全科医生在诊疗过程中随时可以与专科医生进行业务咨询，以获得指导。我国目前正在尝试的"家庭医生签约"服务模式，社区居民家庭可以根据需要与全科医生服务团队签约，一些工作在综合医院的专科医生也通过医联体的工作模式加入到基层医疗卫生机构中进行诊疗活动，更好地满足了患者的服务需求，为全科医生与专科医生就患者健康问题的沟通提供便利。

不论是转诊还是请专科医生会诊，全科医生都应该将患者的基本信息、需要专科医生解决的具体问题十分明确地、清晰地写在转诊单上或电子邮件中，呈现给专科医生；如采用电话沟通也应重点突出，把想解决的问题梳理好再进行沟通。如果患者的病情十分危急，应该将在社区做过的检查、体检发现、病情变化过程等通过书面的形式转给专科医生，如果没有来得及整理病历，还应该在转诊工作完成之后，迅速完善病历资料。

当患者出院或会诊完成之后，除了向专科医生索要书面诊疗相关资料外，还要在看完专科医生转回的书面文书后，将不清楚的问题面对面咨询、电话咨询或以书面的形式再次咨询，予以核实。

第五节　人际沟通技能的培养与评价

一、人际沟通能力的培养

"沟通能力"是全球医学教育标准中对临床医生最基本要求的七大能力之一。在国外的全科医生培训项目中，大部分都设置了医患关系和接诊技巧的相关理论或实践培训课程。这些课程是从行为科学的角度来规范全科医生的诊疗行为。训练的方法除了讲授和自学之外，还特别强调医患交流技巧的实操训练。为了不打扰患者就医和保护患者的隐私，经常采用角色扮演、单面透视镜、诊疗录像播放等方式来观察受训学员的医患沟通和会谈的态度与技巧，发现不足及时给予反馈。

英国的Michael Balint在1950年创建了巴林特小组（Balint group）训练，并于1982年被英国皇家全科医师学院（RCGP）列为全科医生住院/职业培训的必要课程，后来很快在美国开展。1999年5月，由德国健康照顾交流协会和菲兹学会联合举办的专家会议上，由专家研究确定了医患交流任务的七个基本要素，即：①建立医患关系；②开始进入会谈主题；③收集患病信息；④了解患者对健康问题或疾病的看法；⑤与患者分享信息，给出必要的信息，核实患者是否理解了这些信息，鼓励患者提出新的问题；⑥与患者在健康问题和治疗计划方面达成一致；⑦确认患者对其健康问题没有其他担心，交代随访计划后结束谈话。这个框架的确定，为后来的医患沟通评价的方法和内容提供重要参考和指导。

我国近来在医学院校中普遍重视对医学生进行医患沟通能力的培养，但训练的形式多以增加人文相关理论课程为主，很少进行在诊疗场景中的实际演练。对于医患沟通能力训练效果评价的研究甚少，很少涉及用心理测量量表进行训练效果评定，评价后的反馈内容也不甚清晰。

随着医患关系紧张状况的日益凸显，我国近年来也开始引进了巴林特小组，但是至今还没将其作为住院医师培训或医生继续教育的必修课程。全科医生培养中的人际关系和沟通能力培养，也多停留在知识传授，还没有进行以工作场景为基础的实战能力演练。

二、医患沟通的评价

（一）医患沟通评价的发展概况

国外的培训机构非常重视经过沟通技能培训的医生，特别是他们与患者之间的沟通是否良好，良好的沟通是否对提高医疗服务质量和效果有帮助。英国最早在住院医师培训中建立了评价医患沟通和接诊技能训练成效的评价方法和评价指标，后在多国得到应用。近20年来对医患沟通评价的研究快速增加，"标准化患者评估"方法、单面透视镜观察法、录像带（回放）观察评估法是目前全科医生培训的常用方法。规范量表评估法是近年来开发的新方法，在临床教学中逐渐受到欢迎。

（二）医患沟通评价

近20年来，医患沟通和交流相关的课程在我国逐步得到重视，不论是在医学生培养，还是住院医师培训和医生继续教育中。但是医患沟通技巧的培训仍处在理论知识传授阶段，而对于考核或评价训练的效果或对患者所起作用的研究，基本上是处于刚刚起步阶段。在我国台湾地区和香港特别行政区，由于全科医学发展较早，在其住院医师培训或医学生训练中，均开设了接诊技巧/医患沟通能力培养课程，而且所开展的课程多是以临床工作环境为基础的。评估的方法也多和国际上其他国家一致。我国台湾地区李孟智教授根据医患交流的直接效果，提出了用以下三个指标作为评价沟通是否良好的依据。

1. 连续性医患关系　全科医学提倡医患关系的持续性，已实现对患者照顾的连续性。保持长久性的医患关系受多重因素的影响。有研究结果显示，在预约下一次连续就诊或随访而没有按期复诊的患者中，医患沟通不畅是影响患者继续就诊的原因之一。在现实的医疗实践中，我们也会时常发现，患者因为同样的疾病或健康问题不断地寻找不同的医生。这其中有多少是由于医患之间的沟通不良造成的，是一个非常值得研究的问题。

2. 患者的遵医性　患者的遵医性受多种因素的影响。医患沟通的好坏是其中的重要影响因素之一。但一个患者谨记医生的建议，并且认真地去执行医嘱时，往往表示医患沟通良好，患者对其病情、疾病风险、治疗的关键环节了解十分清楚时，多数患者会选择遵医。全科医疗服务中，强调要清晰地给患者解释病情、告知疾病的风险，并要求医生核实患者在了解上述信息之后，是否与医生达成共识。全科医生所做的这些努力，均是为提高患者的依从性和提高自我医疗能力服务的。

3. 患者的满意度　良好的沟通会使医生与患者双方感到满意，进而建立起和谐的医患关系。所以医患关系是否和谐、医患双方是否满意也可作为一个评价指标。

三、人际关系及沟通的评价工具

在临床诊疗中，良好沟通确实能够提高患者的满意度和依从性。医患之间的高效会谈是临床医生的核心临床技能之一，尤其对基层医疗中的临床医生更为重要。一些研究者基于对沟通任务和特点的共识开发了一系列评估沟通能力的有效工具。本文就部分工具做简要介绍。

（一）SEGUE量表

SEGUE量表（SEGUE Framework）由美国学者Gregory Makoul等研发。该量表由5个纬度、共25个条目组成。SEGUE是量表中5个维度中各维度英文短语中第一个英文单词的字头所组成（表10–5–1）。沟通内容项出现1次就给分，沟通技巧项有1次没有做到就不给分。该量表在国外的研究结果显示了良好的信度和效度。我国学者李娟等将该量表引入，并在医学生中做了量表的适用性、信度和效度研究。预测试的结果显示SEGUE量表适用性为好，有良好的信度。采用组内相关系数和*Pearson*相关系数来评价测量者内信度、测量者间信度，其值分别为0.619和0.796、0.903和0.929；量表测评的总体一致性较好。但研究结果显示本量表的效度不够理想。就目前情况看，该量表在我国刚刚引进并尝试使用，还应该扩大样本、在不同类别、年资的医生中进行研究。

表10-5-1　SEGUE量表（修改版）

SEGUE评分体系　　　　患者＿＿＿＿＿＿＿＿　　　　学生＿＿＿＿＿＿＿＿

做好准备（set the stage）　　　　　　　　　　　　　　　　**是**　　　　**否**

1. 适当地与患者打招呼

2. 确定就诊原因：＿＿＿＿＿＿＿＿＿＿＿

3. 做好接诊的程序（例如，"其他事情"、具体事项、先后顺序）

4. 在诊疗过程中与患者建立联系（例如，医疗问题之外的关系）

5. 保护患者的隐私（例如，关好门）

获取信息（elicit information）　　　　　　　　**不适用**　　　**是**　　　　**否**

6. 获取患者对健康问题和/或进展的看法

7. 探究躯体/生理因素

8. 探究心理社会/情绪因素（例如，生活条件、家庭关系、压力等）

9. 讨论以前的治疗情况
（例如，自我照顾、上次诊疗、其他医疗照顾）

10. 讨论健康问题对患者的影响（例如，生活质量）

11. 讨论生活方式问题/预防策略（例如，健康风险）

12. 避免命令式/指令式问题

13. 给患者说话的机会/时机（例如，不要打断）

14. 倾听，专注于患者
（例如，面对患者、言辞上的鼓励及非言语性的反馈）

15. 核实/澄清信息（例如，重复、提问"那个是多少钱？"）

提供信息（give information）　　　　　　　　**不适用**　　　**是**　　　　**否**

16. 解释诊断性操作的原理（例如，检查、化验）

17. 为患者讲解他/她的身体和健康情况
（例如，提供检查/化验的反馈、解释解剖/诊断）

18. 鼓励患者提问

19. 适应患者的理解程度（例如，避免/解释专业术语）

了解患者的观点（understand the patient's perspective）　　**不适用**　　　**是**　　　　**否**

20. 认可患者的成绩/进步/挑战

21. 承认等候时间

22. 表达关怀、同情、移情

23. 保持尊重的语气		
结束诊疗（end the encounter ）	**是**	**否**
24. 询问患者是否有其他想讨论的事情		
25. 总结并计划下一步工作内容		

评论： _____

_____

（二）Kalamazoo基本因素交流表

该量表是在1999年德国健康照顾交流协会和菲兹学会（Bayer Institute for Health Care Communication and the Fetzer Institute）联合举办的专家会议上，由专家研究确定了医患交流任务的七个基本要素。

Kalamazoo基本因素交流表是根据在2001年由拜耳–菲兹医学教育医患沟通小组研究制订的交流清单中的基本要素、拜耳–菲兹医学教育医患沟通会议、Kalamazoo联合声明中的医疗中沟通的基本要素的基础上，得到Beth Lown医生和Matthew Carmody医生准许的情况下改编。

该量表的具体内容和评分标准见表10-5-2。

表10-5-2　Kalamazoo基本因素交流表（改编）*

住院医生姓名： _____　　评估员姓名： _____　　地点： _____　　时间： _____

1. 建立关系

☐1	☐2	☐3	☐4	☐5
差	一般	适当	很好	极好
● 对患者的心理社会问题没有兴趣 ● 经常打断或再询问患者 ● 没有表示照顾或关心 ● 忽视或漏掉线索 ● 没有眼神接触或根据患者的需要调整语气、语速、姿势 ● 注意力主要在电脑或病历上		● 对社会心理问题表现出一点兴趣 ● 倾听的同时偶尔打断患者 ● 对患者的部分担忧或问题进行回应 ● 用言语或非言语性的动作来表现照顾和关心 ● 应用适当的眼神接触和肢体语言，但也许没有调整语气和语速 ● 权衡患者对病历的注意力		● 对患者的心理社会和生物医学问题表现出兴趣 ● 倾听、鼓励患者的参与，适当地再询问 ● 对患者的每个担忧或问题都合理地进行回应 ● 用言语或非言语性的动作来表现照顾和关心 ● 根据患者的需求来调整语气、语速、眼神接触和姿势 ● 权衡患者对病历的注意力

2. 开始讨论

□1	□2	□3	□4	□5
差	一般	适当	很好	极好

- 打断患者的开场白
- 没有得出患者所有的担忧
- 没有为诊疗制订日程

- 不打断患者的开场白
- 得出患者部分的担忧
- 以医生的关注为重点，来为患者解释日程

- 不打断患者的开场白
- 询问"还有其他事情么？"得出所有的担忧
- 解释和/或协商诊疗日程

3. 收集信息

□1	□2	□3	□4	□5
差	一般	适当	很好	极好

- 用开放式问题来让患者开始陈述
- 主要用封闭式问题
- 忽略患者担忧的表情或线索
- 没有总结
- 过早地缩小面谈的关注点
- 没有暗示过渡
- 流程没有逻辑性和紊乱
- 没能很好地分享对话时间，支配大部分谈话时间

- 用开放式问题来让患者开始陈述
- 主要用封闭式问题
- 忽略患者担忧的表情或线索
- 没有总结
- 过早地缩小面谈的关注点
- 没有暗示谈话中的过渡
- 流程没有逻辑性和紊乱
- 平均地分配谈话时间；几乎支配大部分谈话时间

- 用开放式问题来让患者开始陈述
- 通过封闭式问题明确具体信息或细节
- 对言语和非言语性线索进行明确的回应
- 总结并给患者机会来纠正或增加信息
- 当出现重要的生物医学或心理社会信息时，使谈话重新聚焦
- 流程有逻辑性和组织性
- 暗示谈话中的过渡
- 分配谈话时间；避免占据谈话时间

4. 了解患者观点

□1	□2	□3	□4	□5
差	一般	适当	很好	极好

- 没有问及健康相关的生活事件、环境、人际、应激源、障碍
- 没有探究患者的信仰、对疾病和治疗的担忧和期望
- 没有认可和确认患者的观点

- 探究一些健康相关的生活事件、环境、人际、应激源、障碍等信息
- 探究一些关于患者的信仰、对疾病和治疗的担忧和期望的信息
- 认可患者的观点

- 问及健康相关的生活事件、环境、人际、应激源、障碍
- 探究患者的信仰、对疾病和治疗的担忧和期望
- 认可和确认患者的观点

5. 分享信息

☐1	☐2	☐3	☐4	☐5
差	一般	适当	很好	极好

●应用医学术语并给予过多的技术性信息 ●没有问及患者对疾病或情况的认识 ●没有解释症状的意义，怎样对患者进行检查，或评论治疗选择 ●没有确认患者对信息的理解程度	●同时应用技术性和简单语言 ●也许会问及患者对疾病或情况的理解程度 ●对症状的意义和怎样对患者进行检查给出清晰的解释，以及评论治疗选择 ●确认患者对信息的理解程度	●用患者懂的言语来进行解释 ●问及患者对疾病或情况的理解程度 ●对症状的意义和怎样对患者进行检查给出清晰的解释，以及评论治疗选择 ●确认患者对信息的理解程度

6. 达成协议

☐1	☐2	☐3	☐4	☐5
差	一般	适当	很好	极好

●没有与患者讨论就做决定	●也许没有明确地讨论患者在做决定中的角色 ●讨论选择的利弊 ●也许没有讨论决定的不确定性 ●确认患者对选择的理解程度 ●也许没有探究患者的偏好 ●建议一个决定	●讨论患者在做决定中的角色 ●讨论选择的利弊 ●讨论决定相关的不确定性 ●确认患者对选择的理解程度 ●探究患者的偏好 ●建议互相一致的决定

7. 收尾/结束

☐1	☐2	☐3	☐4	☐5
差	一般	适当	很好	极好

●没有问及遗留的问题 ●没有总结后续步骤或随访	●也许没有问患者是否有任何遗留的问题 ●总结后续步骤或随访	●问患者是否有任何遗留问题 ●总结后续步骤或随访

8. 管理流程

☐1	☐2	☐3	☐4	☐5
差	一般	适当	很好	极好

●对时间的把握没有组织性和逻辑性	●有些组织性地计划和把握时间	●有组织性和逻辑性地计划和把握时间

总评分 ☐1 差　☐2 一般　☐3 适当　☐4 非常好　☐5 极好

除了上面介绍的两个评价量表外，还有一些在国外常用的评估量表，如MAAS医生诊疗技能全面评分表、Rochester交流评分表等。有兴趣者可以通过相关的文献和网站查找具体信息。

尽管医患沟通的训练课程和评价系统在我国还处于研究阶段，但是，对于全科医生规范化培训学员来讲，很有必要了解和学习这方面的知识和研究进展，这不仅可以扩展相关知识，也为做深入的研究奠定基础。

（路孝琴）

思考题:

1. 医患关系的三种模式是什么?

2. 非语言沟通包括哪些?

3. 医患沟通的基本原则?

第十一章 全科医疗中的医学伦理及法律法规问题

全科医疗作为临床二级学科的医疗实践活动，在服务对象、服务内容、服务形式、服务理念及医患关系内涵方面具有其特殊性，它强调"以人为中心"的长期负责的照顾，强调"全人""全周期""全方位"的健康照顾，强调面向整个社区人群的疾病预防与控制，强调全科医生应充分发挥居民健康"守门人"作用。因此，全科医疗致力于与服务对象建立"亲情式""有温度"的医患关系，其团队成员应具备较强的专业素质和较高的人文素养，践行高尚的医德，恪守医学伦理学基本原则与法律法规的规定，大力弘扬新时代"敬佑生命、救死扶伤、甘于奉献、大爱无疆"的职业精神。全科医生在提供医疗卫生服务的过程中，尤其不能忽略服务对象"人"的属性，要懂得倾听对方想法，理解对方的感受，尊重对方的人格，切实履行医务人员的职责，也要明确医患双方的权利与义务，避免侵权行为及医疗不良事件的发生。

第一节 医学伦理学的基本原则与医学伦理决策模式

从广义上讲，医疗实践中的任何执业行为都涉及医学伦理学内容，医学伦理一方面为医疗发展提供动力及合理辩护，另一方面也提供导向和必要规制。全科医疗工作中，常面临着医疗决策上的矛盾，这些矛盾实质上是医学伦理决策冲突在医疗实践中的具体反映。医学伦理决策基于怎样的基本原则，如何科学认识并有效解决决策难题，已成为医务人员必须掌握的命题。

一、基本概念

1. 道德（morality） 是人们在社会实践中形成的并由经济基础决定的上层建筑，以善恶作为评价形式，依靠社会舆论、传统习俗和内心信念来调节人际关系、人与自然关系，并追求自身人格完善的心理意识、原则规范、行为活动的总和。

2. 医德（medical morality） 是医学道德的简称，指医者以善恶为尺度认识和调节医方与患方之间、医方与医方之间、医学与社会及生态之间利益关系的所有医德活动现象、医德关系现象、医德意识现象的总和。它以人类健康利益最大化为追求和实现的目标，是一般社会道德在医学领域中的特殊表现，属于职业道德范畴。

3. 伦理（ethics） "伦"本义为辈分、人伦，指人与人之间的关系；"理"本义为玉石的纹理，指条理、道德、规律和准则。伦理泛指伦类关系的条理、道理和准则。

4. 伦理学（ethics） 是一门完全以道德作为研究对象的科学，即研究道德现象并揭示其起源、本质、作用及发展规律的学科。它是从人们的道德实践中归纳、整理出的法则体系，用来指导人们"应该怎么做"，"为什么要这么做"，并对此进行严格的评价，是对道德生活的哲学概括，也称道德哲学。

5. 医学伦理学（medical ethics） 是以医德为研究对象的一门学科，它运用伦理学的理论、方法来研究医学领域中人与人、人与社会、人与自然关系的道德现象、道德问题及其规律，是伦理学的一个分支，也是医学的一个重要组成部分。

在西方，道德和伦理常作为同义词来使用，并无明显差别。在中国，道德偏重于个人的品德，强调内在修养和行为规范；伦理则偏重于社会与集体，强调外在的规范和人与人之间的相互依存规律。"伦理"蕴含着西方文化的理性、科学、规则、公共意志等属性，适用于理论范畴；"道德"则是中国道德哲学的逻辑起点，蕴含着更多的东方文化性情、人文、行动、个人修养等色彩，适用于实践范畴。

二、医学伦理学的基本原则

国家高度重视对医疗卫生机构从业人员行为的管理。1981年，在上海举行的"全国第一届医德学术讨论会"，首次明确提出了我国的"社会主义医德基本原则"，即"防病治病、救死扶伤、实行社会主义人道主义，全心全意为人民服务"，简称为社会主义医学人道主义。这一基本原则集中体现了深厚的伦理文化和道德哲学，指引并促进了我国医学伦理学的应用和发展。医学伦理学最终表达的是仁爱思想及医学的人道主义，从这种崇高的精神出发，结合具体医学实践，形成了医学伦理学的原则。

1. 不伤害原则（principle of non-maleficence） 是指医学服务的动机和效果应避免对患者造成伤害的伦理原则，是一系列原则中的底线原则。医疗事件中，临床诊疗措施存在或可能存在利弊两重性，在选择一种诊疗措施时，就意味着要接受一定程度的伤害，例如，药物的副作用，放射诊疗中的射线副损伤，诊查中的痛苦，手术的创伤及其他伤害等。需要指出，不伤害原则的核心不是要求医务人员完全避免对患者的伤害，而是要求医务人员树立患者生命无价、健康至上的伦理理念，在诊疗方案的选择和实施中，要运用成本效用理论对患者的利弊得失进行综合权衡，在尽量满足患方期望的条件下谋求以最小的代价获取最大的健康效益。

2. 有利原则（principle of beneficence） 是指把有利于患者健康放在第一位，并切实为其谋利益的伦理准则。有利原则要求全科医生：①树立正确、全面的利益观，努力满足患者的客观利益（健康宣教、疾病诊治和康复、节省医疗费用等）和主观利益（正当合理的心理和社会服务需求等）；②提供最优化的个体服务，积极倡导并模范践行良好的生活方式，管理并促进居民健康，全力预防、减少和减轻伤害，降低疾病带来的痛苦，尽可能减少因病致残的发生，预防早死并追求安详死亡等；③全面了解患者的疾病及工作生活状况，综合权衡患者的利害得失，选择对患者受益最大、伤害最小的诊疗决策；

④坚持公益原则，将满足患者利益同满足他人和社会公众健康利益有机结合起来。

3. 尊重原则（principle of respect for autonomy） 狭义的尊重原则是指医务人员尊重患者及家属的人格和尊严。广义的尊重原则是在狭义的基础上，同时尊重患者自主权和隐私权的原则。患者享有人格权是尊重原则产生的基础。人格权包括患者的生命权、健康权、身体权、姓名权、肖像权、名誉权、荣誉权、人格尊严权、人身自由权、隐私权、财产权等。在提供全科医疗服务过程中，全科医生应注重对患者人格权的尊重，以真诚的尊重赢得患者的信任，构建、维护正常医疗活动及和谐医患关系的基石。

4. 知情同意原则（principle of informed consent） 是患者行使自主权的具体体现，是基本的伦理准则之一。全科医疗服务中，一般情况下知情同意是向患方讲明所患疾病、病情程度或存在的危险因素等情况，并对检查、治疗和干预措施的利弊进行全面如实的告知，以便征得患方同意，然后方可实施诊疗行为。这里的知情和同意必须满足一定的伦理条件，才能获得道德或法律的支持。

知情同意必须满足以下四个要素方为有效：①全科医生必须把诊疗信息实事求是、无所遗漏地告知患者，避免夸大和隐瞒；②采取多种措施确保患者完全理解所告知的信息；③患者必须具备同意的能力，如不具备，要取得其代理人的同意；④必须保证患者或其代理人是在不受外界干扰情况下自主表示同意。只有满足以上四要素时，所签署的知情同意书才具有法律效力。

5. 保密原则（principle of keeping secret） 是指医务人员保守患者及其关系人隐私，避免造成不良后果或损害其身心健康、人格尊严和声誉的过程。保密原则是尊重患者人格权利的具体体现，也是维系良好医患关系的重要保证。在全科医疗中，以事实为依据把患者的病情客观全面地告知患方是全科医生应尽的义务。但当与其他医学伦理学原则相矛盾时，则要根据患者所患疾病状况、经济条件、社会地位及不同心理特征而采取最有利于患者的告知方式。如某晚期癌症患者如果知道自己病情，就可能对其产生巨大心理压力导致抑郁或自杀倾向，可以在征得关系人同意的基础上暂时不告诉患者病情真相。但这也并不是意味着永远不告知患者真相，不尊重患者隐私权，医务人员可以把握适当时机，选择适当场合，采取适当方式告知患者。

6. 公正原则（principle of justice） 是指在医疗服务中公平、适当地对待每一位患者的伦理准则。公正原则包括形式上的公正和内容上的公正。形式公正是指具有同样医疗需求的患者应该得到同样的医疗待遇，这就要求医务人员在诊疗活动中一视同仁，公平、平等地对待每一位患者，不能厚此薄彼、区别对待。但医疗属于稀缺资源，不能满足按需分配的愿望。内容公正是对不同医疗需求、不同社会贡献、不同角色地位的人进行公正的医疗资源的分配。

国家卫生行政部门于2012年出台了《医疗机构从业人员行为规范》，对医疗机构管理人员、医师、护士、药学技术人员、医技人员和其他人员的基本行为及与其职业相对应的分类行为提出了明确的伦理要求。其中，医疗机构从业人员基本行为规范包括八个方面内容，即以人为本，践行宗旨；遵纪守法，依法执业；尊重患者，关爱生命；优质服务，医患和谐；廉洁自律，恪守医德；严谨求实，精益求精；爱岗敬业，团结协作；乐于奉献，热心公益。

三、医学伦理难题与医学伦理决策模式

（一）医学伦理难题

医学伦理难题（medical ethical dilemma）又称医学道德难题或医德难题，是指医务人员基于不同的伦理价值观，可以提出符合逻辑或存在矛盾的医学方案，需要对方案进行取舍时遇到的问题。医学伦理难题产生的原因是多方面的，包括传统医学文化的影响、医学伦理理论的多样化、道德主体利益的复杂化、生命科学的快速发展、卫生事业改革的进行、医学伦理文化的国际化和多元化、卫生法治建设相对滞后等。

实践中，全科医生经常会面临各种医学伦理难题，如果不能及时妥善处理，则会降低患者和社区居民的信任度和参与度，影响和谐医患关系的建立。例如，如何既能实现人文关怀的最大化，又能提高工作效率？如何能有效解决居民健康问题，又能尊重其工作、生活实际情况？如何做到诊断全面、准确，又能降低患方经济负担？如何既能保证治疗的有效性，又能最大限度降低副作用？如何平衡预防工作的经济、高效与效果缓慢、不显著之间的矛盾？如何既能坚持临床科研试验的科学性，又能公平、公正地维护受试者权益？在临终患者的治疗方面，是不惜一切代价全力救治，还是有节制救治，或进行无效救治……在全科医生的职业生涯中，常会遇到诸如此类的医学伦理难题。

全科医生面临以上伦理难题时，应该秉承的基本原则是使患者受益最大，并尽量降低患者所付出的代价。但在全科医学实践中，因为工作范围的扩大化、工作内容的多样化，以及人们价值选择的复杂化，仅凭全科医生的情感式或经验式的道德选择，难以满足现实需要，这就要求全科医生要有意识地培养自己进行科学伦理决策的能力。科学伦理决策是指基于医学伦理学的原则、方法，确定行动目标，分析伦理难题，拟定行动方案并进行科学选择的过程。全科医生在伦理决策实践中需要注意以下问题。

1. 是否为伦理难题　全科医生首先要明确遇到的问题是什么，涉及利益主体有哪些，他们具体利益诉求包括几方面，利益之间有什么冲突？只有当同一问题利益主体的价值观念发生严重冲突或矛盾时，这一问题才属于伦理难题。

2. 明确决策目标　决策是为目标服务的，没有目标也就没有决策。全科医生要认真思考决策的目的是什么？是最大限度延长患者生命，最大程度减少患者痛苦，最大幅度减轻患者经济负担，还是在它们之间寻求一种符合实际的平衡？需要强调，决策目标越具体越好，如果目标模糊，决策将是盲目的。

3. 收集相关资料，分析各方利益　明确了目标之后，要分析促进或影响目标实现的各方因素，全面收集相关资料，明确资料间的主次关系，了解各方利益主体的意愿。然后，经过科学的判断，分析伦理难题中各方利益主体所涉及的各项伦理原则，明确它们之间冲突或矛盾所在，为制订可行性方案打下良好基础。

4. 制订可行方案　根据伦理决策目标、伦理原则及各方主体的利益，并结合患者病

情及医疗机构、全科医生的实际情况，制订各种可行性方案。同时分析所制定方案的优缺点，并预测方案可能导致的结果。

5. 选择、实施方案　伦理决策不仅是一个认识、分析过程，更重要的是一个行动过程。通过可行性方案优缺点的比较，按照既遵循伦理原则的要求，又能最大化实现患者利益考量，选择最优方案并付诸实施。

（二）医学伦理决策模式

医学伦理决策模式（model of medical ethics in decision-making）是解决具体医学伦理难题的路径和程序，它可以把伦理难题纳入一定的框架，使医务工作者的决策有据可依，从容自如，有效地提高医学伦理决策的质量和效率。

许多学者对医学伦理决策模式进行了深入研究，提出了柯廷伦理决策模式（Curtin于1978年提出）、阿洛斯卡伦理决策模式（Aroskar于1980年提出）、海因斯伦理决策模式（Hynes于1980年提出）、汤普生伦理决策模式（Thompson于1981年提出）、德沃尔夫伦理决策模式（DeWolf于1989年提出）等。综合各伦理决策模式的特点，结合我国实际，全科医生可以按照图11-1-1的模式进行伦理决策。

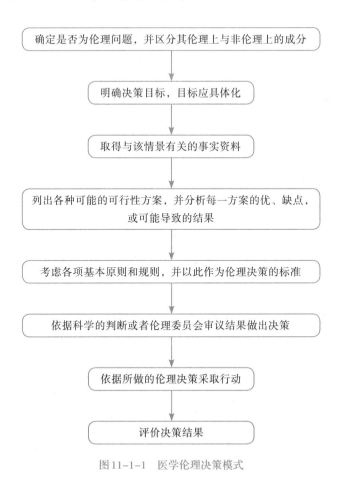

图11-1-1　医学伦理决策模式

第二节　全科医疗中常见的伦理问题及处理原则

相对于专科医生而言，全科医生担任着"多面手"的角色，工作内容不仅包括居民常见病、多发病的诊疗，还包括社区群体和个体疾病预防、保健、康复、健康教育与健康促进。全科医生在具体工作中，面对医学伦理决策难题，能够厘清这些决策中的伦理决策内容，并探讨正确伦理决策需要考虑的因素，有利于全科医生的科学决策，也有利于患者、居民、家庭和社区健康目标的实现。

一、死亡的伦理问题

死亡标准（death standard）是人类对死亡现象，尤其是临床死亡现象的判定根据和基本遵循。我国古代的丧葬仪式中，人们用新絮或纸片放在死者的口或鼻中，把其不摇动作为判断死亡的依据，俗称"断气"。现代医学知识、技术已经取代传统依靠经验和常识判断死亡的做法，即把心跳、呼吸、脉搏的停止作为死亡的重要标准。20世纪60年代以前，世界各国也把"血液循环的完全停止，呼吸、脉搏的停止"作为判定死亡的依据。1968年，哈佛大学医学院特别研究小组第一次提出了脑死亡诊断标准，该标准规定："不仅心脏和呼吸不可逆性停止的人可判断为死亡，而且包括脑干在内的所有脑功能不可逆性停止的人也可判断为死亡"。随着脑死亡概念逐渐被接受和认可，美国、英国、西班牙、德国、日本等80多个国家已经对脑死亡进行立法。目前，世界各国一元死亡标准和二元死亡标准并存，有的国家采用一元心肺死亡标准，如我国；有的国家采用一元脑死亡标准，如芬兰；还有许多国家因死亡现象复杂，不同历史、文化背景及民众心理不一，采用心肺死亡与脑死亡并存的二元死亡标准。

随着科学技术的发展和进步，现代医学对死亡的延迟达到了前所未有的程度，如对终末期脏器衰竭患者实行器官移植手术，对呼吸衰竭患者给予呼吸机等生命支持系统维持生命等。但如果患者被判定为脑死亡，用本就稀缺的医疗资源长期维持生命是否有悖于公正的伦理准则？有的患者已患有不治之症、濒临死亡，本人精神和躯体都处于极度痛苦之中，给他们的亲属也带来精神上的痛苦和经济上的压力，如果本人及家人同意，是否可以考虑放弃治疗或主动终止生命？有的新生儿出生后就有严重的生理和心理缺陷，生存成本很高，即使存活生命质量也很差。基于以上现实问题，"安乐死"（euthanasia）合法化已经成为部分人的迫切要求，目前某些国家已经对"安乐死"进行立法。但实施"安乐死"是否违背"生命至上""不伤害"等伦理准则，在具体实施过程中如何防范和规避各种法律问题，也许还需要较为漫长的探索过程。我国对"安乐死"尚未立法。

众所周知，人类的疾病谱已经由各类传染病、营养不良性疾病向恶性肿瘤、心脏病、脑血管疾病等非传染性疾病转变。这些疾病起病隐匿，发病过程缓慢，时间较长，许多终末期患者常在疾病与死亡之间徘徊，临终患者急剧增多。因此，加强临终患者的医疗服务已成为客观普遍的社会需求，临终关怀开始逐步兴起。临终关怀（hospice care）是一类新兴的医疗、护理服务的外延项目，一般由医生、护士、家属、志愿者、社会工作者、营养学和心理学工作者等多方人员组成的团队，对临终患者及其关系人提供全面照护，以使临终患者尽可能舒适、安宁地度过人生的最后旅程。临终关怀倡导的是一种人性化的关怀理念，不仅强调以延长生命为目的，还应该让患者在生命的最后阶段得到应有的尊重和照护，减少患者的痛苦及内心沮丧、焦虑、恐惧、绝望等不良情绪，并使家属身心健康得到照顾。在提供临终关怀服务时，对全科医生的伦理要求包括：①发扬社会主义医学人道主义精神，以真诚、亲切、博爱的态度理解临终患者生理、心理及行为反应特点，特别是某些强烈的情绪变化和失常行为；②尊重临终患者权利，维护临终患者的利益，如允许患者保留自己的生活方式，有条件地同意患者自己选择治疗与护理方案，保护患者隐私等；③优化临终患者的生活，让其充分表达自己的心声，满足其合理要求，并安慰和鼓励患者，让其临终生活得以安宁；④想患方之所想，设身处地理解、关心、体贴患者和家属的痛苦，包容其应激情绪和行为，真心实意地帮助患方解决实际问题。

二、隐私权和保密问题

隐私是自然人的私人生活安宁和不愿为他人知晓的私密空间、私密活动、私密信息。《中华人民共和国民法典》已把隐私权纳入人格权中，规定："自然人享有隐私权；任何组织或个人不得以刺探、侵扰、泄露、公开等方式侵害他人的隐私权。"由于医疗活动和全科医疗的特殊性，医务人员在工作中会接触到患者多方面的隐私信息，如姓名、身份证号、家庭住址、工作单位、经济状况等基本信息，既往病史、家族史、婚姻史、生育史等病史信息，精神或心理疾病信息，特殊经历或遭遇信息等。在医疗服务中还要尊重患者对其身体私密部位的隐私权。患者隐私关乎患者人格尊严、社会影响，一旦泄露可能给患者及家人带来不同程度的经济损失、生活压力和精神负担，甚至导致更为严重的不良后果。

保密是一个人控制自己相关信息不被泄露的权利。患者在接受医疗服务的过程中，有要求保密的权利。《中华人民共和国民法典》规定："医疗机构及其医务人员应当对患者的隐私和个人信息保密；泄露患者的隐私和个人信息，或未经患者同意公开其病历资料，应当承担侵权责任。"医疗机构及其工作人员在开展患者体格检查、会诊讨论、教学查房、病例宣传报道、病案资料保管、健康档案管理、家庭访视等工作时，要时刻注意保护患者个人信息，必要时要征求患者本人同意，方可进行相关工作。但是保密不是绝对的，也存在例外情况，例如，当服务对象信息涉及社会及公共安全，导致或可能导致第三方人身损害、涉嫌违法犯罪时，医务人员应按相关法律法规规定予以上报或采取相应应对措施。在全科医疗活动中，全科医师要注意保护服务对象的隐私并为其保守秘密，尊重患者人格，以建立更为和谐的医患关系。

三、知情同意与自主权问题

1947年，《纽伦堡法典》第一次提出"知情同意"这一概念，旨在总结医学研究的滥用与可接受的医学研究之间的区别，后来逐渐延伸至临床伦理学，近几年又延伸至个人信息的获得与使用中。在医疗服务中，知情同意强调患方拥有同意或不同意各项诊疗措施的合法权利，且处于自由选择的地位，不受任何势力的干涉、欺骗、蒙蔽、扶持、哄骗或其他某种隐蔽形式的压制或强迫；强调患方对诊疗行为或手段有充分的认知和理解，并在此基础上作出理性的、开明的决定；强调患方即使同意某项诊疗措施，在该措施施行前依然有拒绝且不受惩罚的权利。知情同意要求医务人员在开展相关诊疗活动过程中，要如实、客观、全面地向患者或其代理人反映其健康问题及处理措施、方式，并尽可能以患者能够理解的语言进行描述，确保患方在充分理解、知晓的前提下作出同意或拒绝的选择。需要指出的是医务人员在以上过程中必须尽到应尽的、合理的义务，为患者进行选择提供具体和精确的信息支持。

自主权是患者基于自身健康问题的诊疗方案有自己决定的权力，是知情同意权的具体体现和实现形式。从医学伦理学角度来看，疾病诊疗过程应当是医患紧密合作的过程，此过程中患者有自主决定权，医生有义务予以尊重，并提供其决定的必要的信息。同时，在该过程中医生有采取适当医疗措施的权力，而患者有义务配合医生的诊疗措施，这样才能完成共同的目的——战胜疾病。但也存在特殊情况，即医生的特殊干预权与患者自主权发生矛盾，例如，患者不具备表达意愿的条件或患者本人的治疗意愿违背医学适应证或诊疗规范，且很可能给其带来健康损害。上面的问题反映了医学伦理学不伤害原则与尊重原则之间的矛盾问题。对此，要视具体医学情景加以分析，如果患者处于危及生命的紧急情况，医疗机构及医务人员可在不征求患者家属同意的情况下实施抢救，并可以不承担因此造成的损害后果；如果患者具有完全民事行为能力，且坚持选择明显有悖于诊疗规范或医学适应证的方案，那么医务人员在充分告知的基础上有权予以拒绝。

四、转诊的伦理问题

转诊是指将患者由一个医疗机构转移至另一个医疗机构进行诊疗的工作制度。按医疗机构级别的不同，转诊分为横向转诊和纵向转诊。横向转诊是指同级别综合、专科、专长医院间的患者转诊。纵向转诊是指由下级（社区）医院向上级医院转诊，或由上级医院向下级（社区）医院转诊。在我国医疗卫生体制改革中，双向转诊是实现分级诊疗，保证诊疗过程连续性，建立"小病在社区、大病进医院、康复回社区"就医新格局的重要举措。

为规范做好患者转诊工作，全科医生应做到：①严格掌握转诊时机及指征。根据患者病情、医生诊疗能力、社区机构设备设施现状等情况，及时将疑难、重症或符合转诊条件的患者转至上级医疗机构进行诊疗。某些医生出于惧怕医疗纠纷、患者难以沟通等因素，过早、过多地作出转诊的决定，这样会对丰富自身临床经验、节省病患开支造成不利影响；另有某些医生为争取更多的实践机会或经济效益，而故意延迟或不予转诊，导致耽误病患治疗，甚至错过最佳救治时机。②做好转诊患者的各项衔接、随访工作。对于经社区机构上转的患者，要帮助患者联系好定点医院，准备好转诊所需各项检查、检验及健康档案资料，向患方交代好注意事项，必要时将患者情况及时向拟转诊机构人员进行汇报；对于经上级医院下转患者，要提前做好接待患者的准备，详细了解经治医生对于下一步诊疗的意见和建议，并保持经常性沟通。③做好医患沟通，获得患者信任。在转诊过程中，医生要让患者充分了解社区医疗机构的特点、诊疗能力及转诊的必要性，让患者明白转诊是为了更好地诊疗疾病，而不是推卸责任，减少风险。针对转诊的风险、注意事项等重要内容，要获得患方签字确认，并整理存档。④跟踪随访，总结经验。无论是上转，还是下转患者，全科医生均应与上级医院医生保持充分沟通，跟踪患者治疗及用药情况，及时总结经验，便于患者下一步诊疗、随访工作开展及自身业务能力的提升。⑤加强学习，不断提高自身业务能力。全科医生应积极参加会诊、疑难病例讨论、业务学习、相关学术研讨、疾病诊疗规范学习等活动，提高自身业务能力和综合素质，真正担当起服务对象健康"守门人"的角色。

五、与遵医行为相关的伦理问题

遵医行为，又称为患者依从性（compliance），是指患者为了最大限度实现或维持自身健康状态，对医务人员的意见、建议的遵守和执行程度，包括诊疗、用药、复诊及改变不良行为生活方式等内容。相关调查研究显示，40%～50%的糖尿病患者和20%～50%的高血压患者没有按医嘱规范用药。WHO的有关报道指出，20%～50%的患者没有遵照医嘱定期复诊；25%～60%的患者未做到按时、按量服药。全科医生针对服务对象提供长期的、综合的、以人为中心的健康照顾和健康促进服务，应该注重服务对象遵医行为的状况，通过各项服务举措及调动服务对象本人、家庭、社区资源的优势，改变非遵医行为现状，以最大限度维护和促进健康。

为有效提高服务对象遵医行为，全科医生应着重做好以下几方面工作：①全面了解服务对象信息，因人施策。全科医生要与服务对象做好沟通工作，详尽讲解患者疾病和健康方面的问题，采取对比、比喻、摆事实等方式解释清楚各项诊疗建议的必要性及重要性，获得其支持和配合。同时，利用全科医生在掌握服务对象个人、疾病、健康、家庭等信息的天然优势，结合患者个体情况，综合调动各方资源促进患者按医嘱体检、复查、用药、诊疗、改变不良行为生活方式等活动的积极性，个体化提升其遵医行为。②加强随访工作，适时了解患者情绪及心理变化。全科医生可以通过家访、电话访视、微信随访等形式，及时了解患者医嘱或健康建议的执行情况，倾听其对诊疗方案的想法和建议，并给予专业化答疑、指导，提高遵医行为的自主性。③大力开展社区健康与疾病知识的宣传普及工作。全科医生可充分利用社区资源，通过撰写文章、健康教育活动、百姓科普讲堂、惠民义诊等多种形式，大力宣传普及疾病和健康常识，提高居民认同感和参与感，形成科学认知健康和疾病的良好文化氛围。

六、药品和辅助检查方法选择中的伦理问题

药品是关系国民身体健康的特殊商品，是防病治病的武器，加强药品使用过程的伦

理建设，明确药品使用的道德要求，对于确保人民群众用药安全、健康幸福具有十分重要的意义。药品的伦理学问题涵盖药品研制、生产、经营和使用等各个方面。在全科医疗中主要涉及药品使用方面的伦理学问题。药源性疾病的发生与医生道德责任紧密相关。如果全科医生业务精湛，熟知药物的药代动力学、药效动力学特点，严格掌握药品适应证和禁忌证，责任心强，规范用药，则能有效规避差错，较少药源性疾病的发生。反之，如果全科医生粗心大意，不熟悉药品性能和功效，不严格掌握用药指征，就可能开错药或用错药，给患者带来痛苦，甚至危及其生命。此外，某些医疗机构或医生个人片面追求经济效益，牟取私利，开大药方、大剂量药，严重危害患者的身体健康。还有部分医生可以追求"疗效"，滥用抗生素，造成药源性疾病的发生。因此，必须经常性开展针对医生的用药道德教育，加强医务人员道德觉悟，做到因病施治、规范用药。

辅助检查包括实验室检查、医学影像和物理检查等内容，主要是为了明确诊断或开展治疗，而借助化学试剂、医学仪器设备及生物技术等对疾病进行检查和辅助诊断的方法。在全科医疗服务中，辅助检查的伦理学问题包括：①过分强调辅助检查，忽略医生诊疗思维及业务能力的培养。部分医疗机构缺乏对全科医生基本理论、基本知识、基本技能的学习培养，临床诊疗思维不严谨，过度依赖或倾向于辅助检查手段的应用。②因经济利益驱使，盲目增加辅助检查数量和种类。某些基层医疗机构或管理者制订以经济收入、患者量为重点的绩效考核指标，促使医务人员为了完成指标或追求经济利益最大化，以牺牲质量的代价来降低辅助检查成本，或盲目增加辅助检查项目和使用量，致使患者蒙受较大经济损失，也造成了医疗资源的浪费。

第三节　全科医疗中医患的权利与义务

医生承担着治病救人、救死扶伤的重任，在医疗卫生战线上始终处于中心和主导的地位。所以，医生应不断增强自身使命感，努力学习医学知识，刻苦钻研医学技术，了解患者病痛，尊重患者权利，以充分发挥主力军的作用，带动医学科技进步与医学人文提升，更好地维护和促进人民健康。由于医生这一职业的特殊性，法律在赋予其一般的权利与义务外，也对其特殊的权利与义务进行了规定。根据《中华人民共和国医师法》《中华人民共和国民法典》《中华人民共和国基本医疗卫生与健康促进法》《医疗机构管理条例》《医疗纠纷预防与处理条例》等法律、法规规定，本节系统梳理、总结了医生和患者的权利与义务，有利于医患双方更好地维护各自权益。

一、法律权利与法律义务

法律权利（legal right）是指设定或隐含在法律规范中、实现于法律关系中的，主体以相对自由的作为或不作为的方式获得利益的一种手段。

法律义务（legal obligations）是指设定或隐含在法律规范中、实现于法律关系中的，主体以相对抑制的作为或不作为的方式保障权利主体获得利益的一种约束手段。法律义务是对人们行为提出的要求，要求人们的行为不能妨碍对方的权利，或有助于对方权利的实现。法律权利和法律义务具有如下关系。

1. 法律关系中的对应关系　是指法律权利都有对应的法律义务存在，二者相互关联、对立统一。主要体现在：①在任何法律关系中，一方主体有法律权利，对方主体就必然承担相应的法律义务，反之亦然；②在特定的法律关系中，每一主体在享有权利之时都对应承担一定义务。

2. 社会生活中的对等关系　权利和义务的总量是对等的。主要表现在：①社会生活中权利总量大于义务总量，有些权利就形同虚设，反之，社会将产生特权；②在某种具体法律关系中，权利与义务总量也是对等的。

3. 功能发挥中的互动关系　法律功能常通过它所设定的权利与义务得以表现出来。主要体现在：①法律义务的履行促进法律权利的实现；②法律权利的享有也有助于法律义务的履行。

4. 价值选择中的主从关系　由于国家本质和社会制度的不同，决定了有些国家的法律体系以权利为本位，有些国家的法律体系以义务为本位。我国由于市场经济模式的建立及对人权的普遍关注，现代立法总体上讲是以权利为本位的。

二、医生的使命、权利与义务

（一）医生的使命

20世纪80年代中期，美国哈斯廷斯中心Daniel Callahan教授发起了一项关于"医学目的"的学术讨论，共有13个发展程度不同的国家参与，于1996年11月份提交了一份工作报告。报告提出了四点新的医学目的：①预防疾病损伤、促进维持健康；②解除疾病引起的痛苦；③治疗照顾患病与无法治愈者；④避免早死、追求安详死亡。医生的职业追求应该与医学的目的相一致。

自古以来，医生就是一份崇高而光荣的职业，因其治病救人、救死扶伤而受到社会的广泛赞誉。"白衣天使""杏林春暖""妙手回春"等词语就是对医生医德和艺术的完美诠释，也体现了社会民众对医生的期望和要求。1991年国家教委高等教育司颁布的"医学生誓言"对医生使命进行了全面、准确的阐述，它强调："健康所系，性命相托。……我决心竭尽全力除人类之病痛，助健康之完美，维护医术的圣洁和荣誉，救死扶伤，不辞艰辛，执着追求，为祖国医药卫生事业的发展和人类身心健康奋斗终身"。所以，作为人民健康卫士的医生必须始终牢记自己的初心使命，在执业过程中秉承"以人为本"，全心全意为患者利益服务的理念。

（二）医生的权利

根据《中华人民共和国医师法》《中华人民共和国民法典》《中华人民共和国基本医

疗卫生与健康促进法》《中华人民共和国传染病防治法》等法律规定，医生的权利主要概括为以下几方面。

1. 为患者进行诊疗的权利　医生在注册的执业地点、执业范围内，具有进行医学诊查、疾病调查、医学处置、选择合理医疗、预防、保健方案的权利。

2. 出具医疗证明的权利　在法律、法规规定的范围内，医生具有开具与自己诊疗活动相关的各种业务证明的权利。

3. 获得基本工作条件的权利　医生有获得符合国家规定标准的执业基本条件和职业防护装备的权利。

4. 参加科研学术活动的权利　医生有从事医学教育、研究、学术交流的权利。

5. 接受培训学习的权利　医生有参加专业培训，接受继续医学教育的权利。

6. 人身权利　在执业活动中，医生依法执业，受法律保护；享有人格尊严、人身安全不受侵犯的权利。

7. 获取合理报酬的权利　医生有权获取劳动报酬，享受国家规定的福利待遇，按照规定参加社会保险并享受相应待遇。

8. 参与权　医生有权对所在医疗卫生机构和卫生健康主管部门的工作提出意见和建议，依法参与所在机构的民主管理。

9. 医疗费用支付请求权利　从形式上讲，医患关系属于契约（合同）关系，即医生为患者提供诊疗服务，患者为此支付医疗费用。因此，医生有权要求患者缴纳费用。

10. 特殊干预权利　在特殊情况下，为保证患者自身、他人和社会的权益，医生可以采取限制患者自主权利的措施。但是，这种限制措施不是任意行使的，必须满足一定条件才允许，包括：①需要进行隔离的传染病患者或疑似传染病患者；②严重精神病患者、自杀未遂或有自杀倾向的患者拒绝治疗时，可采取约束和控制措施；③疾病的真相可能不利于诊治或可能产生不良影响时，在征得关系人同意的情况下，医生有权向患者本人隐瞒病情；④当进行实验性治疗的患者出现危险情况时，医生必须及时终止治疗。

（三）医生的义务

1. 提高医德修养，规范执行行为的义务　医生应当坚持人民至上、生命至上，发扬人道主义精神，弘扬敬佑生命、救死扶伤、甘于奉献、大爱无疆的崇高职业精神，恪守职业道德，遵守执业规范，提高执业水平，履行防病治病、保护人民健康的神圣职责。

2. 不断提高业务水平的义务　医学是人文科学与自然科学相交叉的学科，具有科学性、艺术性、技术性、复杂性、不确定性、个体差异性及呈不断动态发展的特点。这就要求医生既要遵守法律、法规和技术操作规范，不断规范自己执业行为，又要努力钻研业务，更新知识，尽快使自己专业技术水平达到或符合本专业领域内主流的和行业人员认可的标准。

3. 亲自诊查患者，按规定书写医疗文书的义务　医生实施医疗、预防、保健措施，签署有关医学证明文件，必须亲自诊查、调查，并按照规定及时填写医学文书，不得隐匿、伪造或销毁医学文书及有关资料。医疗机构及其医务人员应当按照规定填写并妥善保管住院志、医嘱单、检验报告、手术及麻醉记录、病理资料、护理记录、医疗费用等病历资料。

4. **告知病情和取得知情同意的义务** 医生应当如实向患者或其家属介绍病情，但应注意避免对患者产生不利后果。医生进行实验性临床医疗，应当经医院批准并征得患者本人或其家属同意。医生在诊疗活动中应当向患者说明病情和医疗措施，如需要实施手术、特殊检查、特殊治疗，应当及时向患者说明医疗风险、替代医疗方案等情况，并取得其书面同意；不宜向患者说明的，应当向患者的近亲属说明，并取得其书面同意。

5. **进行合理检查、正确使用药品的义务** 医疗机构及其医务人员不得违反诊疗规范实施不必要的检查。医生应当使用经国家有关部门批准使用的药品、消毒药剂和医疗器械；除正当治疗外，不得使用麻醉药品、医疗用毒性药品、精神药品和放射性药品。

6. **保护患者隐私的义务** 隐私是自然人的私人生活安宁和不愿为他人知晓的私密空间、私密活动、私密信息。自然人享有隐私权，任何组织或个人不得以刺探、侵扰、泄露、公开等方式侵害他人的隐私权。医疗机构及其医务人员应当对患者的隐私和个人信息保密。泄露患者的隐私和个人信息，或未经患者同意公开其病历资料的，应当承担侵权责任。

7. **开展预防保健及健康教育的义务** 医生应当向公众宣传推广与岗位相适应的健康科普知识，对患者及公众进行健康教育和健康指导。

8. **禁止收受患者财物的义务** 医生不得利用职务之便，索取、非法收受患者财物或牟取其他不正当利益。

9. **报告义务** 发生医疗事故或发现传染病疫情时，医生应当依照有关规定及时向所在机构或卫生行政部门报告；发现患者涉嫌伤害事件或非正常死亡时，医生应当按照有关规定向相关部门报告。

10. **应召义务** 又称应诊义务、应需义务，即在特殊的情况下，医生必须进行诊治、采取措施或服从调遣的义务。对急危患者，医生应当采取紧急措施及时进行诊治；不得拒绝急救处置。遇有自然灾害、传染病流行、突发重大伤亡事故及其他严重威胁人民生命健康的紧急情况时，医生应当服从县级以上人民政府卫生行政部门的调遣。

三、患者的权利与义务

（一）患者的权利

1. **生命权（right of life）** 是指自然人享有生命权，自然人的生命安全和生命尊严受法律保护，任何组织或个人不得侵害他人的生命权。

2. **健康权（right of health）** 是指自然人享有健康权，自然人的身心健康受法律保护，任何组织或个人不得侵害他人的健康权。

3. **身体权（bodily right）** 是指自然人享有身体权，自然人的身体完整和行动自由受法律保护，任何组织或个人不得侵害他人的身体权。身体权是以身体为客体，强调的是保持身体的完整性、完全性。身体权禁止医生擅自摘取尸体组织、器官；禁止医生非法保留、占有患者身体组织；禁止医生过度实施外科手术，侵害患者的身体。

4. 知情同意权（right of informed consent）　知情同意权是由知情权和同意权两个密切相关的权利组成，知情权是同意权存在的前提和基础，同意权又是知情权的价值体现。确立患者的知情同意权，主要在于通过法律规定赋予医疗机构及其医务人员相应的告知义务，使患者在充分了解自己面临的医疗风险、付出的代价及取得可能收益的基础上自由作出选择，从而更好地维护患者的利益。在诊疗工作中，医生应视具体情况全面、如实做好以下告知内容：患者症状和体征、症状和体征的原因、疾病诊断、可能的治疗方案及优劣分析、药物使用必要性及副作用、是否需要手术、术后改善程度和效果、手术可能风险及副损伤、是否需要有创操作或检查、可能伴发的危险和损伤及采取的应对措施等。

5. 决定权（right of determination）　是指患者对自己的生命和健康相关利益具有自己决定的权利。在医疗活动中，患者享有充分了解自己所患疾病、治疗方案、存在风险等信息及按照自己意愿进行选择的权利。按照我国法律法规的规定，患者自主决定权的实施具有相对性，包括：①有权自主选择医疗机构、医疗服务方式和医务人员；②有权自主决定接受或不接受任何一项医疗服务，特殊情况如患者生命垂危、神志不清不能自主表达意见时可由患者的关系人决定；③有权拒绝非医疗性活动；④有权决定出院时间，但患者只能在医疗终结前行使此项权利，且必须签署书面声明，说明出院是自愿行为，医方已尽到了告知义务，对可能出现的危害已知情，发生任何问题与医疗机构无关；⑤有权决定转院治疗，但在病情极不稳定或随时可能有危及生命的情况下，应签署一份书面文书，说明是在医方充分告知和沟通的基础上患方自行作出的决定；⑥有权根据自主原则自付费用与其指定的专家讨论病情；⑦有权拒绝或接受任何指定的药物、检查、处理或治疗，并有权知道相应的后果；⑧有权自主决定其遗体或器官如何处置；⑨有权享受来访及与外界联系，但应在遵守医院规章制度的基础之上；⑩其他依法应当由患者自主决定的事项。

6. 隐私权（right of privacy）　一般来讲，患者的隐私包括：①基本信息，如姓名、身份证号、家庭住址、单位信息、经济状况等；②既往病史、家族史、婚姻史、生育史等；③隐私部位，如身体存在的生理缺陷、生殖系统信息等；④通过诊疗查明的精神和心理疾病；⑤乙型肝炎、丙型肝炎、血型、血液、精液等检查检验信息；⑥特殊经历或遭遇等其他信息。医疗机构及医务人员具有维护并采取必要措施保障患者隐私权的义务。

7. 平等基本医疗权（right of the medical treatment）　是指患者不因男女、老幼、种族、贫富而有所差别，具有一律平等地享有基本医疗的权利。平等基本医疗权可以从实质上及形式上加以理解。实质上平等基本医疗权是指全体社会成员都具有平等享受基本医疗的权利，不因男女、党派、阶级、贫富等因素而区别对待。形式上平等基本医疗权是指相同个案的医疗处理应该采用相同医疗方案和医疗准则，不同个案则采用不同方式为之。

8. 免责权（privilege of immunity）　是患者因疾病处于身体、心理及精神方面的不适状态，不能像正常人一样完全履行职责和义务，可以凭医疗机构开具的证明，免除或部分免除一定的社会责任。同时，按照国家有关法律法规的规定，患者还具有得到休息和各种福利保障的权利。

（二）患者的义务

1. 积极配合诊疗的义务　在诊疗过程中，患方应当充分尊重医务人员劳动，信任并积极配合医生，按照选定的方案积极治疗，以达到早日康复的目的。

2. 如实提供信息的义务　患者所提供的病史、症状、发病过程、诊疗经过等信息对医生的诊疗至关重要，所以患者应当全力配合医生，做到既不夸大其词，也不加以隐瞒。

3. 尊重医生的义务　全社会应当尊重医生，医生依法履行职责，受法律保护。医生享有"在执业活动中，人格尊严、人身安全不受侵犯"的权利；如果患者或家属对医务人员诊疗过程有异议，可以通过卫生行政部门或法院依法维护自身权益，不得"阻碍医师依法执业，侮辱、诽谤、威胁、殴打医师或侵犯医师人身自由、干扰医师正常工作和生活"，否则将受到法律的制裁。

4. 遵守医院相关制度的义务　医院的规章制度是医疗机构正常运行的基础，是医务人员行为的指南，也是切实保障患者权利、落实"以患者为本"理念的具体体现。所以，患方应当自觉遵守医院的诊疗秩序和管理规定，以便更好地保障自身权利的实现和正常诊疗工作的顺利进行。

5. 支付诊疗费用的义务　医患关系是一种特殊的合同关系。医生通过专业知识和技能为患者提供诊疗服务，付出了一定体力和脑力劳动，有获取正当劳动报酬的权利；而患者通过接受医疗服务而减轻痛苦、延长生命、恢复健康，具有为此支付费用的义务。

6. 配合医学教学和研究的义务　"没有全民健康，就没有全面小康"，卫生与健康事业与每一名社会成员都息息相关。因此，我们都应该主动增强健康意识，自觉参加促进健康的事业，在不损害本人利益和健康的前提下，积极参与医学教学和研究工作，贡献自己应有的力量。

7. 特殊情况下接受强制医疗的义务　严重精神病或法定传染病患者可能会对他人和社会构成严重危害，因而我国法律法规规定这样的患者必须按相关规定接受强制检查、强制隔离或治疗。

第四节　全科医疗中常见的法律法规问题

全科医疗服务对象通常是针对固定区域的固定人群，工作内容涵盖疾病预防、治疗、保健、康复及健康教育等各个方面，医患之间沟通相对频繁，彼此了解相对深入，信任程度相对较高，所以医患关系总体上是和谐融洽的。但是，随着人们维权意识的逐渐增强和对医疗服务水平需求的逐步增加，加之全科医生在医德修养、技术水平、沟通能力等方面的差异，稍有不慎就可能引发医患纠纷，甚至医患双方反目成仇、对簿公堂。因此，一名符合当今社会现实的合格全科医生，必须学会在济世救人与免于法律责任之间寻找一个平衡点，增强自身的法律意识和法律修养，用法律思维来正确看待医疗行为与医患关系。

一、与诊断相关的法律问题

与诊断相关的法律问题主要包括误诊和出具诊断证明两个方面。寻求全科医疗服务的患者通常是具有不典型症状和处于疾病未分化期的居民，疾病的不确定性较大。澳大利亚一项针对全科医生的调查表明，97%的全科医生认为自己会犯错误，诊断不清、误诊、漏诊在全科医疗中时常发生，而患者可能因为医生的这些不足而诉诸法庭。误诊的原因是多方面的，包括患者对病情的表述、个体差异、病情复杂程度、症状是否典型、医务人员诊疗经验、医务人员技术水平、医疗机构诊疗设备等。如果因为责任心欠缺而导致误诊，或因为医务人员明知会发生诊断错误，却未采取措施任由误诊发生时，那么医务人员将承担误诊法律责任。但发生无过失误诊时，医疗机构及其医务人员是免责的。《中华人民共和国侵权责任法》规定，有下列情形之一的，医疗机构不承担法律责任：①患者或其关系人不配合医疗机构进行符合诊疗规范的诊疗；②医务人员在抢救生命垂危的患者等紧急情况下已经尽到合理诊疗义务；③限于当时的医疗水平难以诊疗。

医师在注册的执业范围内出具相应的医学证明文件是其法定权利，也是其应履行的法定义务。被诊断为某种疾病有时意味着可以免除或部分免除一定的社会职责，如休学、休假、不宜结婚等。有的诊断又是享受社会保险理赔、交通事故赔偿的重要依据，因此，全科医生要意识到自己所出具诊断的重要性。按照《中华人民共和国执业医师法》与《医疗机构管理条例》的规定："医师出具证明文件，必须亲自诊查、调查，不得出具与自己职业范围无关或与执业类别不相符的医学证明文件"。

针对以上问题，全科医生在诊断过程中需注意：①疾病诊断一定要根据患者的病情，本着实事求是的原则；②应优先排除急危重症疾病，如果不能排除，应建议患者及时转诊至上级医院进一步诊治；③出具诊断书是医生应尽的义务，不得附加任何额外要求；④诊断书仅记载疾病名称、住院时间、处置意见等内容，不得记录如诊疗费用等与诊断无关的内容；⑤诊断书只能由经治医生出具，非经亲自诊查不得出具。

二、与住院管理相关的法律问题

住院管理是围绕患者住院过程中，为使患者尽早康复，避免不利因素影响，保证医疗质量而制订的一系列管理制度。患者一旦住院，便与医务人员之间建立了契约关系，一系列的医患权利与义务也就此形成。

1. 全科医生要对患者的民事行为能力作出正确判断。《中华人民共和国民法通则》根据自然人不同情况，将自然人的民事行为能力分为三种：①十八周岁以上的公民或以自己劳动收入为主要生活来源的十六周岁以上不满十八周岁的公民，是完全民事行为能力人；②八周岁以上的未成年人或不能完全辨认自己行为的精神病患者是限制民事行为能力人；③不满八周岁的未成年人或不能辨认自己行为的精神病患者是无民事行为能力人。无民事行为能力人、限制民事行为能力人的监护人是他的法定代理人。因此，全科医生在进行告知病情，签署特殊治疗、特殊检查同意书，强调医疗护理注意事项等医疗活动时，应针对完全民事行为能力患者或限制民事行为能力、无民事行为能力患者的代理人，并签署相关文书。

2. 全科医生要着重注意对限制民事行为能力、无民事行为能力患者发生意外伤害事件的管理，把可能发生的伤害或意外事件及其规避措施如实、客观、全面地告知其代理人。

3. 全科医生要重视对住院患者外出情况的管理，原则上住院患者尽量不要外出或减少外出。但全科医生管理的住院患者往往为社区居民，离家较近，对周边环境较熟悉，常会发生外出的情况。此时，全科医生应当告知患者或其代理人患者目前的病情，是否适合外出，如外出需告知患者注意事项，当发现患者不在病房时，应尽快告知其关系人。

三、与急救、转诊相关的法律问题

社区医疗卫生服务机构与居民家庭距离近，全科医生与居民关系友好，所以居民在家中发生急症时，首选就医机构往往是社区医疗卫生服务机构。2006年，国家卫生行政部门印发的《城市社区卫生服务机构管理办法（试行）》规定，"社区现场应急救护"是社区卫生服务机构应提供的基本医疗服务内容之一。《医疗机构管理条例》第三十一条规定："医疗机构对危重病人应当立即抢救。对限于设备或技术条件不能诊治的病人，应当及时转诊。"全科医生在工作过程，不得拒绝急诊患者，尤其是生命垂危、需要立即给予抢救的患者，因故意拖延、推诿造成急诊患者损害的将承担相应的法律责任。

在经治医生通过诊查、判断后，发现因本机构设备、技术条件限制不能诊治患者，应当及时转诊。但全科医生如果根据现有条件能够判断出患者病情可能在转诊过程中加重或死亡时，应就地对患者进行紧急处置，待病情相对稳定或度过危险期后，再行转诊。急诊患者应当转诊而病情又允许的，全科医生应与拟转诊机构取得联系，通知有关人员做好相应准备，同时，协调患者关系人或120急救人员，对患者病情、途中注意事项、所需物品和药品、护理等做好交代和安排，如有病历，应将病历摘要、检查检验单据交给对方。在决定患者是否需要转诊时，全科医生判断的原则主要基于"安全性"考虑，既要有利于患者的科学治疗，又要考虑拟转诊机构在距离、时间上的可及性。需要指出的是，在全科医生已经尽到告知义务，患者仍然拒绝转诊，或患者病情不具备转诊条件，如病情危急，且路途遥远，转诊很容易发生危险，但患者或其关系人仍然坚持转诊而产生不良后果时，全科医生不承担相应法律责任。

四、与健康档案相关的法律问题

健康档案（health records）是居民疾病防治、健康保护、健康促进等健康管理过程的规范、科学记录，以居民健康为核心，贯穿全生命过程，涵盖各种健康相关因素、实现多渠道信息动态收集，满足居民自我保健、健康管理和健康决策需要的信息资源。建立居民健康档案是我国基本公共卫生服务项目的重要内容，也是全科医生重要工作之一。居民健康档案中包含着大量的关于个人隐私的基本信息，生活方式、健康状况、健康评价等健康信息，以及接诊、治疗、转诊、会诊等相关诊疗信息等内容。一方面，健康档案中的信息属于个人隐私，需要全科医生妥善保管，避免档案损坏、丢失，防止信息泄露；另一方面，居民对个人健康信息具有知情权，当居民本人需要时，全科医生应当给予提供。《中华人民共和国民法典》规定："自然人的个人信息受法律保护。个人信息是以电子或其他方式记录的能够单独或与其他信息结合识别特定自然人的各种信息，包括自然人的姓名、出生日期、身份证件号码、生物识别信息、住址、电话号码、电子邮箱、健康信息、行踪信息等。任何组织或个人不得以刺探、侵扰、泄露、公开等方式侵害他人的隐私权。"所以，在全科医疗实践中，全科医生应当注意对居民隐私权和知情权的维护，以避免造成侵权行为的发生。

五、与药品、医疗器械相关的法律问题

药品和医疗器械是全科医生为居民提供医疗卫生服务的重要手段和方式。我国对药品和医疗器械的管理已经进入法制化轨道，对药品及医疗器械的研制、生产、经营和使用进行了明确规定，出台了包括《中华人民共和国药品管理法》《中华人民共和国产品质量法》《中华人民共和国民法典》等法律，《药品管理法实施条例》《麻醉药品和精神药品管理条例》《药品临床试验质量管理规范》《医疗器械生产企业监督管理办法》《医疗器械监督管理条例》等多部法规，以及部门规章和管理规范。《中华人民共和国民法典》规定，因药品、医疗器械的缺陷造成患者损害的，患者可以向生产者请求赔偿，也可以向医疗机构请求赔偿。患者向医疗机构请求赔偿的，医疗机构赔偿后，有权向负有责任的生产者追偿。因此，全科医生在使用药品和医疗器械的过程中，要注意：①药品及医疗器械的生产和经营企业必须取得符合国家规定的资质，按照法律、法规和有关规章制度要求进入医疗机构；②严格按照药品和医疗器械的说明书进行使用；③严格把握药品和医疗器械的适应证，禁止扩大使用范围；④切实履行对患者或其关系人的告知义务；⑤本着"谨慎注意义务"原则，严密观察患者使用过程中和使用后的反应，发生不良反应或不良事件及时处置和报告。

六、与家庭医疗服务相关的法律问题

家庭医疗服务（home health care services）是社区医疗卫生服务的特色，具有缓解医院床位紧张、减轻经济压力、方便患者家属陪护、保持患者心情舒畅、避免医院内感染等优势，经济和社会效益显著。2006年印发的《城市社区卫生服务机构管理办法（试行）》规定"家庭出诊、家庭护理、家庭病床等家庭医疗服务"是社区卫生服务机构基本医疗服务内容。家庭医疗服务在为居民提供便利的同时，也不可避免地增加了医疗卫生机构

的风险，需要引起全科医生的高度重视。一般情况下，家庭医疗卫生服务存在的法律问题包括以下三个方面。

1. 疾病的医源性传播及医疗废物处理　《中华人民共和国传染病防治法》规定，医疗机构必须严格执行相关管理制度、操作规范，防止传染病的医源性感染；《消毒管理办法》规定，医务人员应当接受消毒技术培训、掌握消毒知识，并按规定严格执行消毒隔离制度；《医疗废物管理条例》规定，医疗机构应当及时收集产生的医疗废物，并按照类别分置于防渗漏、防锐器穿透的专用包装物或密闭的容器内。由于家庭诊疗环境特殊，空间和布局受限，所以全科医生在提供家庭医疗服务时，一定要严格执行消毒隔离制度，处理好废弃物，避免家庭成员、医务人员和社区人群受到服务对象的感染和交叉感染。

2. 家庭医疗服务的规范化管理　1984年，国家卫生行政部门下发了《家庭病床暂行工作条例》，对任务和收治范围、制度和纪律、器械装备、组织领导等内容都有规定，但经过多年的发展，该制度对当前家庭医疗服务的约束已经倍现苍白。所以，社区医疗卫生机构在提供家庭医疗服务之前，一定要细化相应的管理规定，包括家庭病床建立标准、医护准入资质要求、三级医生查房制度、值班交接班制度、病历书写制度、查房、转诊、会诊、抢救、护理、药品管理等，以保证管理科学化，工作制度化，操作规范化。

3. 医疗纠纷的防范　家庭病床因为相对简单，不具备独立的治疗、护理单元，缺乏抢救药品、设备等问题，必然会存在医疗安全隐患和风险。此外，《医疗事故处理条例》实行"举证责任倒置"原则，即医疗机构要对医疗行为与损害结果之间不存在因果关系及不存在医疗过错承担举证责任，无疑又对医务人员提出了更高的要求。所以，社区医疗卫生服务机构要定期加强承担家庭医疗服务人员法律法规、医德医风、患者权利与义务、诊疗护理规范常规等方面的培训与教育，切实规范医务人员的行为，提高医务人员的法律意识。

（王立成）

思考题：

1. 请举例说明全科医疗服务中有哪些医学伦理难题，如何进行决策？

2. 除本章所介绍的全科医疗服务伦理学问题外，还有哪些伦理学问题，请举例说明。

3. 结合本章内容，请简要说明如何有效提升全科医生法律意识。

第十二章　全科医学中的科学研究

　　全科医学科学研究的主要目的是利用科学的原理和方法，对全科医学实践及服务的组织和实施过程中遇到的具体问题进行阐述和分析，从而提出解决问题的方法和措施。与其他专科研究不同的是，全科医学面对的是"全人"的个体健康问题和群体健康问题，需要以"生物-心理-社会"三维模式思考和解决这些问题，因此许多研究问题处于多学科的交叉地带，既有自然科学领域的问题，也有人文社科领域的内容。

　　熟悉和运用全科医学科学及相关学科的研究方法，发现、分析和解决实际工作中的问题，是全科医生应该具备的基本技能。开展全科医学科学研究需要研究基金和政策的支持。了解全科医学研究设计及不同类型的项目申请要求和技巧，有助于全科医学工作者根据自身的基础条件和优势合理地申报项目，获得科研经费支持。在研究项目开展过程中，必须将其实践经验或研究成果以文字或图表等形式表达出来，并发表以供交流，这就形成了医学科研论文。通过阅读文献、课题设计、基金申请、课题实施、发表研究成果等一系列研究活动的开展，能够有效提高全科医生的科学研究能力，进一步增强其临床思维能力，最终促进其综合能力的发展。同时，科学研究成果能够指导解决社区一系列问题，促进全科医生基层医疗服务能力的提升，对社区卫生服务的改革和发展起到支撑和引领作用。

第一节　概　　述

　　临床科研的最终目的是解决临床问题。从循证医学角度看，全科医学临床科研的成果最终必须以是否能指导社区卫生服务中心的实践来验证其应用价值。因此，社区科研问题是从工作现实中产生，最后指导社区工作并在实践中得到检验。

　　全科医学研究与基层医疗卫生服务密切相关，具有很强的实践性，既有基本的研究范围和内容，也要与时俱进。全科医学研究广泛应用相关学科的研究方法，但强调整体医学观，弘扬和创新特有的全科医学思维和研究视角。

一、全科医学研究的范围与内容

（一）全科医学研究的范围

　　全科医学研究的范围主要包括全科医学政策及制度建设研究、全科医学临床问题研究、全科医疗服务评价及质量改进研究、全科医学教育及培训研究、医防融合研究等。

其中政策及制度建设研究包括家庭医生签约服务、分级诊疗、双向转诊、绩效考核等研究范围，临床问题研究包括症状、未分化疾病、慢性病管理、预防保健、康复护理、健康管理等研究范围，教育及培训研究主要探讨全科规范化培训效果、全科课程设置、教学方法及全科师资能力建设等内容。

（二）全科医学研究的内容

全科医学研究内涵十分丰富，几乎涵盖了各学科研究内容。

从研究主题来看，目前我国全科医学研究的主要内容包括：临床问题研究，包括未分化疾病及复杂共病研究、慢性病管理研究；健康问题或疾病的流行病学究；基层卫生服务研究；行为学、心理学及社会学研究；全科医学学科建设及发展研究；全科医学教育及培训研究；分级诊疗及医联体建设研究；家庭医生签约服务及团队服务研究；社区公共卫生与护理研究；临床指南开发研究等。近几年来，随着医改的深入，"互联网＋"技术应用日益广泛，提升基层医疗卫生服务能力、信息技术的应用与管理等成为全科医学研究的重要领域。近几年的新型冠状病毒疫情，突显出社区防控的重要地位，医防融合也成为目前全科医学研究领域的热点内容。

从研究对象来看，全科医学研究的内容分为以下几类。

1. 完整的人及其健康问题　即以人为本，以健康为中心，来理解患者作为一个完整的人的特征和需要；研究患者各类常见症状、疾病和健康问题的诊断、治疗、康复、预防和管理。

2. 家庭的健康问题　即以家庭为单位，理解家庭和个人之间的关系对健康的影响，进行家庭干预和居家照顾。

3. 社区健康教育与健康促进　有效利用社区健康资源，营造有利于居民健康的社区环境和文化氛围，加强社区重点健康问题的防治与管理。

4. 全科医学服务管理　主要包括对全科医疗提供者的培养教育、全科医疗服务机构内部（或工作团队）的组织与管理、服务运行（营销）管理、服务质量管理等方面的研究，还包括全科医学教育研究等。

二、全科医学研究的现状与发展

我国在20世纪80年代末引入全科医学概念，1987年首次出现发表的相关研究文献。与发达国家相比，从全科医学研究国际期刊发表的论文数量和质量分析，我国全科医学研究的国际学术地位尚待提高。

20世纪90年代初，国内全科医学研究处于起步阶段，相关研究数量不多、质量不高，以述评类为主。1997年《中共中央、国务院关于卫生改革与发展的决定》中明确提出"加快发展全科医学，培养全科医生"，这标志着全科医学在我国的发展进入一个新的阶段。全科医学研究也逐渐步入正轨，发表的论文数量日益增多。我国全科医学研究的发展大体上分为三个阶段：概念引进至1999年是第一阶段，研究以关于全科医学基本范畴的澄清、学科体系的架构、学科的定位及其兴起的背景等居多。继1999年卫生部等十部委联合发布《关于城市社区卫生服务的若干意见》和2000年卫生部颁发《关于发展全科医学教育的意见》之后，2000—2010年，全科医学研究的发展进入第二阶段，发表的研究成果数量大幅增加，特别是在2008年之后急剧增加。第二阶段全科医学研究的突出特点是从前期以社区卫生服务和全科医学教育为主的内容转向后期以临床研究为主的内容占多数。同时，全科医学与社区卫生服务、初级卫生保健的关系及与其他学科关系的研究数量也逐渐出现和增多，研究逐渐向深度和广度拓展，这表明全科医学研究已经完成了从理论宣传向学科建设与实践操作阶段的转变。2011年至今是全科医学研究发展的第三阶段，2011年《国务院关于建立全科医生制度的指导意见》〔国发（2011）23号〕、2015年《国务院关于推进分级诊疗制度建设的指导意见》〔国办发（2015）70号〕、2016年《关于印发推进家庭医生签约服务指导意见的通知》〔国医改办发（2016）1号〕等一系列重要文件颁发后，全科医学研究和实践探索进入高峰期，不仅形成了海量的学术文献，学术交流也空前活跃。

三、全科医学研究的类型与方法

由于全科医学覆盖范围很广，所以开展全科医学的研究可能涉及基础医学、临床医学、预防医学、心理学、教育学、社会学、社区医学、医学人类学、卫生经济学、卫生法学和管理学等有关理论和研究方法。

从日常临床实践需要和学科的特性出发，全科医学科研更多地需要临床流行病学、循证医学、社区医学、社会医学、卫生经济学等学科的理论、知识和研究方法。

1. 临床流行病学研究方法　流行病学研究方法是医务工作者开展科学研究必须具备的最基本的方法和工具，对于全科医生在常规工作中科学地进行临床思维、临床决策、诊疗工作评价等也有很大帮助。运用流行病学研究方法开展全科医学临床科研的重点研究内容：①病因和发病因素的研究；②诊断性试验的评价；③临床疗效的评价；④预后的判定等。

2. 卫生经济学评价方法　发展全科医疗服务可以充分合理地利用卫生资源，遏制卫生费用过快上涨。作为医疗卫生系统"守门人"的全科医生，应参与医疗保健费用的管理，依靠预防和早期诊治疾病，控制不合理的、重复的、过度的临床服务，以节约卫生费用。通过卫生经济学评价可以帮助全科医生充分发挥"守门人"的作用。常用于全科医学研究的卫生经济学评价方法主要有最小成本分析、成本–效果分析、成本–效用分析、成本–效益分析等。

3. 社会医学研究方法　立足于社区是全科医学有别于其他医学专科的显著特点之一。社区医学或社会医学均是社会学与医学相结合的边缘学科，通过综合研究人群健康和社会因素的关系，提出社会和社区存在的主要卫生问题，制订有效的防治措施，以促进社区人群健康。在全科医学研究中，常需要借助相应的社会学研究方法，通过定性研究与定量研究相结合的方式开展调查研究工作。常用的社会学定量研究方法主要是结构性问卷调查；常用的定性研究方法主要有观察法、访谈法、小组讨论等。

4. 循证医学方法　以循证为基础的全科医疗是近些年来促进全科医学发展的新趋势。循证医学是以证据为基础的医学，慎重、准确和明智地应用当前所能获得的最佳研究为依据，结合医师个人的临床经验与专业技能，考虑患者的愿望和具体临床情况，进而为患者作出诊治决策。

开展以循证为基础的全科医疗有诸多优势：①循证医学的学习有助于全科医生不断更新自身理论知识，形成批判性思维，提高临床决策能力，提升专业素质；②循证医学的内涵将患者的价值观、期望值、信仰等问题纳入其中，指导全科医生遵循生物-心理-社会医学模式，提供以人为中心的照顾，提升患者满意度，促进医患和谐。

第二节　全科医学研究设计

全科医学工作者开展全科医学研究，除具备相关的专业知识外，提出理论意义和实用价值俱佳的研究题目，熟悉项目资助渠道的资助条件和宗旨，构思研究计划，撰写标书，获得研究经费，对研究的顺利实施亦至关重要。

一、选题

(一)选题的意义

提出问题、选定题目，是科研工作成败的关键。全科医学科学研究选题包含着研究者的总体想法和基本观点，是研究工作的起点和指导整个科研工作的主线。选题不仅关系到科研工作的成败，而且直接影响科研成果水平和价值。具有远见卓识的选题，常伴随着新思想、新理论、新技术的产生，对推动科学进步具有重大意义。如果选题不恰当、不科学、不切合实际，会使整个科研工作或无法完成，或价值不大。

(二)选题的原则

1. 科学性　要求选题以一定的科学理论和事实材料为依据，并以此为基础，根据文献资料和个人的经验体会，经过归纳、演绎、分析推理等科学思维而形成研究假设。选题的确定应以实践为基础，以科学的理论和观点为依据。

2. 创新性　科学研究贵在创新。创新是科学研究的重要特点，是科研选题得以成立的基本条件和价值所在。全科医学科研选题创新性主要体现在以下几个方面：①前人没有研究的课题；②补充前人的不足；③已有的理论不能完全解释的现象，某些客观事实与解释它的理论相矛盾的问题；④国外对此问题虽有研究，但国内比较薄弱或尚未起步，需结合我国实际引进国外先进技术，从而填补国内空白。

3. 可行性　可行性原则要求选题从实际出发，充分考虑是否具备完成所选课题的主、客观条件。可行性原则要求科研选题既要量力而行，又要尽量发挥主观努力去创造条件，尤其要注意扬长避短，发挥优势。

4. 需要性　全科医学研究的根本目标是不断改善人们生存质量和健康状况，科研选题应根据实际需要、社会需求来确定，尽可能关注那些投入较少、社会效益和经济效益较大的科研项目。

5. 实时性　全科医学研究的选题很多情况下是根据国家政策文件的导向来解决相关热点问题，研究具有很强的应用价值，因此特别强调研究的实效性。

（三）选题的要点和技巧

确定研究课题之前，应明确其具有重要的科学意义或重要的应用前景；学术思想新颖，理论依据充分，研究目标明确、具体，研究方法和技术路线合理可行，可获得新的研究成果，或近期可取得重要研究进展；课题申请人及项目组成员具有实施项目的能力和可靠的时间保证，并应具有基本的研究支撑条件。

全科医学研究选题主要有以下要点和技巧。

1. 根据自己的能力和实际具备的条件客观地选择课题　开始研究课题应先从小题目或简单的课题做起。从小到大，由易到难，这样不仅能锻炼自己，而且能积累经验，获得成功的概率也大。

2. 从社区中选择课题　社区中有大量的实际健康及服务问题需要被探索和研究；在社区卫生服务的发展过程中，也会遇到这样或那样的问题和难题，如果这些问题国内尚未解决，这便是值得研究的课题。

3. 从临床实践中选择课题　医学的根本问题是提高人类的健康水平，临床研究是其重要的组成部分。在临床研究中，随着诊疗技术的发展，新的问题和难题也会不断出现，这些问题的解决，对预防、治疗及管理患者具有重要的意义。

4. 从学科交叉的边缘区和空白区选择课题　随着医学科学技术的快速发展，一方面学科高度分化，分支学科越来越多；另一方面，学科高度综合，一门学科跨越众多学科。高度分化和高度综合的结果，必然产生相互渗透和交叉。全科医学是一个多学科融合性很强的学科，从全科医学与其他多学科交叉领域选题是实施全科医学研究的一个重要方向。

5. 从学术争论中选择课题　对同一现象、同一问题，往往存在不同观点、不同认识。甚至产生激烈的争论，这是科学发展中常有的事情。如对某一疾病的发病机制可能有各种各样的解释，甚至互不相让，争论时各自有一定的事实根据和理由。因此，抓住这样的问题，了解这种争论的历史、现状及焦点，是构思研究题目的重要途径。

6. 从书本上记载的难题中选择课题　研究课题来自实践，这无疑是正确的，然而也有不少课题来自于书本。在实践中，人们对疾病的认识具有局限性，因而总会在自己的著作中记载尚未解决的问题或尚未定论的事件。

7. 抓住研究工作中的"反常"现象，开展新的课题研究　在科学研究中，可能会发生一些自己意想不到的"怪"现象，这些反常现象可能会引出一连串的问题，而这些问题往往是新的突破口，成为选题的重要线索。

8. 在管理方面选择课题　全科医学与社区卫生服务是系统工程，科学管理，至关重要。从管理入手，在全科医学服务的规划、运作、实施、评价和管理等方面进行研究，有利于推动社区卫生服务持续发展。

题目拟定应注意以下几点原则。

（1）简明：一个好的题目应简单明了，用较少的文字反映丰富的内涵。一般题目应控制在25个左右的汉字（包括标点符号），在初步拟定题目后应反复推敲，删去繁赘冗余的字词。

（2）具体：题目内容明确清晰，不抽象笼统，切实反映研究的主要内容和方法。应避免题目过大，内容不具体、不能充分涵盖课题的研究核心。

（3）新颖：新颖即创新性，指所研究的新理论、新技术及新方法等的创新之处及特点，应尽可能在题目上得以体现。

（4）醒目：题目文字或辞藻精湛传神，让人读后产生通读全文的愿望。

二、科研资助渠道与申请

根据不同类型的科研课题，选择不同的申请渠道。首先要了解申请科研课题有哪些渠道，这些渠道的重点资助范围、资助对象和资助强度，对申请人的具体要求，申请课题的程序及管理条例和规定等。应仔细阅读、分析资助机构的项目指南或招标指南，使所选题目与项目指南要求的研究范围、研究目标完全相符。同时还要注意项目指南中有关资助的研究重点和优先资助领域等信息，结合本课题情况，选准申请课题。

一般来说，基础研究和应用基础研究应申请各个层次的基金项目。应用研究是围绕国家或地方应用目标确定的科技攻关项目或企业的招标项目，应按照招标内容选择申请科研项目。通过了解不同类型项目的立项精神、资助领域、申报条件、受理时间等，有助于广大研究人员和医务工作者根据自身优势合理地申报项目，从而获得国家和地方政府的科研经费支持，更好地开展科学研究，为国家、社会和人民创造利益。

根据资助的渠道不同，可将科研课题分为纵向课题、横向课题、国际合作课题、自选课题等。纵向课题主要有各级政府部门和基金组织招标的研究项目、指令性计划项目等，根据政府部门级别纵向课题可分为国家级课题（中华人民共和国科学技术部、国家自然科学基金等）、省部级课题（国家有关部委、省科技厅等）、地（市）级课题等。横向课题是指由行业、部门、团体、企业等委托研究单位和研究人员的课题。国际合作课题是研究单位和研究人员直接从国（境）外获得的研究课题。自选课题是研究者根据自己专业特长和能力，结合自己所从事的工作特点，选择自己感兴趣的课题。

（一）国际基金项目

国际项目资助渠道主要有国际组织和团体、外国政府及组织等。改革开放以来，我国卫生科技工作者获得科研项目的国际渠道主要有WHO、世界银行、联合国儿童基金会、欧盟、美国中华医学基金会等。大多数国际组织都有支持发展中国家卫生研究的宗旨，有些项目要求在发展中国家进行。及时了解信息，把握其资助宗旨，积极参与国际卫生合作，这些都是争取国际科研项目的重要策略。

（二）国家科技计划项目

国家科技计划项目包括国家自然科学基金项目、国家科技重大专项项目、国家重点研发计划项目、技术创新引导专项（基金）项目、基地和人才专项项目五类。

国家自然科学基金委员会由中华人民共和国科学技术部负责管理，是我国最大的基金组织，依法管理国家自然科学基金。主要支持基础研究，面向全国，重点资助具有良好研究条件、研究实力的高等院校、科研机构和医疗卫生机构中的研究人员，其基金主要来自国家财政拨款。国家自然科学基金资助体系包含多种资助类别，如面上项目、重点项目、重大项目、重大研究计划项目、国际（地区）合作研究项目、青年科学基金项目、优秀青年科学基金项目、国家杰出青年科学基金项目、创新研究群体项目、地区科学基金项目、国际（地区）合作交流项目等17类。

（三）部委级基金项目

在国家层面，提供医药卫生研究的机构有国家卫生健康委员会、国家中医药管理局等部委下达或资助的项目。国务院发展和改革委员会、中华人民共和国人力资源和社会保障部等还提供卫生政策与管理方面的研究。国家部委级资助项目主要以委托项目及招标项目的方式进行。

（四）地方政府部门基金项目

与国家政府部门对应的地方政府部门［包括各省（自治区、直辖市）科技厅（局）、卫生健康委员会等］也提供医药卫生研究资助，尽管各省（市）情况有所差异，但基本项目相同。

（五）其他基金项目

学会、基金会或企业基金项目，如中华医学会、吴阶平医学基金会等。

三、研究方案设计与标书撰写

医学科研项目标书（又称申请书）是从事医学科学研究的申请者表达科研工作设想、学术思路及工作基础与能力，为取得同行专家和主管部门认可并获得相应的资助而撰写的规范性标准文件。撰写一份好的标书，体现了科研工作者的内在价值和学术水平，反映了申请人对学术问题缜密的思考、深入的分析和扎实的准备。标书既是研究项目的分阶段、分步骤的细化工作，是开题报告，又是研究经费申请所必备的文字材料。标书是参与项目竞争的重要形式，有时也是唯一的形式。标书内容有4要素：①你想做什么（What do you want to do），体现在研究目标及研究内容部分；②你为什么要做（Why do you do it），通过立题依据和研究意义的描述回答；③你打算怎么做（What is your plan），通过研究方案和技术路线来展示；④你做过什么（What have you done），通过工作条件和工作基础部分的描述回答。回答好这4个要素问题，就是一份高质量的标书，具体体现为选题创新点突出、实用性明确、研究方法先进、研究内容合理、研究方案科学、预期成果清晰的标书，必然会为科研项目中标奠定坚实的基础。标书一般包括首页、申请人承诺、基本信息、经费预算、正文部分、任务分工与预期成果等内容。其中正文部分包括立题依据、研究目的、设计方案、研究对象、研究方法、统计方法、预期结果、伦理问题、进度安排等内容。

（一）首页

首页是项目标书的开始部分，一般包括项目申请代码、资助类别、项目名称、申请人信息、依托单位、申报日期等信息。其中申请代码表示申报者的研究方向和所属领域，选择不同的申报代码，申请书会被送到不同学科的专家进行评审。

项目名称是指某一研究项目的正式名称，能够确切反映研究特定内容的简洁语言。项目名称反映项目研究对象、内容及方法。通过项目名称能够了解项目组要解决什么问题。好的项目名称的确定离不开定位准确的选题，需要围绕当前一个时期需要应对和解决的重要理论问题和现实问题，能够满足国家需要，促进国家发展目标来设计确定自己的项目名称，能够体现出研究价值和意义，并具有创新性。项目名称不建议加副标题，字数25个左右的汉字（包括标点符号），尽量简约，精准，以陈述式句型表述。

（二）基本信息

1. 基本信息填报　基本信息（即申请信息表格）是对整个标书主要内容和特征的概括表达，一般包括研究项目的基本特征和申报特征（如项目中英文名称、研究类型、申报项目的类别、申报学科及代码、申请金额、最终成果形式、起止年月等）、申请者的基本情况、合作单位信息、关键词、研究摘要、项目组成员的构成及分工等。基本信息表内容看似简单，但有的标书由于基本信息表填写内容不当而不能进入评审程序。

2. 摘要的基本内容与撰写格式　摘要又称提要，目的是方便评审专家了解申请项目的内容。摘要是标书基本思想的缩影，虽然放在前面，但它一般是在申请书完稿后才撰写。摘要撰写的基本内容包括研究的主要目的和意义、研究内容、研究方法、主要创新点、预期结果及其理论意义或实用价值、应用前景或预期的效益等。

撰写摘要的原则是简短、精练和高度概括。撰写摘要时，首先可简要介绍立题依据，然后概括介绍申请项目的核心内容，最后阐述研究的学术意义等。各类申请书对摘要的字数要求不一致，一般在400字以内。英文摘要在撰写过程中要注意不单单是翻译，更要润色。为了便于制作索引和数据库，还要求在摘要之后提出申请课题的关键词。关键词数目不宜太多，而且中英文主题词应保持一致。

（三）立题依据的撰写

立题依据又称立论依据或立项依据，主要包括研究目的、研究意义、对国内外研究现状的分析及参考文献等几个部分的内容。通过该部分内容的阐述，反映出申请者对该领域科研进展的熟悉程度，对研究问题的理解，对研究资料的掌握，以及申请者的学术思想和立论基础，在此基础上阐明研究的重要性和可行性。从申报项目或评审的角度撰写立题依据的目标及其重要性可使评审专家认定所选题目研究的必要性。

立题依据的主要包括如下内容。

1. 课题的研究核心及所属研究领域，对课题所涉及的新的核心元素（如理论、方法、概念等）应进行必要的介绍或解释，以使评审者能尽快了解课题所属的研究领域。

2. 介绍本课题当前国内外研究的动向和趋势，着重阐述尚未解决的问题，分析原因，找出该研究领域中的空白和难点，确立本研究的着眼点，进一步形成清晰、严密、合乎逻辑的假说和设想。并说明本课题的具体研究方向及所具备的技术条件。

3. 合理推断本研究的预期效果，如本研究将在理论和实际应用中解决哪些问题，对该研究领域有哪些贡献，增加哪些新的认识、看法、观点，对学术理论或国民经济和社会发展的作用和价值等。

4. 列出引用的主要文献，文献数量不宜过多，一般控制在15~30篇左右为宜。引用文献应按照格式要求正确标明引用作者，文献年、卷、期、页，书籍或杂志全称等内容，以备评审核查。引用文献以国内外近3~5年的最新进展的权威文献为主。可选1~2篇课题组主要成员的论文，但不应与所申请研究项目过于接近或类似。

总体来说，立题依据撰写顺序采用大背景、小背景、提出问题、提出假设、提出前期研究、总结方案、提出研究目的和意义的流程来进行描述。阐明"谁在做？在做什么？做得怎样？不足是什么？你打算怎么做得更好？是否有创新意义？预期成果有什么科学意义、价值和应用前景？"用词要严谨、规范、体现学术性和科学性，一般4 000~8 000字。

（四）研究方案的撰写技巧

1. 研究目标　即通过研究所要达到的具体目的，主要是阐述通过本研究将达到什么目标，及其理论意义、学术价值，直接或潜在的应用价值及可能产生的社会和经济效益。研究目标包括阶段目标和最终目标。阶段目标是将研究周期分解成若干个阶段，确定每一阶段拟达到的目标。最终目标是指整个课题研究完成将达到的目标。

目标是研究方案的核心和精髓，阐明研究要解决的主要问题，表述应准确、具体、明确、可行，切忌将内容写成空洞无物的大条目。应采用概括性文字，准确的用语，有根据的预测，不用夸张性词语或不切实际的推测。

撰写研究目标的常见错误：目标概念不明确，目标与选题脱节，目标内容不清楚；目标过多而无的放矢，目标过大而无法实现，预期目标过于笼统，缺乏根据；忽视学术进步和科学价值的阐述，社会效益空泛，经济效益衡量不确切等。

2. 研究内容　由科学问题延伸出来的相关要素和本质的关联作用及规律，它包括研究的范围、内容和可供考核的指标。撰写研究内容时一是要依据研究周期、资助强度来确定，保证在研究期限内可以完成；二是要避免预期目标与研究内容相互脱节、联系不够密切的现象；三是要具体、明确，完整，紧扣主题，抓住关键问题展开，要有学术深度和广度；四是应明确研究的分层细化和分题扩展及研究的角度、范围、水平，以及各个方面或分题计划选择的可考核技术或社会经济指标。研究内容不要罗列太多，分3~5个方面叙述即可。也不要泛泛地讲述人尽皆知的一般规律性研究，一定要突出本研究的特色、角度和思路；更不要在研究内容之外辅以长篇大论式的解释和说明。

3. 拟解决的关键问题　拟解决的关键问题指项目的关键和难点所在，即在研究过程中的主要技术环节，它是关系到整个研究成败的技术核心。关键问题的说明应准确、具体，且紧紧围绕研究目标。在本内容的阐述中需说明研究技术关键特征和指标，控制条件和掌握程度，可能出现的问题及处理措施。关键技术不宜过多，以1~3条为宜。在随后的"研究方案"部分应给出解决关键问题的方案及其可行性分析。

4. 研究对象　确定研究对象应充分考虑其敏感性、特异性和稳定性，考虑其病理强度、标准化、集中化和代表性。合理估计所需样本大小，确保研究对象的合理性。

5. 技术路线　指具体实验或调查研究中的技术路线、程序及操作步骤。按照实验或调查的过程依次摘要叙述，各步骤关键点需表述清楚，且应具有可操作性。对于步骤明确、连贯、相互关系紧密的技术路线的书写也可采用流程图或示意图，其中应说明可能遇到的问题和解决方法。技术路线应该能够清晰反映出项目的研究内容、使用的研究方法及研究进行的时间顺序。

6. 数据收集整理分析方法　应分类说明各项观察或检测指标，可能出现的混杂因素和误差及其质控措施；说明本研究所采用的统计分析方法、标准及所使用的统计分析工具和软件。

7. 可行性分析　应写明申请者的研究背景、研究能力、申请者及其团队所具有的硬件或软件条件及研究现场的条件等。

8. 特色与创新之处　特色与创新之处是指项目在选题、设计、方法、技术路线、成果和应用等方面与众不同之处。项目特色或创新之处实际上是基金项目的点睛之笔，是申请者想象力、洞察力和逻辑思考能力厚积薄发的必然结果，是从科学问题和研究思路充分论证之后所得出的。它可能是技术和方法层面上对某种科研思路的新理解，提出新问题和新视角，或以独特的角度看待旧的问题。需要注意的是，创新点应在充分查阅资料的基础上提出，切忌弄虚作假或想当然提出；阐述时应着重于本研究的自身特点和与他人研究的主要不同之处；创新点应具有必要性和可行性；创新点不宜过多，一般2~4条为宜，创新点过多则会失去真实性或被认为难以实现。

9. 年度研究计划及预期进展　根据项目的技术路线对研究内容作阶段性安排，可分为准备阶段、实施阶段、资料分析阶段和论文撰写阶段。根据需要还包括拟组织的重要学术交流活动、国际合作与交流计划等。一般以年度为单元，也可以根据研究中具有代表性的研究内容预期完成的时间来分割，如以3~6个月为一个工作单元安排计划，一个工作单元可并列安排不同的分题任务。每一工作单元的研究内容应具体、可行，并有明确客观的进度考核指标。对有特殊要求的实验内容的安排时间应合理，各工作单元之间应具有连续性。年度研究计划应该尽量具体一些，主要体现项目的研究进度和工作安排。结合研究方案，再加上时间进度安排，就能产生合理的年度研究计划。

10. 预期研究结果　预期研究成果是指研究项目经过努力完成后，在理论上、方法上或技术上预计达到的水平、产生的效益及其应用前景。预期研究结果与项目的研究内容、研究目标、科学问题有密切的关系，撰写时应该与之有所呼应。阐述重点应放在研究工作的质量上，不仅仅是简单地发表多少论文，或是发表多高影响因子的论文。完成的论文发表之后最好能够产生一定的影响，或有助于解决一些实际问题。不同类型的研究，预期研究结果的侧重点不同。

（1）基础研究或应用基础研究：主要是学术上预期解决的问题，取得的科研技术成果和学术观点，以及拟发表何种水平的文章若干篇，或申请专利、成果奖等。

（2）应用性研究：主要是研究成果推广应用及间接的社会经济效益的预测。医学研究着重临床和现场应用价值，包括降低发病率、提高治愈率及环境保护等效益的分析和预测。

（3）开发性研究：主要侧重于直接获得的经济效益和社会效益，尽量以量化的形式表达。

（五）研究基础与经费预算的撰写技巧

1. 工作基础　指与申报项目相关的研究工作积累和已取得的研究工作成绩。特别是与申报项目相关的前期工作，包括必要的预实验、实验方法的探索、动物模型的建立等，必要时可附上相关的论文和证明材料。

申请团队已积累的相关研究经验和实力包括两个方面：①已完成的重要项目、论文论著、获奖情况，以展示研究经历和实力；②与申请项目有关的论文论著、项目与获奖情况，以证明相关研究基础。

2. 工作条件　一般是指已具备的实验和现场条件，尚缺少的实验条件和拟解决的途径，包括利用国家实验室、国家重点实验室和部门重点实验室等研究基地的计划与落实情况；已有的现场协作条件，原材料及加工条件，包括仪器设备、关键性试剂药品、合格的实验动物（来源、品系和等级）等；已从其他渠道获得的经费和物资支持。

3. 申请条件　指研究项目组负责人及其主要成员的专业水平和能力，用以说明成员能够胜任本项研究。主要包括申请人和项目组成员的研究简历、前期相关研究成果和完成本项目的科研条件。其中研究简历包括研究方向、承担科研项目情况及在本项目中承担的任务等；前期相关研究成果包括近期已发表的与本项目有关的主要论著目录及已获得的学术奖励等；完成本项目的科研条件包括项目涉及的主要设备是否具备、研究现场是否能收集到足够的样本、科研团队组成是否合理、课题实施时间分配是否合理充分等。此外，申请条件还包括申请人承诺签字、项目组成员签字必须齐全；依托单位、合作单位均需加盖公章；项目组中如果有国外合作者，须有本人的签名或授权信。申请人简介应力求客观，实事求是，非学术性任职不宜过多介绍。申请项目组主要成员一般至少包括3人，注意申请团队成员在专业、技能、背景、研究论文上的相互补充。

4. 经费预算　科研业务经费是经费预算的主要部分，包括测试、计算、分析等费用，在申请书中应明确经费的支出科目、金额、计算的依据及理由，如国内调研和学术会议费用，现场调查费用，论文印刷、出版费用，仪器有偿使用费等。可有劳务费，但一般不超过20%（理由充分，可放宽）。其他的经费预算包括实验材料费、仪器设备费、实验室改装费、协作费、项目组织实施费（管理费）等。

经费预算中常出现的问题包括：经费额度过高；经费预算项目过于简单或不全面、

无计算根据、叙述笼统、各项活动经费比例安排不合理等。

四、医学研究中的伦理

医学伦理学表现为医疗行业规范。1803年英国学者托马斯的《医学伦理学》的出版，成为1847年美国医学会制定伦理准则的依据；1947年世界医学会发布《日内瓦宣言》和《国际医学道德守则》，标志着国际性的医学行业规范的形成。2014年中国医师协会公布《中国医师道德准则》，标志着我国医学行业行为规范的建立。随着医学科学研究的不断进步，伦理问题越来越受到关注。医学研究不仅要关注研究技术和方法的创新性、可行性，更应该遵循伦理学原则。保护受试者的合法权益、规范科研实践是开展医学研究伦理审查的主要目的。而医学研究伦理审查是确保医学研究顺利开展、医学技术迅速发展的先决条件。

生物医学研究伦理审查的概念始于1946年的《纽伦堡法典》，明确了医生进行人体试验的10条标准；1964年国际医学大会通过的《赫尔辛基宣言》规定在人体医学研究中，对受试者健康的考虑应优先于对科学研究的兴趣，为临床研究伦理道德规范奠定基石，成为世界各国共同遵守的涉及人体生物医学试验的伦理准则。2000年，WHO颁布了《评审生物医学研究的伦理委员会工作指南》，指导世界各国医学伦理委员会的工作和医学科研伦理审查。国际医学科学组织理事会（CIOMS）与WHO在2002年合作完成并于2016年修订的《涉及人的生物医学研究的国际伦理准则》，明确了医学科研伦理审查的规范和章程。

1987年我国提出建立机构伦理委员会，针对人体试验制定伦理规则，并于1992年建立中华医学会医学伦理学分会。1998年，原卫生部成立了"卫生部涉及人体的生物医学研究伦理审查委员会"，旨在加强对医学科研的伦理监管。2007年原卫生部颁布《涉及人的生物医学研究伦理审查办法（试行）》，对生物医学研究中伦理委员会组成、审查原则和程序等进行了比较全面的规定；2010年原国家食品药品监督管理局发布《药物临床试验伦理审查工作指导原则》；2016年原国家卫生和计划生育委员会出台《涉及人的生物医学研究伦理审查办法》，并于同年进行了修订，增加了知情同意和法律责任等内容。与此同时国家还出台了与之相关配套的法律法规，在2019年新修订的《中华人民共和国药品管理法》中首次将伦理审查写入法律。2019年政府工作报告中提出，要"加强科研伦理和学风建设，惩戒学术不端，力戒浮躁之风"。2020年，国家药品监督管理局与国家卫生健康委员会共同发布新版《药物临床试验质量管理规范》（GCP），对伦理审查提出更高要求。以上一系列法律法规的出台，体现了我国对涉及人的生物医学研究伦理审查工作的日益重视。

为保证医学研究伦理审查结果的可靠性和权威性，政府应该加强对伦理审查平台的建设和监管，建立具有"中国特色"的伦理治理体系；机构应该发挥监督管理主体作用；行业应该形成有序发展的伦理共识；研究者应该加强伦理自治和自我约束，提高对医学伦理学的认识；公众应当共同参与伦理治理生态建设。

第三节　医学科研论文撰写与研究成果总结

撰写标书，获得科研课题和资助，开展科学研究，撰写科研论文，总结科研成果，这是开展科学研究的基本过程。但是，即使在没有获得课题资助情况下，结合全科医学服务实践，凝练创新性突出、实际需要肯定的选题，同样也可以开展科学研究。因此，只要勤于探索和思考，掌握论文撰写技巧，基层卫生工作者都可以撰写科研论文，获得研究成果。

一、医学科研论文的类型与相关期刊

（一）医学论文的类别

医学学术论文主要是指发表在医学学术期刊上，或在医学学术会议上进行交流的论文。医学学术论文是对医学科学领域中的问题进行总结、研究、探讨，表述医学科学研究的成果，科学实验或技术开发中取得新成就的总结。学术论文不仅可以总结、交流、传播、普及科研成果，还可以实现医学工作者社会价值、衡量作者专业技术水平、提高作者的科研能力等。

1. 论著　医学论著是公认的原始科学论文，必须是首次公布的，它应提供足够的资料，以便同行们能够评价观察到的结果、重复实验及评价推理过程。而且原始科学论文还必须能被人们所接受，基本上可供科学界永久地、不受限制地利用；同时它还应提供一种或几种公认的二次文献进行定期审查时使用。它是基础、临床、预防等研究成果与实践经验的学术性论文，也是各种医学学术性期刊刊载的主要论文。如根据某些原理对动物、患者或健康人进行对比观察或实验研究等资料归纳整理而撰写的论文，对某一疾病采用不同的诊疗方法所获得的结果等资料归纳整理而撰写的论文，对不同调查点或不同调查对象的现场调查等资料归纳整理而撰写的论文等。医学论著要具备科学性、创新性、实用性和指导性、客观性、逻辑性和可读性。按照专业性质分为基础医学论文和临床医学论文；按照研究性质分为探索性研究论文和发展性研究论文；按照科研手段分为调查性、观察性、实验性、总结经验性及整理资料性研究论文；按照功用分为学术论文、学位论文（学士论文、硕士论文、博士论文）。国内杂志要求学术论文字数一般在4 000~6 000字，优秀或重要的论文则字数不受限制。

2. 文献综述　文献综述是作者针对某一时间段、某一专题，亲自收集阅读大量原始研究论文，对其中的数据、资料和主要观点进行归纳整理、分析提炼，作出评论和估价的一种学术论文；综述反映了当前某一学科领域中某分支学科或重要专题的历史背景、前人工作、争论焦点、研究现状和发展前景等内容，是从不同的角度去看问题，最终得出作者自己的学术见解。综述专题性强，涉及范围较小，具有一定的深度和时间性，具有较高的情报学价值；"综"为"纵横交错"，既以某一专题的发展为纵线反映当前课题的现状，又从国内到国外对不同的研究、各家观点进行横向比较，有层次和逻辑；"述"

是对综合整理后的文献进行比较全面、深入、系统地论述，得出作者自己的见解，既有事实，又有观点。一般硕士、博士学位论文均要求附文献综述的写作。文献综述字数一般控制在 4 000~6 000字。

3. 研究简报　此类文稿是将论著中重要性相对稍差或同类内容已经报道，但仍有一定的学术价值和可供借鉴的内容，以简报或论著摘要形式刊出。它可以是重要研究成果报告的缩写，也可以是重要学术论著的预报。研究简报以不超过 2 000字为宜。一般以摘要或简报形式在一种刊物发表后，作者还可以全文在他刊发表。

4. 病例报告　一般是介绍少量而典型的病例诊治经验。这类文稿具有实用价值，很受读者欢迎。特别是对某一疾病的首例报道，在国内外具有重要的影响力。常见栏目有病例报告、个案分析、临床病理（例）讨论。病例报告一般的写作字数要求在 1 000字。

5. 述评　述评类文稿是作者或编者针对某一科研项目或研究专题进行较为广泛而深入的阐述和精辟的评论，也可对某一方面进行深入的专论。要求观点鲜明、针对性强。包括述评、专家述评、专家专论、专家论坛、焦点论坛等。述评写作字数一般比较简短。

6. 会议纪要　会议纪要是医学期刊常见的报道形式，包括全国性期刊、专著编委会纪要、重要学术会议纪要等。编委会纪要一般是期刊编辑人员或编委会成员亲自撰写，学术会议纪要可以由编辑或参会人员撰写。

7. 消息动态　此类文稿要特别强调时间性。具有报道及时、快速、简短扼要等特点。常见栏目包括国内外学术动态、科研简讯、医学新闻、时讯、信息、消息、会议预告等。

（二）全科医学相关期刊

近年来，许多单位在职称晋升工作中，或制定相应职称任职资格及标准时，经常要求被评聘者在国家级刊物或省级刊物上发表数篇学术论文。职称晋升工作中对期刊的分级现象极为普遍，但尚缺乏国家统一标准。目前常被提及的"核心期刊"是指北京大学图书馆出版的《全国中文核心期刊要目总览》中列出的期刊，或是中国科学技术信息研究所每年出版的《中国科技期刊引证报告》中所收录的"中国科技论文统计源期刊"（又称"中国科技核心期刊"）。目前，全科医学研究领域的主要学术期刊见表12-3-1。

表12-3-1　全科医学相关期刊

刊名	英文刊名	主办单位	刊期	出版地
中国全科医学	*Chinese General Practice*	中华医院管理学会	旬刊	河北省邯郸市
中华全科医师杂志	*Chinese Journal of General Practitioners*	中华医学会	月刊	北京市
中华全科医学杂志	*Chinese Journal of General Practice*	中华预防医学会	月刊	安徽省蚌埠市

二、医学科研论文的基本结构

医学论文在形成过程中逐渐有了约定俗成的基本格式和结构，如学术论文中论著的格式一般包括前置、主体和附录三部分。其中前置包括题名、作者、中英文摘要和关键词；主体包括正文（前言、材料与方法、结果、讨论）、致谢和参考文献；附录包括作者单位、所在地址、邮政编码、作者简介、课题基金等部分。

1. 标题　标题也称题目，是以恰当、简明的词语反映论文主要内容的逻辑组合，回答"要做什么"。标题的特点是论题突出、新颖醒目、简明扼要。对学术论文标题的要求：①论文应该有中英文标题，中文标题一般不宜超过20字，英文标题一般不宜超过10个实词；②标题所用每一词语必须考虑有助于选定关键词和编制题录、索引等，为二次文献检索提供特定的信息；③标题应该避免使用不常见的缩略词、首字母缩写字、字符、代号和公式等；④标题可以从科研"三要素"（处理因素、对象、研究效应）中去选词；⑤标题不用完整的句子，而用复合词或短语，一般不用标点符号，一般不设副标题；⑥标题一定要准确无误地揭示论文的核心，不夸大不缩小，不能使用模糊概念。

2. 作者及单位署名　作者署名意味着承担法律、科学和道义上的责任，并受法律保护，表明成果归属及版权所有，同时表明"是谁做的"，便于读者同作者联系。其署名具体要求如下。

（1）署名作者应是论文课题的创意者、设计者、实施者和资料分析者，是论文的执笔者，并能对关键性的学术问题作解释和答辩，并对课题负有一定责任。

（2）署名应按贡献大小、工作主次、多寡依次排名。参加者、协作者和技术指导者视其付出劳动和贡献大小依次排名。

（3）作者署名形式：作者姓名在上，单位在下，作者分属不同单位时可用序号以示区分。在作者单位后要标出单位所在地和邮政编码。

（4）通信作者：可以是第一作者，也可以是其他作者，但必须是论文的主要负责人，对论文的科学性和结果结论的可信性负主要责任。

（5）标著作者简介：主要介绍项目包括作者姓名、出生年份、性别、民族、出生地、技术职称、学位、主要研究方向等。

（6）署名：署真名、全名，不署笔名，作者的姓名、工作单位和地址要写详细，便于读者联系。外文署名按1978年国务院的规定，一律用汉语拼音，姓前名后，姓的首字符大写，姓和名之间留空格，不加连字号。

（7）集体完成的科研课题宜集体署名，撰写的论文不宜个人署名，同样，个人完成的成果不必集体署名。

（8）投稿前应征得所有作者的同意，以便共同承担责任。

3. 摘要　摘要是论文的内容不加注释和评论的简短陈述。学术论文均应有摘要，且部分期刊还要求有外文（多用英文）摘要。对摘要的要求如下。

（1）摘要应具有独立性和自含性，即不阅读报告、论文的全文，就能获得必要的信息。

（2）摘要中一般应有数据、结论，是一篇完整的短文，可以独立使用。

（3）摘要的内容应包含论文的主要信息，供读者确定有无必要阅读全文，同时为二次文献采用提供方便。

（4）摘要一般应说明研究工作的目的、实验方法、结果和最终结论等。

（5）除了实在无变通办法可用以外，摘要中不用图、表、化学结构式、不常用的符号和术语、缩略语，不引用参考文献。

（6）学术论文的摘要一般置于题名和作者之后、正文之前。学术论文的中文摘要一般不宜超过200~300字；外文摘要不宜超过250个词符。如遇特殊需要字数可以略多。

4. 关键词　关键词是用来表述论文主题内容的词或词组，它直接从论文的文题和正文中抽取，同时应注意尽量用当年医学主题词表中的词，以便国际检索。中文名用《汉语主题词表》《医学主题词注释字顺表》中的译名。学术论文选用3~8个关键词，各词之间用分号隔开，最末一个不加标点。中、英文关键词数目、排列要一致。关键词要写原形词，不用缩略语（已普遍使用的如DNA、CT等例外），应是能反映文章中心内容的词，应尽量具体，避免使用空泛、抽象、缺乏特指的词。关键词列于摘要的下方，正文之上，与摘要互为补充。

5. 引言　引言也叫导言或前言，是指医学论文开端的一段短文，是对正文的简介，它起到提纲挈领、引导读者阅读的作用。引言应回答"为什么作此项研究？""采用什么方法研究？""解决什么问题？"及"有何重要意义？"。引言中应以简短的篇幅介绍论文的写作背景和相关领域的前人研究历史与现状，以说明本研究与前人工作的关系、目前研究的热点和存在的问题等，以便读者了解该文的概貌。

引言写作要求包括：开门见山、紧扣主题；言简意赅、突出重点；评价恰如其分、尊重科学、实事求是；不要与摘要雷同，不要成为摘要的注释；不需加小标题，不分段论述，不插图和列表，不使用非通用的符号、术语或缩略词，英文缩写首次出现时应给出中文全称和英文全拼。引言文字不宜过长，一般以200~250字为宜。

6. 材料与方法　材料是指为表现研究主题而收集的各种事实、数据或观点，是研究主题的依据；方法是指完成研究主题的手段。它回答"用什么做"和"怎么做"的问题，是判断论文科学性、先进性的主要依据，反映研究者的科研设计思路，它可以使读者了解该研究的可靠性，也为他人重复此项研究提供资料。一篇优秀的论文，材料必须充分、真实和准确，方法必须科学和具体。若采用的方法为重复前人的，需要注明其出处，对于创新方法则要详细具体叙述。为了防止偏倚或混杂等因素的干扰，对样本的纳入和排除标准或采用的处理措施等情况均应该描述清楚。采用的计算方法、统计学处理方法与显著性标准、使用的统计学软件及版本等也必须表述。

在实验研究中称其为"材料与方法"；在临床研究中称其为"资料与方法"；在流行病学调查研究中常称为"对象与方法"。不同类型研究的材料与方法的写作也不完全一样。

对于临床研究中的"资料与方法"撰写要求如下。

（1）研究对象的来源应交代清楚；研究对象是从人群中随机抽取还是随意选择的。

（2）研究处所要明确：研究是在人群中进行还是在医院内开展，是哪一级医院，还是住院部、门诊。因为这涉及研究成果的水平和成果、应用的对象及范围。

（3）研究对象的纳入标准和排除标准要明确：临床研究的对象绝大多数为患者，为保证研究对象的准确、可靠性，必须交代确切的诊断标准、纳入标准和排除标准，有利于临床引用或重复验证。

（4）研究的样本量和分组方法要交代清楚：交代随机化方法，各组间具备可比性。

（5）要说明设计方案：随机或非随机，随访时间。

（6）统计学分析方法：应对文中涉及的计数和计量资料的数据处理、分析方法交代清楚，交代计算机的型别及统计学软件。

（7）当报告是以人为研究对象的试验时，作者应说明其遵循的程序是否符合负责人体试验委员会制定的伦理学标准并得到该委员会的批准，是否取得受试对象的知情同意，并必须在文内明确说明"受试对象知情同意，并签知情同意书"；这是全球医务工作者所必须遵循的医学伦理道德的规则。

（8）临床研究随诊的重要性不能忽视。

7. 结果　结果是研究者调查、观察或实验研究成果的结晶，回答"观察到什么"，是医学论文的核心与精华部分，是对原始资料整理、分析、综合、处理和推断后展示的新的科学资料和数据。结果的资料必须是第一手的、客观、完整、可靠的，内容不能随意挑选、舍弃、更改、虚构和伪造，要经得起复查。全文的结论由此得出，讨论由此引发，判断推理由此导出。它既是作者对自己原先设计的目的或所提出问题的直接回答，也是下文逻辑推理、深入讨论的依据。结果部分的标题，也可根据不同论文的特点采用"实验结果""临床疗效""调查结果"等不同表述方式，以更确切地反映其实际内容。

结果部分应该包括：①通过统计分析原始数据后获得的频数表，均数或百分率、中位数、标准误或标准差等相关数据和指标，要如实、具体、客观、准确记录；②根据不同数据进行统计分析结果；③根据内容的要求结合图、表、文字的特点，有选择性地、按逻辑顺序在图表中描述研究结果；④结果部分一般不宜引用文献；无论阴性或阳性结果都要全面介绍。

8. 讨论　讨论部分是作者学术思想的展示，是论文中的重要组成部分，是对研究结果的科学解释与评价，是作者对实验观察的思考、理论分析和科学推论。因此，讨论部分最能反映作者复习的文献量和对某个学术问题的了解和理解程度，是作者学术思想及论文水平的展示。作者应在讨论中着重阐述整篇论文中有创造性的内容和独到的见解，并根据研究结果归纳其内在联系，并将全部资料加以综合分析，阐明事物间的内部联系与发展规律，然后构成几个观念或提出自己的论点，并且揭示研究结果在理论与实践方面的意义。

讨论部分需写明如下内容。

（1）研究工作的意义：即围绕研究目的、突出主题、抓住重点阐明研究结果及其结论的理论意义、指导作用、实践意义、应用价值、经济效益与社会效益等。

（2）着重讨论该研究中新的和重要的发现，并从中得出结论，还应对研究结果进行分析和解释。

（3）与国内外同类研究进行比较，突出本研究的创新与先进之处，提出作者的观点和见解。这部分通常是对本研究工作的升华，是论文先进性与创新性的重要体现。

（4）实事求是地对本研究的局限性、缺点、疑点、不足之处等加以分析和解释，解释因果关系，说明偶然性与必然性。

（5）今后需要进一步研究的内容与设想。讨论部分也可在肯定已取得的成绩的基础上提出目前研究的不足、今后努力的方向及有待进一步解决的问题。

9. 结论　结论部分是论文作者经过反复研究后形成的总体论点，是整篇论文的归宿。因此，结论应指出哪些问题已经解决了，还有什么问题尚待解决。结论应当体现作者更深层的认识，且是从整篇论文的全部材料出发，经过推理、判断、归纳等逻辑分析过程而得到的新的学术总观念、总见解。写结论应该十分谨慎，文字要简明，措辞要严谨，逻辑要严密。"结论"实际上就是把"结果"和"讨论"的精要部分进行总结。结论可以分点陈述，简洁概括，起到升华的效果。

结论部分包括：①研究结果说明了什么问题；②对以前的相关研究结论作了哪些修正、补充、发展、证实或否定；③研究的不足之处或遗留未予解决的问题，以及对解决这些问题的可能的关键点和方向。

目前多数期刊已不单独写结论部分，而是将其并入讨论中。

10. 致谢　帮助作者获得灵感、形成构想，在论文完成过程中提出参考意见，为作者想办法、出主意的单位或个人；为作者的实验工作提供方便和帮助的单位和个人；为作者的研究工作提供资金支持的单位或个人。而只是做了自己分内工作的打字员、绘图员和技术人员等，则不必一一列出；作者的家人和朋友也尽量不要出现在致谢部分中。

11. 参考文献　在论文中引用他人文章的论点、材料、结果和方法等均应按照在论文中出现的先后顺序编号，然后在论文的最后部分依次列出他人文章的出处，便于读者追踪查阅。参考文献是医学论文的起点和基础，是医学科研论文的重要组成部分，它表明论文的科学依据与历史背景，提示作者在前人医学研究基础上的发展与创新，并能对作者的论点提供论证线索。参考文献具有索引作用，仔细阅读参考文献，可以从一个侧面大致了解本专业的发展状况及最新文献报道情况。引用参考文献还利于精简文字，因此参考文献的作用历来受到重视。被列入的参考文献应只限于著者亲自阅读过，并在论文中引用的正式发表的出版物或其他有关档案资料，包括专利等文献。

采用的参考文献著录格式为作者、论文题名、刊物杂志名、发表年、卷（期）、页等。参考文献以最近3年的为主，经典的有价值的参考文献可以不限于发表时间进行引用。

三、医学科研论文的撰写技巧

（一）医学科研论文的基本要求

医学科研论文有其独特的属性，即科学性、创新性、实用性、规范性、简洁性等。

1. 科学性　科学性是医学论文的生命，是衡量医学论文水平的重要条件。如果论文失去了科学性，不管文笔多么流畅，辞藻多么华丽，都毫无意义。强调科学性就是要求论文设计合理、论据真实、方法科学、观点明确。

2. 创新性　创新是医学论文的灵魂，是衡量论文质量的主要标准。能否为促进医学发展作贡献是衡量论文水平的根本标准。所谓"创"是创造、创见，是指论文报道的主要内容是其他研究成果没有过的新发现、新理论、新方法、新工艺等。

创新性体现于：①有创新见解，既要反映作者在某些理论方面的独创见解，又要提出这些见解的依据；②有创新技术，也就是要写出新发明、新技术、新产品、新设备的关键，或揭示原有技术移植到新的医学领域中的效果；③创新性还包括研究方法方面的改进或突破。

3. 实用性　撰写医学论文的目的是交流及应用。要从实际出发，选择能够指导科学研究和医学实践的主题。

医学论文应做到：①介绍的内容、材料和方法必须完整、准确，以便他人能够重复验证；②能指导和帮助他人解决理论研究和实际工作中的问题，切忌内容空洞、言之无物。

4. 规范性　撰写论文的目的就是进行学术交流，论文的撰写格式和表达方式必须符合规范。必须按照1988年1月1日正式实施的《科学技术报告、学位论文和学术论文的编写格式》（GB 7713—87）国家标准或相关杂志的要求规范文稿。不符合规范的论文往往会给读者留下不可信的印象，严重影响医学论文的应用价值。

5. 简洁性　医学论文要求简洁而严谨，重点突出，文字语言规范，不滥用同义词和罕见词。论文各部分尽量精练，材料方法部分应简明扼要，结果部分可用较少的图表说明较多的问题，讨论部分不赘述已公认的观点，不重复已有的讨论。总之，用最精练的文字说明要阐述的问题，使读者用较短的时间获得更多的信息。

（二）医学论文的写作步骤

1. 收集资料　包括直接资料（原始资料）的收集和间接资料（第二手资料）的收集，其中直接资料的收集应该是论文的中心。对于直接资料的收集，首先要设计好观察指标、疗效登记表、记录表或调查表等；然后通过实验或调查，真实、客观、准确地记录相应数据或文字。

收集间接资料时，应该对写作中所涉及的基本理论有比较全面的认识，在此基础上全面收集近几年来的相关文献。通过查阅文献，应清楚该专题的研究进展，明确在这项研究及实践中有哪几种观点，相同之处及不同之处，以准备在写论文时引用。

2. 数据的统计学分析　运用科学设计的方法收集到的数据，在使用前必须进行统计学分析才有意义，必须用适当的统计学检验方法，求出P值和/或置信区间，判断结果。

3. 资料的表达　在医学论文写作过程中，需要使表与图对资料进行表达。图表是表达结果的重要工具，其目的是把获得的数据和资料表达得更直观、更清楚，同时又可达到节省篇幅的目的。

图应具有"自明性"，即只看图、图题和图例，不阅读正文，就可理解图意。图包括线条图、直条图、圆形图、点图、统计图等。图应编排序号，每一图应有简短确切的题名，连同图号置于图下方。

医学论文中常用的统计表为三线表。文中列表是为了将统计资料简明准确地表达出来。因此，要简明扼要，栏目清楚，数字准确。如果表中数字不多，能在文中叙述清楚，就不必列表。

4. 论文题目的拟定　论文的题目既要恰如其分地表达出论文的主题，又要与同类论文题目有所区别。论文的题目一般在研究设计阶段就已明确，但多是粗略的，当获得了研究结果或有了新认识之后就有可能发生变化，应重新拟出确切的命题。

拟定论文题目应注意以下要点：①题目应反映研究成果的深度和广度。②题目应当体现提出的假说。③题目应当用限定词指出研究的性质，常用的限定词有研究、实验、调查、报告、观察、分析、讨论等。有的限定词概括广泛，没有限定出特殊性质，如"研究"就是最普遍使用的限定词；有的用意也比较广泛，但有一定的限定意义，如"实验"则多指在实验室进行的研究，而"调查"则多指现场所进行的研究；还有些限定词的限定成分更强些，如"作用""关系""影响"等。此外，也可用限定词表示论文的深度和广度，如"初步分析""探讨"等。④题目文字一般在20个汉字以内，并且汉字题目与英文题目应当一致。

5. 论文的构思　构思是写论文不可缺少的准备过程，每篇论文都有一定的结构，动笔之前，尽管作者不可能把每一细节都考虑得十分周全，但是，必须明确论文的基本内容、观点、聚焦点、创新点、理论和实用价值等。

6. 拟定论文提纲　拟定提纲是写作的重要步骤，为了使自己的构思更加清晰和严谨，动手写作之前，必须先拟定一个提纲作为全文的骨架。写作提纲是医学论文的轮廓，没有一定的格式，目前多采用标题式和提要式两种。

标题式提纲是以简明的标题形式把文章的内容概括出来，并标示出各部分或段落的主要内容，这样既简明扼要，又便于记忆，是医学科研工作者常用的写作方法；提要式提纲是在标题式提纲的基础上较具体较明确提要式地概括出各个层次的基本内容，实际是文章的缩写。

7. 论文修改　修改是论文写作中不可缺少的工作。无论是初写者还是经验丰富的作者，在初稿完成后都要经过审读、推敲、修改才能定稿。修改是对初稿内容的进一步深化和提高，对文字进一步加工和润色，对观点进一步订正。

修改论文的策略和方式：①作者在写完初稿后，将稿子搁置一段时间，再回头作修改，可能会发现更多的问题；②将论文初稿交给同学、朋友、同事提意见；③如果时间比较紧，还可以自己反复朗读初稿，就可以发现句子是否通顺，意思是否完整等。

（三）投稿

1. 投稿方式

（1）在线投稿：在线投稿是指作者用自己的用户名和密码登录相应期刊的网站，通过该刊在线投稿系统，直接把稿件上传到该期刊的服务器上。通过搜索引擎（如百度和谷歌）搜索相应期刊的主页，按照主页上相应说明注册登录后即可进行在线投稿。目前，国际期刊基本都已开通在线投稿，国内开通在线投稿和审稿系统已逐渐成为主要趋势。

在线投稿方式能较好地实现作者和编辑部之间的快速双向交流。作者登录以后可以随时查看自己投稿的记录及每篇稿件的处理进程和结果。

（2）电子邮件投稿：随着个人电脑的普及和互联网技术的飞速发展，电子邮件投稿已成为不常见的一种投稿方式。作者选定投稿期刊后，可在网上或是该期刊中查询稿约中的投稿方式。若该期刊接收电子邮件投稿，则会给出投稿电子邮箱地址，作者将文章的电子文档（一般为word文档）发送至该邮箱，并在邮件中说明相应情况即可。

2. 投稿注意事项

第一，在投稿前要了解所投刊物的性质、宗旨和类别，注意杂志的栏目，杂志面向的读者层次。

第二，选好所投刊物后，要认真阅读刊物的"投稿须知"，了解该刊物对论文的要求，包括写作格式、注意事项等，以其所要求的格式编排投稿，这会大大提高论文录用率。

第三，按照所投刊物要求适当引用参考文献。

3. 投稿期刊选择

第一，要考虑稿件的主题是否适合期刊所规定的范围，一般从刊物的"读者须知"中获知有关刊登论文范围的说明，或在投稿作者本人经常阅读和引用的期刊中获得。

第二，了解期刊的声誉，从引证指标（影响因子、总被引频次）和期刊在科学界的影响力（同行的看法）进行判断，同时要了解是否为核心期刊。

第三，了解期刊的出版时滞，即稿件自接收至发表的时间。

第四，要考虑版面费收取情况。

四、医学科研成果的总结与申报

（一）科研成果的定义

科研成果一般是指某一科学技术问题通过研究活动取得的具有一定学术意义或实用价值的创造性成果，并获得实践检验及社会承认。其主要特征：①通过试验、观测、研制、考验等一系列科学研究活动而取得；②具有创造性、先进性、实用性；③能够通过实践检验，或通过一定形式的评价或在刊物上公开发表等方式获得社会的承认。

（二）科研成果的类型

1. 按形态分类　分为有形成果和无形成果。有形成果指新药品、新医疗器械、新材料等。无形成果指科技论文和专著、实验研究报告、新工艺流程、新试验方法、新颁布实施的卫生标准或政策等。

2. 按学科类别分类　按学科类别可将医学科研成果分为基础医学成果、临床医学成果和预防医学成果等类型。

3. 按性质分类　一般来说，可以分为基础理论成果、应用技术成果、软科学成果三类。基础理论成果是指阐明自然现象、特征、规律及其内在联系的，在学术上具有新见解，并对科学技术发展具有重要意义的科学成果。应用技术成果是指解决生产建设中科学技术问题的，具有新颖性、先进性和实用价值的应用技术成果，包括新产品、新技术、新工艺、新材料、新设计和生物、矿产新品种等。软科学成果是指为推动决策科学化和管理现代化，运用科学技术手段所取得的为解决各种实际问题的方法，包括发展战略、规划、预测、项目评价、可行性论证、对策分析、管理方案和理论方法等。

（三）科研成果的级别

按照研究成果所达到的技术水平，科研成果目前有四个级别，分别为国际领先水平、国际先进水平、国内领先水平、国内先进水平等。

（四）科研成果鉴定

科研成果鉴定是指有关科技行政管理机关聘请同行专家，按照规定的形式和程序，对科研成果进行审查和评价，并作出相应的结论。科研成果鉴定工作的目的是正确判别科研成果的质量和水平，促进科研成果的完善和科技水平的提高，加速科研成果的推广应用。科研成果鉴定工作应坚持实事求是、客观公正、注重质量、讲求实效的原则，确保科研成果鉴定工作的严肃性和科学性。科研成果鉴定有检测鉴定、会议鉴定和函审鉴定三种形式。

（五）科研成果评奖

1999年5月23日国务院颁布了《国家科学技术奖励条例》，改革了奖项设置，调整了奖励结构。目前，我国国家级的科学技术奖励包括国家最高科学技术奖和四大科学技术奖（国家自然科学奖、国家技术发明奖、国家科学技术进步奖、中华人民共和国国际科学技术合作奖）。而国务院一些部委，如教育部设立了部门奖。一些国家级学术组织和团体设立专门奖项，如中华医学奖、中华预防医学奖等。各个省、自治区、直辖市政府和部门也设立有科技成果奖。

（赵亚利）

思考题：

1. 全科医学研究的范围有哪些方面？

2. 全科医学研究选题原则及选题要点是什么？

3. 医学论文的类别及医学科研论文的基本结构是什么？

第十三章　全科医学教育体系及
　　　　　　全科医生培养

　　全科医生是居民健康和控制医疗费用支出的"守门人"，在基层医疗卫生服务中发挥着重要作用。加快培养大批合格的全科医生，对于加强基层医疗卫生服务体系建设、推进家庭医生签约服务、建立分级诊疗制度、维护和增进人民群众健康，具有重要意义。国务院办公厅印发的《关于改革完善全科医生培养与使用激励机制的意见》（国办发〔2018〕3号）提出，到2020年，适应行业特点的全科医生培养制度基本建立，城乡每万名居民拥有2~3名合格的全科医生。毋庸置疑，全科医学教育体系的建设和全科医生培养是实现以上宏伟目标的前提和基础。

　　本章将介绍全科医学教育体系在国内外形成与发展的过程；进一步深入介绍国外和我国不同地区在实施全科医生培养教育活动中的培养目标、培养模式、培养周期、培养内容、授课形式、师资建设、考评途径与方式等。

第一节　全科医学教育体系概述

一、全科医学教育体系概述

　　规范的全科医生培养开始于欧、美等国家地区，全科医学教育体系也首先在这些国家地区建立。以美、英为代表的西方发达国家最早于20世纪60~70年代就建立起了以医学院校内医学生的全科医学的相关知识教育和/或全科医疗诊所见习、医学毕业后全科医学教育、全科医学的继续教育（持续职业发展）为主线的全科医学教育体系。有些国家为了培养全科医学学术骨干、发展师资队伍、提高全科医生的科研能力，还开设了全科医学研究生培训项目。但是，毕业后全科医学教育的住院医师培训（在英国等称为执业培训）是世界各国培养全科医生的通用做法和途径。

二、医学院校中的全科医学教育

　　在美国、英国、加拿大、澳大利亚、日本、新加坡、以色列等许多国家，几乎所有医学院校都设有各种形式的全科医学教学部门，并在医学生中为本科生开设全科医学教育课程。全科医学教学在医学院中的开展，可吸引很多医学生在毕业后进入毕业后全科医学教育项目，推动了全科医学住院医师培训项目的发展，也使得进入社区执业的全科医生的数量增加。

1. 教育目标　①让医学生了解全科医学学科的性质、任务、服务对象与服务方式，培养他们对全科医学的兴趣和职业道德，希望毕业后能选择全科医学作为自己的终身职业；②让医学生早期接触社会、接触临床实践，积累人文知识，为未来更好地融入社会奠定基础。

2. 教育时长　各国医学院校中开展全科医学教育的时间各异，同一国家不同医学院校间开设的时间也不尽相同，但一般在4~10周。开设的形式也各异，例如，澳大利亚、以色列等将全科医学教育作为连续性的课程，学生在不同学期可以接受不同地域、各具特色的全科医学课程，但有的学期仅开设全科医疗门诊见习课程。

3. 教育内容　多集中在全科医学的基本概念与理论、全科医疗服务的人群及特点、全科医疗诊疗模式、伦理学问题和沟通技巧等方面。对医学生开展全科医学教育的形式内容分为必修课程和选修课程，不同国家和地区课程开设的阶段不同，多在临床实习阶段开设。需要强调的是，全科医生不仅仅是医学专业能力很强的临床医生，还应该是掌握丰富人文学科知识，具有较高人文素质的医生。尤其是在医患关系日趋紧张的当今时代，全科医生要学会融洽医患关系，关爱、尊重、理解患者及其家属，能够在紧张的情况下缓解并安抚患者及家属的激动情绪，具备处理一般医疗责任事故的能力。因此，在校医学生的全科医学教育还包括社会学、心理学、管理学等方面的医学人文教育和社会科学教育。

4. 医学人文教育主要有三种途径　①医学专业课任课教师开展人文教育；②成立专门的医学人文教育研究机构，通过专门的医学人文或社会科学专任教师培养医学生的人文精神、管理技能和社会素养；③按照教育部规定本专科教学大纲对医学生实施社会科学知识教育，最典型的当属高校思想政治理论课。学好人文知识，对医学生更好地融入社会，承担全科医生应尽的社会责任具有重要意义。

5. 教育形式　目前"课堂授课"仍是医学院校全科医学教育的主要培养模式。但是与传统的"课堂授课"相比，其具体实施过程已经发生了巨大变化。随着科学技术的进步，越来越多的高科技教学工具应用于课堂教学，其中多媒体教学已经成为当前"课堂授课"的主要方式，使得病变的各个器官、病原微生物、病理切片标本等都可以形象直观地通过大屏幕展现给医学生。例如，"翻转课堂""模拟诊所""标准化病人""情景模拟"等将视觉、听觉或触觉等感官效果经多媒体处理后的信息直观推送并无缝链接至第一课堂、诊室、手术台、实验室，这些与传统课堂教学有着天壤之别的混合性教学形式，不仅能培养医学生的学习兴趣，更能激发医学生发现问题、思考问题、整合问题、解决问题的内驱力，自然而然地形成高阶学习过程，进而达到深层学习的目的。

三、毕业后全科医学教育

（一）全科医学住院医师培训

全科医学住院医师培训又称为全科医学的毕业后教育（postgraduate training program on general practice），在英国又将之称为全科医学的职业培训。国外很多国家建立了专科医师制度，要求医学生在毕业后必须进入相应专科医师的培训获得专科医师的培训合格证书，然后才可以注册并开始行医。

全科医学住院医师培训是全科医学教育体系的核心，是培养合格全科医生的主要途径。它是指在完成高等医学院校的本科教育后，医学生接受的全科医学专业培训。培训多由大学的全科医学系负责组织实施，训练达标与否的标准多由全科医学专业学会或协会来掌控。培训场所包括能够训练临床诊疗技能的大型综合性医院和能够训练全科医学诊疗思维的社区全科医疗诊所或医疗中心。

1. 培训目标 总目标是培养出医德、医术、医疗执业管理三者兼备的全科医生，用以照顾患者及其家庭大部分的健康问题，满足社区居民的医疗保健需求。具体目标包含：①与应诊相关的各种知识、技能和态度；②与服务的具体情境相关的目标，包括社区环境、医疗资源和服务体系的利用、医疗服务的成本效益原则等；③与服务组织相关的目标；④与职业价值观和性质相关的目标，包括医生的态度、价值观和责任等；⑤与全科医生业务发展相关的目标，包括终身学习能力、自我评价能力、参与适当的教学和研究、医学信息的批判性思维等。

2. 培训时间 培训时间各国不等，一般多在3~4年。美国、英国、澳大利亚等均为3年；加拿大训练时间最短仅2年；以色列培训时间为4年。

3. 培训内容 内容包括：①与诊疗健康问题相关的人文社会科学知识和技能；②诊疗各种疾病和健康问题的各种知识和技能；③全科医学学科特殊的服务态度与职业价值观；④与全科医学科学研究相关的技能；⑤与个人职业生涯相关的能力培养。在培训各阶段都有相应的目标和要求，学习结束、达到要求并通过专科学会考试者，方可获得毕业证书与全科医生专科学会会员资格。

4. 培训形式 全科医学住院医师培训的形式：医院各科轮转一般占总学时的2/3；社区全科/家庭医疗诊所实习，一般在医院各科轮转后安排，也可与医院轮转有所交叉，一般占总学时的1/3；长期穿插性小组讨论或学习贯穿在整个住院医师训练项目的过程中，通常每周1~2个半天，地点多在社区诊所，主持学习的老师多以全科医生为主，辅以其他学科教师共同带教。

（二）全科医学研究生教育

全科医学研究生教育是毕业后教育的一种类型。在美国、加拿大、新加坡、马来西亚等国家，已开展了全科医学专业研究生教育。

1. 教育目标 培养学科骨干，培训全科医学师资，提高全科医学科研能力。新加坡在很长一段时间内将研究生教育定位于既培养科研能力又培养临床服务能力，并将其作为全科医生培养的主要渠道之一。

2. 教育时间 研究生教育分为全日制和非全日制两种。全日制研究生教育学制多为2~3年，非全日制多为1年，其培养对象为已经在基层医疗领域工作的合格全科医生。

3. 教育内容 多以扩展全科医学的相关知识、技能和科研能力为主。例如，加拿大在其研究生的训练项目中设计了很多教育相关理论和教学实践内容，而没有设立特定的临床和社区培训内容。

4. 教育形式　教育过程多实行"导师制"，即将医学生群体分解为个体单独进行培养，此种培养形式更容易树立导师在医学生心目中的形象，拉近导师与医学生之间的关系，使导师更容易将全科医学知识传输给医学生，医学生也更容易学习、接受、模仿导师传递的全科医学知识技能；同时使得学生在学习中参与导师课题，进而获取拥有成果的乐趣，树立为全科医学事业奋斗终身的远大理想与目标；导师身体力行、言传身教，可为医学生树立医者仁心、立德树人的崇高表率，帮助医学生克服处理人际关系的恐惧与陌生感，端正其服务态度；由于高中学习阶段的高度紧张，许多医学生进入大学阶段思想懈怠，学习动力不足，加之需要学习的全科医学知识体系庞大，医学生很容易陷入倦怠状态。导师式教育形式可以完成师生双向交流，给予医学生鼓励、安慰、提醒或批评，引导和帮助医学生保持积极上进的学习状态。

四、全科医生持续职业发展

全科医学继续教育/持续职业发展（continuing education in general practice / continue professional development）是全科医生终身学习的主要方式。

1. 培训目标　全科医生可以通过继续教育使专业水平得到保持和提升，也可以根据患者的照顾需求通过继续教育发展专业特长。

2. 培训时间　美国家庭医疗专科委员会（ABFP）规定：对于获得家庭医学专科医生资格的家庭医生，要求每6年必须参加ABFP的专业资格再认定考试。然而，取得相应继续医学教育学分是该专业资格再认定报名考试的前提条件。英国全科医生的平均继续医学教育时间为1周/年。

3. 培训内容　由全科专科医师协会确定培训内容，包括参加各种集训课程，如英国皇家全科医师学院每年举办的暑假学院，重点培训全科医学师资；大学举办的学习班，如心脏生命支持、创伤生命支持、新生儿复苏程序和产科生命支持等；参加大学和各种学会举办的国内、国际学术会议等。在全科医生继续教育项目中行为科学、人文社会科学的内容，流行病学思想与方法也得到突出强调。某些特定专业学科，如老年医学、精神医学、急诊医学、临床营养学、运动医学、皮肤科学、康复医学、替代医学等也在继续教育项目中得到具体体现。

4. 培训形式　全科医学继续教育/持续职业发展培训的形式多样，其中多采用团队式培训形式。团队式全科医学教育模式一般分为三个阶段：①分组形成学习团队，每个团队围绕不同的专题预习概念、收集资料、找出规律、提出问题；②教师检查、测验团队对专题的学习掌握程度，或发动团队之间相互检查，最终确认所学专题知识已被熟练掌握；③实践运用阶段，各团队运用所学知识来解决问题。此种培训形式也能以临床案例讨论方式开展，各个团队利用所学知识展开"集体会诊"，提出集体的诊疗思路。团队式全科医学教育模式旨在培养医学生的沟通能力、协作能力、表达能力，激发医学生学习全科医学知识的兴趣，进而引起医学生对医疗卫生事业的向往。

第二节　国外全科医生培养

一、美国的家庭医生住院医师培训

20世纪60年代起源于美国的"家庭医学"，奠定了现代全科医学的基础，被誉为"美国医学翻天覆地的变化"。

1. 培训模式　美国的家庭医生培养采取"4+4+3"模式，即学生需在完成4年本科教育后，才能申请进入医学院校继续学习4年，毕业后再进行3年的住院医师培训。①医学院校教育阶段，在完成前2年的基础医学知识教育后，第3年起开始各科室病房、门诊的轮转，且以家庭医学、内科、外科、妇科、儿科等医疗学科为重点轮转科室，重点轮转科室的培训学时较长；②毕业后进入为期3年的住院医师培训，即家庭医学里程碑项目（family medicine milestone）。

2. 达标标准　培训具体达标标准为：①40周/年在门诊和病房；②与1组住院患者建立长期随访关系，至少长期护理2例患者≥2年；③为≥10例自然分娩者接生并为其提供产前、分娩、产后医疗服务；④接诊≥15例重症监护患者等。对全科住院医师的能力要求为：在3年培训完成后能够独立行医，能够独立处理≥90%门诊病例。

3. 带教师资　带教师资在全科诊所中对学员进行的培训是非常严格的，既要求其具备全面的医疗技能，又要求其对需要进一步专科诊治的病情有准确的判断能力。带教老师需要符合毕业后医学教育认证委员会（Accreditation council for Graduate Medical Education，ACGME）的认证标准：①每6名全科住院医师队伍里至少有1名专职教员；②专职教员要保证足够的教学时间；③教学团队还包括其他专科医学教员、药剂师、行为治疗师、社会工作者及营养师；④具备数年教学经验，每6年参加1次考核，学历和职称未列入师资准入标准。

4. 教学形式　美国的家庭医生住院医师培训教学形式多样化，重视从传统授课向互动教学方式的转变。

（1）以问题为导向的教育（problem-based learning，PBL）方式目前应用广泛，教师具有标准的培养能力与方式，设计PBL课程内容，引导学员主动思考、积极参与，最终运用所学知识解决问题。

（2）以成果为导向的教育（outcome based education，OBE）课程体系是以学生为中心、以成果为导向，培养学员主动学习、独立思考、可实践性的操作及其终身学习的能力。在具体学习活动中其强调如下4个问题：我们想让学员取得的学习成果是什么？我们为什么要让学员取得这样的学习成果？我们如何有效地帮助学员取得这些学习成果？我们如何知道学生已经取得了这些学习成果？

OBE所谓的"成果"有如下特点：①成果并非先前学习结果的累计或平均，而是学员完成所有学习过程后获得的最终结果；②成果不只是学员相信、感觉、记得、知道和了解，更不是学习的暂时表现，而是学员内化到其心灵深处的过程；③成果不仅是学员所知、所了解的内容，还包括能应用于实际的能力，以及可能涉及的价值观或其他情感因素；④成果越接近"学生真实学习经验"，越可能持久存在，尤其是经过学生长期、广泛实践的成果，其存续性更高；⑤成果应兼顾生活的重要内容和技能，并注重其实用性，否则会变成易忘记的信息和片面的知识；⑥"最终成果"并不是不顾学习过程中的结果，学校应根据最后取得的顶峰成果，按照反向设计原则设计课程，并分阶段对阶段成果进行评价。

OBE强调人人都能成功。所有学员都能在学习上获得成功，但不一定同时或采用相同方法。此外，小成功是大成功之母，即成功学习会促进更成功的学习；OBE强调个性化评定。根据每个学员个体差异，制定个性化的评定等级，并对其适时进行评定，从而准确掌握学员的学习状态，对教学进行及时修正；OBE强调精熟。教学评价应以每位学员都能精熟的内容为前提，不再区别学生的高低。只要给每位学员提供适宜的学习机会，他们都能取得学习成果；OBE强调绩效责任。培训机构比学员更应该为学习成效负责，并且需要提出具体的评价及改进的依据；OBE强调能力本位。教育应该提高学员适应未来生活的能力，教育目标应列出具体的核心能力，每一个核心能力应有明确的要求，每个要求应有详细的课程对应。可见，OBE要求学校和教师应该先明确学习成果，配合多元弹性的个性化学习要求，让学员通过学习过程完成自我实现的挑战，再以成果反馈来改进原有的课程设计与课程教学。

5. 教学内容及目标　美国诊所负责居民全方位的医疗保健与公共卫生，服务范围包括家庭医疗、围生期保健、儿童保健、营养指导、精神与生理卫生及老年保健等。全科住院医师与各专科住院医师共同接受培训，培养能够为患者提供全面、高质量、持续性护理服务的医生，强调医师的医疗水平和护理水平。

二、英国全科医生住院医师培训

英国是最早开展全科医学教育的国家，经过多年的发展探索，现已拥有了灵活、独立、高效的全科医疗诊所及严格、高标准的全科社区就诊制度。

1948年，英国建立了英国国民健康服务体系。英国国民健康服务体系分为两个层次，见图13-2-1。

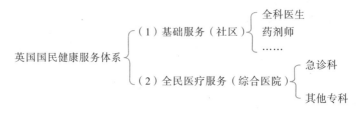

图13-2-1　英国国民健康服务体系

英国国民健康服务体系分为三级：由一级全科医生提供首诊即基础医疗服务；由二级综合医院提供检查或专科服务；由三级综合医院提供复杂的专科治疗。急性病患者可直接到医院就诊。为进一步提高全科医疗服务水平，英国政府提出加强患者参与医疗活动，提高患者和基层全科医生的发言权和决策权，建立全科医师临床服务模式，将全科医师的地位从被动提供医疗服务转变为主动实施医疗服务，进而将全科医师提升至决策者的核心地位，增加了全科医生在卫生服务计划的决策作用，加强了全科医生"守门人"和"导航者"的作用。非急诊患者在全科医生无法诊治病情时可由全科医生决定将其转到不同性质的医疗机构，并负责决策成本。

（一）英国全科医师培训

1. 培训模式　英国的全科医学教育采取"5+2+3"模式，即5年医学本科教育、2年基础医疗培训（foundation program）、3年全科医学专业培训（specialty training）。①5年的医学本科教育中主要进行基础医疗课程学习，使学生了解全科医学的概念和原则。②2年的基础医疗培训需要进行包括全科医学在内的6个临床科室的轮岗培训，使学员掌握患者的评估处理、医患沟通、团队合作等内容，完成从理论到实践的转变。③3年的全科医学专业培训中，1年半是在医院接受培训，需轮转3个专科，除进行专科临床学习和实践以外，还帮助学员认识到某专科临床技能的不足，从而加重其在全科诊所的培训比重；另外1年半是在全科诊所接受培训，如发现其对某个专科的专业技能掌握不足，则需要再返回医院接受培训。

2. 方案与理念　在英国的社区诊所，全科医生通常就是诊所的合伙人，除掌握必备的临床知识和技能外，还需要规划诊所规模、人事管理、设备采购等。因此，英国全科医生是集技术和管理于一身的综合性人才。基于此，英国全科医生的培养也是综合性、全面性的。采取"以学员为中心，注重引导启发"的培养理念。带教老师根据马斯洛需求理论，按照不同学员的需求层次，采用不同的教学方法与激励措施。以哮喘教案为例（图13-2-2），教案除了要阐明哮喘的诊断治疗等专业内容外，还要指导技术设备购置和团队管理。新颖的教案配合开放性、鼓励性、引导性、启发性语言，不仅增强了学习兴趣，还提高了学习和工作能力。

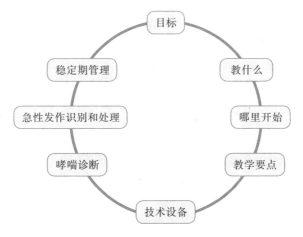

图13-2-2　英国全科医生的哮喘教案的教学内容

3. 师资团队　英国全科带教师资准入标准严格，要求至少5年的从业经历且是英国皇家全科医生学院（Royal College of General Practitioners，RCGP）会员，在完成师资教育培训课程后还要通过面试，除此之外，还对从业诊所的条件和管理模式进行了要求。英国教育局每年会举办脱产培训，对师资进行培养，临床医生团体摸索教学、讨论政策变化、分享经验，对好的教学案例进行讨论。

4. 内容和方法　在全科诊所培训的主要内容为急性病评估与处理技能、团队合作和交流技能、专业化能力，其中妇产科和精神科这2个非常重要的专科放在诊所进行培训（表13-2-1）。

表13-2-1　英格兰基础培训学校的部分轮转安排表

阶段	F1	F1	F1	F2	F2	F2
1	普通外科	普通内科	消化内科	儿科	急诊科	全科医学
2	泌尿外科	普通内科	消化内科	普通外科	急诊科	全科医学
3	泌尿外科	普通内科	呼吸内科	妇产科	急诊科	全科医学
4	血管外科	普通内科	创伤与骨科	普通精神科	小儿急诊科	全科医学
5	老年精神病科	普通外科	内分泌科	急诊科	老年病科	全科医学
6	神经外科	普通外科	呼吸内科	急诊科	神经内科	全科医学
7	急诊内科	普通外科	心脏内科	急诊科	耳鼻喉科	全科医学

注：F1指轮转的"第一年"，F2指轮转的"第二年"。

通过多样化、宽泛的轮转专科组合，结合督导式学习和自主学习。以问题为导向的教学、小组讨论、以病例为基础的讨论学习、录制并讨论接诊过程等，鼓励学员参与教学，并由带教教师进行评价和反馈。另外，在英国的全科教学过程中，每周有半天进行培训生经验分享，范围为几个诊所的学生，或1个镇/区内诊所的学生，使培训生在讨论过程中学习新的知识、产生新的体会。其中，角色扮演是带教亮点。通过轮换扮演，相互点评，快速提高医患沟通技巧、提升专业技能，启发学生思考，培养学生的临床思维能力。

5. 考评与质量　考核内容分为应用知识测试、临床技能考核、工作实地评估三个版块，考核内容涵盖：①临床数据收集和解释；②临床决策的能力；③沟通和应诊能力；④全面的执业能力；⑤临床事务管理；⑥复杂医疗问题的管理；⑦基层医疗保健管理；⑧团队合作能力；⑨定位于社区；⑩良好的工作绩效；⑪学习和教学能力；⑫良好的职业道德；⑬胜任职业负荷的身体素质。通过13个维度全面严格的考核体系，切实保障英国全科医生的培训质量。

（二）英国住院医师基础培训

住院医师基础培训是衔接院校教育和专科/全科医师培训的过渡阶段。

1. 培训模式　医学生毕业后需要参加为期2年的基础培训项目。完成基础培训后可以选择一个专科进行5～7年的专科培训或接受3年的全科医学培训，获得培训证书后才可以在英国医学总会进行专科注册（图13-2-3）开展医疗及健康照顾活动。

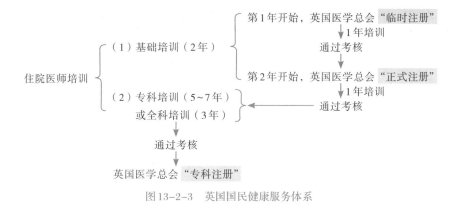

图13-2-3　英国国民健康服务体系

2. 培训管理　英国基础培训项目办公室（UK Foundation Programme Office，UKFPO）负责住院医师基础培训的全面管理。其主要职责是促进基础培训项目的实施和改进，包括管理申请过程、制定培训计划及标准和指南等。UKFPO将英国医学院校、国家卫生服务体系毕业后教育组织和医疗机构（包括社区医院、综合医院、临终关怀医院等）整合为基础培训学校，负责为受训医生提供多样化的临床训练环境。

UKFPO对于基础培训项目有严格的标准。UKFPO通过开发网络课程、建立电子学习档案（E-portfolio），用来记录和反思学习过程，主要内容包括个人发展计划、指导教师反馈、较重要的进步和困难、对教育活动的反思及职业发展思考和测试结果等。电子学习档案中列出了UKFPO制定的培训目标，要求受训者添加证据以证明自己达到该条目标。每年UKFPO组织专家对受训者的电子学习档案进行审核，确认其达到对应年资的培训目标后，才可进入下一阶段培训。

3. 培训内容　基础培训第1年主要是使受训医生巩固医学院校所学知识，并将其应用于实践中；第2年则更注重培养受训医生的诊疗和带教能力。轮转安排没有强制的统一要求，通常根据培训目标、当年的医院需求进行多样化安排，由受训者根据未来的职业发展和个人意愿进行选择。可供选择的科室中必须包含一个以社区为临床环境的轮转。

4. 培训形式　英国住院医师的基础培训不分专业，轮转科室的组合多样化，受训者根据未来的职业发展规划在多样化的临床训练环境中选择。基础培训项目强调受训医生应进行督导式学习，形式包括迷你临床演练评估（mini-clinical evaluation exercise，mini-CEX）、操作技能直接观察评估（direct observed procedural skills，DOPS）和病例讨论。在每个轮转科室，mini-CEX和DOPS≥3次，病例讨论≥2次。培训者演讲≥1次/年，以培养受训者的教学能力、训练在特定场景下的知识储备和解答问题的能力。

5. 培训目标　UKFPO列出了20条受训医师在基础培训阶段所应达到的目标。均以患者安全为核心，涉及医生个人行为规范、疾病诊断治疗管理、沟通能力、健康促进、团队合作和伦理道德要求等方面（表13-2-2）。

表13-2-2　英国基础培训项目办公室关于受训医师在基础培训阶段应达到的目标

序号	目标
1.	职业行为符合英国医学会要求：个人准时参加临床活动，监督、支持、组织团队其他成员保证工作顺利完成；个人为临床决策承担责任，为错误承担责任并能采取措施弥补
2.	以患者为中心实施医疗行为
3.	遵守伦理及法律要求，正确完成法律文件记录（死亡证明、健康证明、火葬表格等），当患者缺乏选择能力时考虑对患者最有益的情况，了解何种情况下他人可以代表患者作出决定，保护弱势群体
4.	通过自主学习、反思学习和教学活动更新知识和技能
5.	与导师讨论如何实现职业理想、职业规划、自我觉知、信息搜集、选择等制订现实的职业目标
6.	有效沟通
7.	与同事高效合作，在团队中识别他人的工作压力并给予适当的支持，恰当分配工作以保证效率
8.	了解医疗管理和非医疗管理的组织原则，在符合能力的情境中展现领导能力，处理相应情况
9.	识别、评估、初步管理重症患者
10.	能够处理门诊初诊患者、管理慢性病和急性发作的患者
11.	能够在有限的时间或复杂的情况下准确采集病史、实施临床检查、进行鉴别诊断和制订治疗计划
12.	安排相关检查且能得到患者的许可，能够解读检查结果，并向患者解释
13.	准确安全地使用药物、血液制品和液体，了解药物不同使用途径的潜在危害，合法合规使用管制药品
14.	正确安全的医疗操作，包括解释并发症，获得患者同意，准备器材，正确记录操作过程等，提高操作技巧
15.	掌握基本生命支持和高级生命支持，尊重拒绝心肺复苏的决定，了解移植中的伦理，能识别潜在器官捐赠者
16.	向患者解释生活方式对疾病可能的影响，根据指南或政策向患者提供预防措施
17.	在多学科团队合作中向患者提供高质量的临终医疗服务
18.	了解个人的能力限制，寻求上级医师的帮助和建议，能有效且清楚地与上级医师沟通，学会利用临床指南、操作规范等，参加活动提高个人能力，反思临床实践并能总结提高
19.	确保患者在临床实践中的安全

序号	目标
20.	为医疗质量提高作出贡献，通过数据收集、结果分析和展示等方式提高医疗质量，了解英国国家卫生服务体系的组织构架、资金筹措及其在群体健康中扮演的角色，了解医院和科室管理结构，了解所有专业人员均有责任参与医疗资源的管理工作，学会对医学研究证据进行评判

基础培训的主要目标是使受训者将院校教育阶段学习的理论知识运用到临床实践中，逐步具备临床知识和专业技能，为专科或全科医师的进阶培训打下基础；专科培训的主要目标在于提升受训者对疾病的诊断、治疗和管理的能力，以及领导和教学等方面能力的培养。

三、加拿大的全科医生住院医师培训（含农村地区全科医生培养）

（一）加拿大家庭医生住院医师培训项目

1. 培训管理　加拿大家庭医生住院医师培训在加拿大家庭医师学院（CFPC）指导下进行。CFPC发布家庭医生住院医师培训的核心内容及核心课程，加拿大境内设有医学院的17所大学负责具体的培训项目。

2. 内容与形式　CFPC提出了以加拿大家庭医学体系（Can MEDS –FM）大纲指导下的以能力为本的家庭医生住院医师培养，即综合性的、以连续性为重心、家庭医学为中心的3C（triple C）家庭医生毕业后培训课程。核心课程称为"基于专业能力的3C"课程包括：全面的能力（comprehensive）；注重持续的教育和患者照顾（focused on continuity of education and patient care）；以家庭医学为中心（centred in family medicine）。

（1）以能力为本的培养方案：是家庭医学学院根据实践经验而设置的适于家庭住院医师教育机会及工作中所需的能力设置方案。相对于过去以轮转为主，家庭住院医师培养的最大不同是更强调现实适用性，即以社区需求为导向，更适用于社区。其能力包括在复杂环境能作出决策和行动能力，具备提供连续性服务能力，能适宜选用相关的外部资源，涉及高阶解决问题和决策技能，整合了个人资源如知识、技能、判断、态度。

（2）综合性的照顾和教育：基于培养出的家庭医生提供综合性服务以满足社区需求，家庭住院医师培养方案必须设置出综合性照顾标准，并按照这个标准培养家庭住院医师。

综合性照顾15项内容包括：健康评估，疾病的临床循证预防和健康促进，突发疾病和外伤适当的干预，生殖的初级保健，慢性病的早期诊断及连续性治疗，对大部分疾病的治疗（必要时和专科医生合作），健康教育和自我保健的支持，家庭护理、护理机构、住院治疗的支持，24小时、一周7天的工作安排，协调服务和转诊，初级卫生服务机构患者健康档案的全面维护，健康指导，初级精神卫生保健（包括心理咨询），康复协调，晚期照顾。

（3）连续性照顾和教育：连续性照顾和教育是家庭住院医师培养的核心。有两层含义，第一层是为患者提供连续性服务，第二层是对家庭住院医师进行连续性教育。其中为患者提供连续性服务是家庭医学的基础，能同时满足住院医师和患者的需求。连续性教育包括三项基本元素，即监督、学习环境及患者预后。为保证真实性，有专门的小组对其教学及评估进行监督。家庭住院医师（学员）独立自主的学习能力、带教老师对学生的信任、环境及良好的医患关系均能让家庭住院医师快速成长，进而形成良性循环促进医患关系的和谐及以学员为中心的良好学习与工作环境。连续性照顾和教育需要一系列教学方法及经验来提高整合教学和各项能力。

（4）以家庭医学为核心：首先，家庭医学委员协调者完全有能力保证课程计划的实施；其次，教学环境必须主要是家庭医学的；最后，内容必须是与家庭住院医师岗位需求匹配的知识技能。

3. 培训周期　加拿大家庭医学住院医师培训项目的基础培训为期2年，分别称为住院医师第1年（PGY-1）和住院医师第2年（PGY-2）。培训内容包括临床技能培训和理论知识培训，CFPC对具体的临床培训内容和轮转时间分配、理论课学习的内容和形式、住院医师的考核方式均不做具体规定，以上则是由执行项目的各个大学自行安排。完成培训的住院医师考核合格并通过加拿大家庭医师学院（CFPC）组织的专科认证考试，即可作为家庭医生独立行医。

若住院医师想进行更多的关于基层医疗保健知识和技能的学习，加拿大家庭医学住院医师培训项目为完成基础培训并考核合格住院医师提供第3年额外技能提高培训项目，此项目可供选择的内容包括全国统一的项目，即急诊医学、老年保健、家庭医学-麻醉、姑息照顾及阿尔伯塔大学自设的项目（运动医学、妇女保健及手术、产科学）。每个住院医师可选择其中一项进行为期12个月的技能提高培训。

（二）阿尔伯塔大学家庭医生培训项目

加拿大阿尔伯塔大学家庭医学住院医师培训项目是在CFPC"基于专业能力的3C"核心课程的指导下进行的，分为住院医师培训项目和农村地区住院医师培训项目。

1. 住院医师培训项目　由临床培训项目和学术培训项目组成。周期为2年。

（1）临床培训项目：培训内容如下。①儿童与青少年的医疗保健：在儿童医院轮转，学习儿童精神疾病，掌握儿童和青少年的正常生理和心理的发育过程及常见问题的诊断与治疗；②成年人的医疗保健：在家庭医学诊所、内科和CCU学习，跟随在不同场所工作的家庭医学专业的导师学习，掌握成年人生理-心理-社会等方面照顾的相关知识；③老年人的医疗保健：在医院及老年诊所学习，对老年人生理-心理-认知等方面评估并诊疗；④临终关怀：学习姑息照顾，了解临终患者的生理及心理需要，以及对患者家属心理的照顾及疏导；⑤外科手术操作和技能：学习常规外科手术操作；⑥产科的相关内容：产科及新生儿保健是家庭医学学习的重要组成部分，住院医师要掌握围产期保健、接生及新生儿保健的相关知识；⑦急诊相关医疗内容：包括普通急诊和儿科急诊。临床培训项目的具体培训时间分配见表13-2-3。

表13-2-3　全科医生住院医师培训课程

阶段	培训课程	培训时间/周	培训地点
PGY-1	家庭医学	24	家庭医学诊所
	内科	8	教学医院
	CCU	4	教学医院
	儿科	8	教学医院
	急诊科	4	教学医院
	假期	4	—
	家庭医学	16至20	2个以上的家庭医学诊所
	老年医学	4	教学医院
	急诊科	4	教学医院
	普外科	4	教学医院
PGY-2	骨科或矫形科	4	教学医院
	姑息医疗	2	教学医院
	精神病学	4	教学医院
	自选内容	6至12	—
	假期	4	—

（2）学术理论培训项目：课程主要由24个主题组成，学习形式多种多样，包括病例讨论、文献回顾、操作指导及由家庭医生、专科医生和其他医务工作者进行专题讲座。此外，还要进行行为医学、循证医学、操作技能等课程的学习。包括：①学术日（academic days）：1次/月，通过学术日活动可以学习到一些罕见或见不到的医学内容；不同年级的住院医师之间、住院医师与教师之间进行互动，促进学习。②医患关系课程（doctor-patient relationship course）：又被称为"行为医学"，强调以患者为中心的长期照顾，同时符合"基于专业能力的3C"课程要求。③循证医学：使住院医师能够具有终身学习、更新知识的能力，且能在日常医疗工作中，运用循证医学的知识快速解决问题。④医疗质量促进项目（practice quality improvement projects，PQI）：在第2年的住院医师培训中执行该项目，培养受训者获得自身医疗质量评估和质量促进的能力。⑤技能提高培训项目（enhanced skills residency program）：完成2年核心培训的住院医师，若想提高某一医学专业能力和技能，可申请参加技能提高培训项目。

此项目可供选择急诊医学、老年保健、家庭医学-麻醉、姑息照顾及阿尔伯塔大学自设的项目，包括运动医学、妇女保健及手术和产科学。每个住院医师可选择其中一项进行1年的技能提高培训。

2. 农村地区住院医师培训项目（rural residency program）　旨在为农村培养合格家庭

医生。理论课学习要求进行学术日活动1次/月，每次持续1~2天，每个教学机构围绕本月学术日活动的主题开展相关理论及技能学习。核心培训时间为2年，专科技能提高培训为1年。

（1）核心培训：住院医师第1年（PGY-1）的临床技能培训包括在区域医疗中心进行家庭医学的轮转和到农村地区的诊所学习；该项目强调比城市地区培训更多的操作技能，以便为农村地区的居民提供更多的服务。住院医师第2年（PGY-2）的临床技能培训是以家庭为基础的急诊医学和精神卫生学习。

（2）专科技能提高培训：提供产科、老年照顾、普外科、麻醉及姑息照顾等专科培训。参加此技能提高项目的住院医师，须签订到农村地区工作的合同，否则需支付该培训项目的培训费用。

各国因医疗体系、健康服务理念、教学体系及社会经济等因素的差异，以及全科医学发展的不同步，导致了其全科医生教育与培养体系不同，即便是一个国家不同地区和区域内的全科医学发展和具体培养方案也存在显著不同。

第三节　我国全科医生培养

我国全科医疗模式有两种：一种是基于社区的卫生服务模式，即按照街道办事处的管辖范围设立社区卫生服务中心，然后在附近各个点设置社区卫生服务站，社区居民步行20分钟即可到达社区卫生服务站。一般来说，每个社区卫生服务中心可以设置5~6个社区卫生服务站。社区卫生服务站为辖区内的社区居民提供最基本的医疗服务，以老年人、妇女、儿童和慢性病患者为主要服务对象，具有社会公益性质。另一种是以综合医院为后盾的全科医学模式，即在综合医院内设立全科医学科。

一、内地/大陆全科医生培养

1993年中华医学会全科医学分会的成立，标志着全科医学在我国的诞生。1997年1月印发的《中共中央、国务院关于卫生改革与发展的决定》中指出：要"加快发展全科医学，培养全科医生"。这是我国政府第一次在中央文件中明确规定，以全科医学为核心培养专业化的全科医生，成为社区卫生服务人力建设的关键环节。发展全科医学教育，培养从事社区卫生服务工作的全科医生等有关专业卫生技术，是卫生改革的迫切需要。

29年来，全科医学学科的发展经历了从无到有，从概念引入、理解、传播到人才培养模式、服务模式的探索与尝试。中国全科医学教育历经的一系列重大举措与变革（图13-3-1），在现代社会中是一个渐进式的发展过程。自2011年《国务院关于建设全科医生制度的指导意见》发布以来，近10年全科医学已迎来加速发展的新阶段。

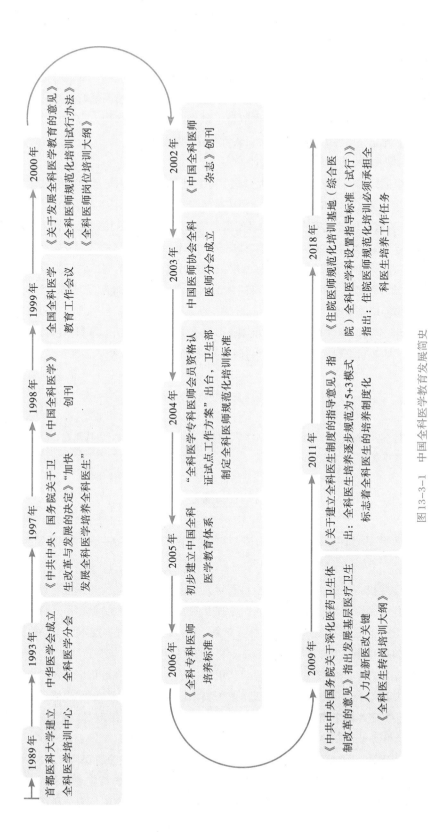

图13-3-1 中国全科医学教育发展简史

1989年
首都医科大学建立全科医学培训中心

1993年
中华医学会成立全科医学分会

1997年
《中共中央、国务院关于卫生改革与发展的决定》"加快发展全科医学培养全科医生"

1998年
《中国全科医学》创刊

1999年
全国全科医学教育工作会议

2000年
《关于发展全科医学教育的意见》
《全科医师规范化培训试行办法》
《全科医师岗位培训大纲》

2002年
《中国全科医师杂志》创刊

2003年
中国医师协会全科医师分会成立

2004年
"全科医学专科医师会员资格认证试点工作方案"出台，卫生部制定全科医师规范化培训标准

2005年
初步建立中国全科医学教育体系

2006年
《全科专科医师培养标准》

2009年
《中共中央国务院关于深化医药卫生体制改革的意见》指出发展基层医疗卫生人力是新医改关键
《全科医生转岗培训大纲》

2011年
《关于建立全科医生制度的指导意见》指出：全科医生培养逐步规范为5+3模式
标志着全科医生的培养制度化

2018年
《住院医师规范化培训基地（综合医院）全科医学科设置指导标准（试行）》
指出：住院医师规范化培训必须承担全科医生培养工作任务

2011年《国务院关于建立全科医生制度的指导意见》（国发〔2011〕23号）文件提出，到2020年初步建立起充满生机和活力的全科医生制度，基本形成统一规范的全科医生培养模式和"首诊在基层"的服务模式，基本实现城乡每万名居民匹配有2~3名合格的全科医生。目前，中国全科医生培养工作取得了积极进展，全科医生培养体系初步形成、培养模式基本确立、培养力度不断加大、队伍人数不断增加。

（一）内地/大陆的全科医学教育体系

全科医生的培养周期较长，全科医学教育系统不能在短期内培养出足够数量一致性强的全科医生，为了在短时间内增加全科医生数量以满足基层卫生改革和发展的需要，内地/大陆全科医生培养具有多渠道和多层次的特点。《关于医教协同深化临床医学人才培养改革的意见》（教研〔2014〕2号）文件确立了内地/大陆以"5+3"为主体、以"3+2"为补充的全科医生培养模式。结合中国基层卫生人力资源相对薄弱、农村和偏远地区尤其缺乏的现状，各地区开展了助理全科医师培训、农村订单定向免费培养、特岗培训、对口支援等多种培养策略。

内地/大陆全科医学教育体系构成框架（图13-3-2），主要由医学本科生阶段的全科医学课程教育、毕业后全科医学教育、全科医生的继续医学教育构成。

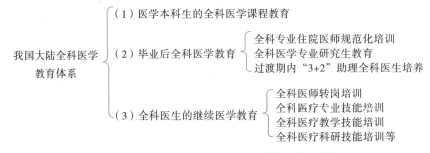

图13-3-2　内地/大陆全科医学教育体系构成框架

高等医学院校和各级医疗机构是全科医学人才培养的主要场所，承担着具体的培养任务。主要任务是在本科阶段进行全科医学理念的教育。全科医学教育不是临床医学教学的简单转化，它是以患者和家庭为服务对象，以社区为中心的集预防、诊疗、护理、康复、健康教育和计划生育指导等"六位一体"的教育环。

全科医学实践基地主要由各级医疗机构组成，是全科医生规范化培训及转岗培训的主要场所，其以综合性三级医院和二级医院为临床培养基地，以社区卫生服务中心、乡镇卫生院和公共卫生服务机构为实践基地的全科医生培养实践网络。

（二）全科专业住院医师规范化培训、助理全科医师培训

1. **培养模式**　目前内地/大陆全科医生规范化培养主要通过全科医生"5+3"培养模式，欠发达地区乡镇卫生院、村卫生室主要为"3+2"培养模式，特定地区和人群可通过"全科医师转岗培训"项目来培养全科医师。这是一个具有中国特色的全科医学发展阶段，与全科医学培养体系较为健全的国家/地区存在着明显不同。

（1）在过渡期内全科医生人才培养采用"3+2"模式，即3年的全科医生规范化培养可以实行"毕业后规范化培训"和"临床医学研究生教育"两种方式。采取多渠道培养合格的全科医生，包括：大力开展基层在岗医生转岗培训，即对符合条件的基层在岗执业医师或执业助理医师，按需进行1～2年的转岗培训，成为全科医师或助理全科医师；对到经济欠发达的农村地区工作的3年制医学专科毕业生，可在国家认定的培养基地经2年临床技能和公共卫生培训合格并取得执业助理医师资格后，注册为助理全科医师。

（2）2011年全科医生培养逐步规范为"5+3"模式，即5年的全科医生规范化培养项目与全科医学专业临床专业学位研究生培养项目相接轨的培养模式，这是理顺教育系统和卫生系统的关系，将院校教育和毕业后教育衔接起来的一种有效的模式。

2. 培养对象　全科医生规范化培养项目的培训对象是高等医学院校医学专业本科毕业后拟从事社区卫生服务工作的医师。培训致力于提高其服务技能、岗位胜任能力、职业素养、人文素养。截至2016年底，我国培养合格的全科医生已达20.9万人。全科医学专业临床专业学位研究生培养项目与全科医生规范化培养在培训内容、培养过程及考核方面将完全接轨，但其受训者须通过全国研究生入学统考后方能进入培训系统，且须修够相应学分并完成学位论文答辩。

3. 培养目标　培养合格的全科医生和社区卫生服务的业务骨干。

4. 师资建设　狭义的全科医学师资是指带教参加全科医学培训学员的全科医生。因我国人口众多，基层需要匹配的全科医生基数大，目前基层全科医师师资的学历普遍较低，仍需全科医学理论、技能及教学相关的专业培训，以进一步提高全科医学整体带教水平。基于此，内地/大陆的全科医学师资采用广义师资范畴，即凡是在全科医生培养过程中对全科学员施教者均是全科医学师资。

2012年12月，国家卫生和计划生育委员会颁布关于印发《全科医学师资培训实施意见（试行）》的通知（卫办科教发〔2012〕151号）文件，指出依据统筹规划、分级协同；突出重点、按需施教；统一标准、保证质量等原则，兼顾全科医生岗位职责及培养标准，以全科医生培养需求为导向，明确提出全科医学师资分为理论师资、临床师资、基层医疗实践基地带教师资三个类别，以临床师资和基层医疗实践基地带教师资为重点。根据三类师资在全科医生培养过程中的功能定位和任务，确定不同类别师资的培训内容。根据师资培训目标和培训工作的实际，确定具体的培训的时间和培训方式。考虑到参加培训的师资多为各培训基地/机构中的业务骨干，在职参加培训存在严重的工学矛盾。因此，师资培训采取少集中、多分散自学的方式进行；总培训时间≥8周（8小时/d），依师资类别规定集体培训的学时和培训内容。近年来，部分具有中、高级职称的全科医生开始致力于拓展技能的发展和培训，在提高全科医学服务对居民吸引力的同时，也满足了全科医生的职业发展需要。

（三）全科医师转岗培训

又称为基层医疗卫生机构全科医生转岗培训，是我国在2010年12月启动的全科医生培养项目，目前在内地/大陆普遍开展。

1. 培养目标 以全科医学理论为基础，以基层医疗卫生服务需求为导向，以提高全科医生的综合服务能力为目标，通过较为系统的全科医学相关理论和实践技能培训，培养学员热爱、忠诚基层医疗卫生服务事业的精神，建立连续性医疗保健意识，掌握全科医疗的工作方式，全面提高城乡基层医生的基本医疗和公共卫生服务能力，达到全科医生岗位的基本要求。

2. 培训对象 基层医疗卫生机构中正在从事医疗工作、尚未达到全科医生转岗培训合格要求的临床执业（助理）医师。

3. 培训时间 全部培训内容在1~2年内完成，理论培训≥1个月（160学时），临床培训≥10个月，基层实践培训≥1个月。

4. 培训方式 采取按需分程、必修与选修相结合的方式，具体可采用集中、分段或远程式理论培训、科室轮转、基层实践等形式。

5. 内容及要求 培训内容分理论培训、临床培训和基层实践培训三部分。经过全科医师转岗培训考试合格，由各省级卫生行政部门颁发全科医生转岗培训合格证书，才可以注册为全科医师。

6. 培训基地 2014年《住院医师规范化培训基地认定标准（试行）》（国卫办科教发〔2014〕48号）文件对全科临床培训基地及全科基层实践基地的基本条件、师资条件都进行了明确规定。2016年出台"住院医师规范化培训评估指标——全科专业（临床）基地及全科专业（基层）基地"相关文件，据此对基地建设进行动态评估。

从全科医生培养数量来看，中国全科医生队伍的第一队列为全科医师转岗医生。根据《国家卫生健康委办公厅关于印发全科医生转岗培训大纲（2019年修订版）的通知》（国卫办科教发〔2019〕13号）文件的要求，转岗培训的总时长不少于12个月，其中面授56学时、基层医疗卫生实践不少于1个月。转岗培训的实际培训时间较短，可能会影响转岗医生的全科胜任力。第二队列是全科医师规范化培训医生，根据《住院医师规范化培训内容与标准（试行）》文件，全科医师规范化培训年限为3年（实际培训时间不少于33个月），其中临床科室轮转培训27个月、基层实践培训6个月。目前经该途径培养的全科医生数不足全科医生总数的一半。上述两种途径培养的全科医生，在培训生源、培训实践、临床经验、带教师资等方面均存在明显不同。无论是转岗培训，还是全科医师规范化培训，中国各地区在执行方面也存在差异。

二、我国港澳台地区的全科医生培养

中国全科医学教育发展很不平衡，在我国的台湾地区、香港特别行政区，全科医学教育体系较为成熟，澳门特别行政区的全科医学教育较香港特别行政区和台湾地区稍晚。

（一）台湾地区的全科医学

全科医学在台湾称家庭医学。台湾地区的家庭医学始于1977年由台湾大学医学院开办的两年制"一般科医师训练项目"和1979年在台北县澳底村建立的第一家社区医疗保健站。随后在台大医院成立了"一般科（即全科医学科）"，并以澳底村作为社区教学基地开展教学，后来在各医学院都成立了家庭医学科。1983年3月成立家庭医学会，学会相继创立了开业医师继续教育课程，以及家庭医学专科医师继续教育课程。该学会目前已经成为岛内最大的专科学会。1995年3月台湾地区实行"台湾民众健康保险"制度赋予了基层医疗医生部分"守门人"的功能，同时将周期性健康检查这一预防服务的内容列入健康保险的必要内容。

台湾地区家庭医学学科建设重点在于家庭医学、预防医学、行为医学和社区医学四个方面。在家庭医学学科发展过程中，为适应卫生改革的需要，其研究重点除了放在临床方面外，也放在了公共卫生方面，如青少年保健、老年保健等。

在台湾地区，要想成为合格的家庭医师可以通过两个渠道：一是以学生身份进入学制3年的家庭医学住院医师训练项目；二是一般的执业医师通过在职培训修满学分。二者在完成学习后均需通过家庭医师鉴定考试，才可获得家庭医师资格。

此外，台湾地区于2005年6月还成立了具有中国特色的中医家庭医学会，由此，在台湾地区也存在着中医家庭医学专科医师。

（二）香港特别行政区的家庭医学

香港特别行政区的全科医学学科始建于1977年。因历史背景的特殊性，全科医学在香港的发展有别于内地（表13-3-1、表13-3-2）。

表13-3-1　我国内地与香港全科医学培训机构名称比较

地区	管理部门	医院	社区
内地	全科医学培训中心	全科医学科（或具有类似功能的科室）	社区卫生服务中心；社区卫生服务站
香港	香港家庭医学学院	家庭医学专科门诊	普通科门诊

表13-3-2　我国内地和香港全科医学毕业后培训管理方式比较

地区	负责人	单位划分	规管机构	执行部门
内地	基地负责人1~2名培训管理部门负责人1~2名实施培训部门负责人2~3名协作社区基地负责人2~3名	以医院为单位及其协作的社区卫生服务中心	卫生健康委员会省卫生行政部门	医院教育处/试点基地全科医学科（其他科）教研室协作社区教学基地

地区	负责人	单位划分	规管机构	执行部门
香港	联网龙头医院家庭医学顾问医生1名 联网下属医院诊所家庭医学副顾问医生或高级医生共3~4名	联网为单位及其下属医院和诊所	医院管理局 家庭医学学院	家庭医学专科门诊 普通科门诊

从整体上看，香港家庭医学发展分为创始期、成长期和成熟期。

创始期的主要目标是培养家庭医学人才。1977年7月，由私人执业的通科医师自发组织成功创立了香港全科医师学院（Hong Kong College of General Practitioners，HKCGP），1997年对香港恢复行使主权后，更名为香港家庭医师学院（Hong Kong College of Family Physicians，HKFP），在香港亦称其为香港家庭医学学院。学院为在岗执业医师开设了家庭医学学培训课程，开发了家庭医学专科（住院）医师训练课程，并开办了家庭医学继续教育项目。1984年，香港中文大学开始向学生开设全科医学基本理论和社区见习课程，香港大学在1985年也相继开设了全科医学课程。1985年底，该学院创立了为期4年的全科医学住院医师培训项目，项目的内容、考试考核和发证均由其不同委员会负责。

在以巩固全科医师的专业形象为目的的成长期内，开始定期举办香港家庭医学专科院士（专科会员资格）考试，并且该考试合格后获得的"香港家庭医学院院士"得到了香港医务委员会的认可，与此同时，澳大利亚皇家全科医学院也承认香港家庭医学院士考试；确立了香港家庭医学继续医学进修质量审核制度；香港特区政府卫生处设立了家庭医学培训中心；香港家庭医师学院成为香港医学专科学院中的一个独立学院，被世界家庭医生组织（WONCA）批准成为正式独立会员。

成熟期则以推广家庭医疗制度为主要目标，向媒体和社区居民宣传家庭医学概念，不断提高现有在岗全科医师的素质，鼓励全科医师进行学术研究，完善家庭医学继续教育项目和服务规范，引导社区居民选择合适的全科医师，配合医管局所属医院，实现患者的连续性服务，开展家庭医学咨询网上服务，并支持内地/大陆全科医学的建设。

（三）澳门特别行政区的家庭医学

澳门正式的初级卫生保健服务开始于1985年，当时只有在仁伯爵医院工作的临床专科医生及负责卫生行政及防疫工作的公共卫生专科医生。当时澳门卫生司安排多位葡萄牙籍医生在葡萄牙参加了全科/家庭医学的专科培训，他们学成后在澳门成为全科/家庭医学的先行者和骨干，这批全科专科医生还在很大程度上参与了政府的初级卫生保健系统的决策和管理，成为以后培训本地华人全科专科医生的导师，为培训本地全科专科医生打下了基础。

1989年"澳门全科医师学会"成立，并于1993年成为WONCA的正式会员。澳门的全科医生在法律框架下有序开展工作，例如1990年的第273号法令中就明确了卫生中心的职能、责任和义务；1999年第81号法令明确了澳门特别行政区卫生局及其下属医院和卫生中心的设置、组织框架、人员配置。

全科专科医生培养流程见图13-3-3，要成为一名全科专科医生，首先须具有医学学士学位，经澳门特别行政区卫生局考试录用后参加为期18个月的综合实习，主要内容为内科、外科、妇科、儿科及护理等，全部实习结束并考试合格者，才有资格领取培训委员会签署政府认可的未分类医生资格。在取得未分类医生资格后，还要在社区中心（站）工作3~5年后才能参加全科专科医生考试。考试及实习合格者才能成为全科专科医师，类似于内地的全科主治医师资历。全科医生培养过程中，各阶段不可跨越，严格按照医生培养制度进行。

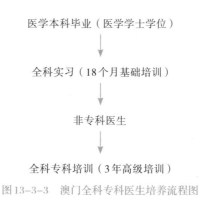

图13-3-3　澳门全科专科医生培养流程图

澳门全面建立了以初级卫生保健为重点，覆盖全澳的包括初级卫生保健和专科卫生保健两级医疗服务网络，即政府负责为所有市民组织和提供全面的医疗卫生服务，服务和药物免费，财政资源来自政府，整个地区均遵守总的运作规则，医生及其他专业人员作为政府员工，政府经营的公立卫生服务中心和私营的卫生机构并存。与此同时，澳门全科医学会协助当地政府对重点社区进行了卫生规划；对双向转诊制度进行进一步规范；加强了本地全科医师及有关专业人员的培训（到2001年已培训了约40名全科医生在各卫生中心工作）；增强了与社区的联系和互动性；将中医服务纳入全科医疗范畴，并将其作为新的全科医疗服务模式进行尝试；对公共卫生职能单位进行细分等。

2003年开始全科专科培训，为期3年，其中2年在医院各科轮转学习新的医学知识，1年主要在卫生中心门诊实习（表13-3-3）。2年在医院各科轮转学习期间，仍维持每周半天在初级卫生保健的实习，避免学员长时间离开其专业。自1999年开始，要求所有全科专科实习医生就读由香港中文大学主办的一年制兼读的家庭医学文凭课程，以弥补全科及家庭医学理论不足。全科专科培训医生定期与其实习导师会面，除讨论实习进度与困难外，亦进行医学科学讨论、疑难病例分析、全科家庭医学理论及其如何应用于临床等讨论。

表13-3-3　3年制全科医生专科培训计划

科别	地点	时间/月
儿科	仁伯爵综合医院	3
妇产科	仁伯爵综合医院	3
精神科	仁伯爵综合医院	2
皮肤科	仁伯爵综合医院	2
心科	仁伯爵综合医院	1
肺科	仁伯爵综合医院	1
骨科	仁伯爵综合医院	1
康复科	仁伯爵综合医院	1
眼科	仁伯爵综合医院	1
耳鼻喉科	仁伯爵综合医院	1
结核病	结核病防治中心	1
家庭、社区医学	卫生中心	13

注：科别名为"地点"项机构中的实际名称。

21世纪后，澳门的全科医学也迈进了新的持续发展阶段，澳门全科医学会在总结原有工作的基础上，将进一步提高全科医师的服务水平、增加全科医师的培训数量和提高培训的质量、加强社区卫生服务管理、重视预防性服务的提供等工作作为新时期的主要任务。

在新冠疫情中，基层全科医生全力参与流行病学调查、患者的诊断和治疗、公众教育及社区抗疫指导，使大众再次聚焦全科医生及时、快速、长期、持续的医疗服务与照顾。在疫情抗击过程中充分体现了全科医学在分级诊疗和公共卫生中的重要作用，全科医生的职业素养和专业能力至关重要，应将更多资源投入到全科医学的毕业后教育，在全球范围内广泛培养合格的全科医生，以满足当下病患的医疗服务和广大群众持续性照顾的迫切需求。

全科医学既是科学，也是艺术，更是手艺。全科医学与其他临床医学的最大区别在于其植根于社区，又归属于社区，它具有明确的社会联结性和文化敏感性。因此，从多种需求角度规划全科医学人力资源发展，并在全科医学教育中让医学与社会、心理等诸多学科充分融合，让教育者与使用者密切互动，才能使全科医学队伍具有生命力和胜任力。

（裴红红）

思考题：

1. 简述全科医学教育体系主要由什么构建而成？

2. 毕业后全科医学教育的目标是什么？

3. 我国内地/大陆和港、澳、台地区全科医生培养有何异同？

第十四章　医疗卫生服务体系与全科医生

　　全科医生是患者进入医疗卫生服务体系的"首诊"者，以家庭为单位、社区为场所提供以门诊为主体的医疗保健服务，必要时适度地利用社区资源、专科会诊和转诊服务，为患者个人及其家庭提供协调性的医疗保健服务。任何一个成功的健康维护组织或医疗保健系统都必须在全科医生与专科医生之间达成一种平衡，这包括在数量上达到一个理想的比例，在功能上分工合作，取长补短，在地位、重要性上彼此平等，在观念、方法上相互接纳、资源共享、风险共担、利益共享，最终保持医疗保健系统的平衡、完整和有序发展。

第一节　我国医疗卫生服务体系与全科医生

一、我国医疗卫生服务体系演变与功能定位

　　中华人民共和国成立70年来，党和政府高度重视医疗卫生事业，始终坚持以人民为中心的发展思想，构建我国的基本医疗卫生制度，建立了由医院、基层医疗卫生机构、专业公共卫生机构等组成的覆盖城乡的医疗卫生服务体系，基本满足医疗卫生服务需求（图14-1-1）。

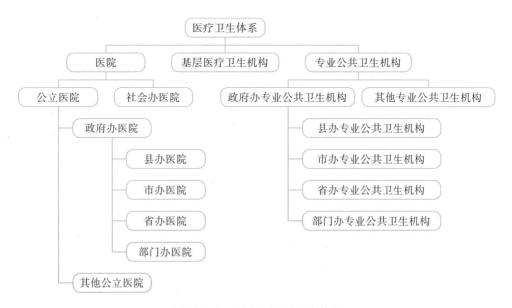

图14-1-1　我国医疗卫生服务体系

（一）我国医疗卫生服务体系演变

1. 城乡医疗卫生三级网初步建成阶段（1949—1978年） 中华人民共和国成立后，面对传染病、寄生虫病和地方病普遍流行，以及医疗卫生资源短缺、水平低下的严峻形势，确立了"面向工农兵、预防为主、团结中西医、卫生工作与群众运动相结合"的卫生工作方针。在农村由群众集资建立村合作医疗站，农村卫生服务体系得以发展。建立省、市、县三级公立医院网络和农村县、乡、村三级医疗卫生服务网络，覆盖城乡的医疗卫生三级网初步形成。

2. 医药卫生体制改革起步阶段（1979—1996年） 在城市，针对当时卫生事业"投入不足、效率低下、水平不高"及公立医院"独家办理、大锅饭、一刀切、不核算"的状况，在宏观层面提出了"国家、集体、个人一起上"的思路，1985年，国务院批准卫生部《关于卫生工作改革若干政策问题的报告》，指出"必须进行改革，放宽政策，简政放权，多方集资，开阔发展卫生事业的路子，把卫生工作搞活"。在微观层面，以激活微观机制为重点，实行"多劳多得、优劳优得"的分配政策，1989年、1992年分别印发文件，明确对公立医院进行考核，不搞大锅饭，大大调动了医院和医务人员的积极性。但是，由于改革开放后农村集体经济被弱化，农村合作医疗制度基本解体，农村医疗卫生机构成为独立核算、自负盈亏的经营主体，农村卫生技术人才大量流失。分税制后财政实行"分灶吃饭"体制，县乡财政乏力，在一些地区出现地方政府"甩包袱"现象。

3. 医药卫生体制改革探索阶段（1997—2008年） 1996年12月9—12日，中共中央、国务院在北京召开了第一次全国卫生工作会议，并于1997年1月印发《中共中央、国务院关于卫生改革与发展的决定》，确立"以农村为重点，预防为主，中西医并重，依靠科技与教育，动员全社会参与，为人民健康服务，为社会主义现代化建设服务"新的卫生工作方针。

这一阶段，通过发展基本医疗保障制度，建立社会化的医疗费用分担机制，保障人民有能力享受现代医学的发展成果。三级网的宏观资源配置机制，"多劳多得、优劳优得"的分配机制及费用分担的医疗保险制度，构成了我国医疗卫生事业的基础。1999年10部门、2002年11部门联合印发《关于发展城市社区卫生服务的若干意见》和《关于加快发展城市社区卫生服务的意见》，主要依托现有政府和企事业单位举办的医疗卫生机构转型为社区卫生服务机构。2002年召开全国农村卫生工作会议，印发《中共中央 国务院关于进一步加强农村卫生工作的决定》，明确乡镇卫生院由政府举办，加大对农村卫生工作的投入力度，建立和完善新型农村合作医疗制度，农村卫生服务体系得到巩固加强。但是，医疗的商业化、市场化走向违背了医疗卫生事业发展的基本规律，导致了"看病难、看病贵"等一系列问题。2005年，国务院发展研究中心认为我国医改基本不成功，国家开始对医改政策进行反思。

4. 深化医药卫生体制改革阶段（2009年至今） 2009年，在总结抗击严重急性呼吸综合征实践的基础上，为进一步解决人民群众看病就医问题，发布《中共中央 国务院关于深化医药卫生体制改革的意见》，启动了新一轮医药卫生体制改革，确定了建立"维护公益性、调动积极性、保障可持续发展的基层卫生运行新机制"的改革目标，明确提出要把基本医疗卫生制度作为公共产品向全民提供，确立了人人享有基本医疗卫生服务的目标。

党的十八大以来，党中央从党和国家事业发展全局出发，将深化医改纳入全面深化改革和治国理政新理念新思路新战略的重要组成部分，统筹谋划、全面推进。2016年8月，党中央、国务院召开全国卫生与健康大会，提出新时代中国卫生与健康工作方针："以基层为重点，以改革创新为动力，预防为主，中西医并重，将健康融入所有政策，人民共建共享。"2016年10月，中共中央、国务院印发《"健康中国2030"规划纲要》，把建设健康中国上升为国家战略，提出了健康中国建设的目标和任务。党的十九大和习近平新时代中国特色社会主义思想，为深化医改指明了广阔的前进道路和历史方位。

总之，经过70多年的不懈努力，我国医疗卫生服务体系不断健全。医疗卫生机构数量、床位数、每千人口医疗机构床位数分别从1950年的0.9万个、11.9万张、0.2张增加到2020年的102.3万个、910.1万张、6.46张。同时，多元化办医格局加快推进，社会办医疗机构数量、规模和水平提升。医疗卫生人才队伍不断壮大。2020年，我国卫生人员总数达到1 347.5万，其中执业（助理）医师408.6万名，注册护士470.9万名，每千人口医师2.90人、护士3.34人，医护比倒置问题得到扭转。基层医疗卫生机构卫生人员数434.0万人（占32.2%），每万人口有全科医生2.90人、公共卫生人员6.56人。人才素质持续提高，人才队伍结构得到优化，专业技术人员占比提高到79.2%，本科及以上学历者占42.0%。

（二）我国基层医疗卫生服务体系的设置与功能定位

2016年《"健康中国2030"规划纲要》提出：全面建成体系完整、分工明确、功能互补、密切协作、运行高效的整合型医疗卫生服务体系。2015年《国务院办公厅关于推进分级诊疗制度建设的指导意见》明确了各级各类医疗机构诊疗服务功能定位：城市三级医院主要提供急危重症和疑难复杂疾病的诊疗服务。城市三级中医医院充分利用中医药（含民族医药）技术方法和现代科学技术，提供急危重症和疑难复杂疾病的中医诊疗服务和中医优势病种的中医门诊诊疗服务。城市二级医院主要接收三级医院转诊的急性病恢复期患者、术后恢复期患者及危重症稳定期患者。县级医院主要提供县域内常见病、多发病诊疗，以及急危重症患者抢救和疑难复杂疾病向上转诊服务。基层医疗卫生机构和康复医院、护理院等为诊断明确、病情稳定的慢性病患者、康复期患者、老年病患者、晚期肿瘤患者等提供治疗、康复、护理服务。

1. 我国基层医疗卫生机构设置　我国已建立比较完善的基层卫生服务体系。在城市，按照每个街道办事处范围或每3万～10万居民设置1所社区卫生服务中心，根据需要设置若干社区卫生服务站，社区卫生服务中心和社区卫生服务站可实行一体化管理。在农村地区，每个乡镇至少有一所政府举办的卫生院。综合考虑城镇化、地理位置、人口聚集程度等因素，可以选择1/3左右的乡镇卫生院提升服务能力和水平，建设乡镇中心卫生院。中心卫生院与一般卫生院的比例宜控制在1:（3～4），县城所在地一般不设中心卫生院。因乡镇撤并造成当地居民就医不方便的地方，可设立卫生院分院。国家采取多种形式支持村卫生室建设，原则上，每个行政村应有一所村卫生室。个体诊所等其他基层医疗卫生机构的设置不受规划布局限制，实行市场调节。

针对快速城镇化进程特点、流动人口增多特点，在城市新建居住区或旧城改造过程中，按有关要求同步规划建设社区卫生服务机构，鼓励与区域内养老机构联合建设。对流动人口密集地区，应当根据服务人口数量和服务半径等情况，适当增设社区卫生服务机构。对人口规模较大的县和县级市政府所在地，应当根据需要设置社区卫生服务机构或对现有卫生资源进行结构和功能改造，发展社区卫生服务。在推进农村社区建设过程中，应当因地制宜地同步完善农村社区卫生服务机构。城镇化进程中，村委会改居委会后，各地可根据实际情况，按有关标准将原村卫生室改造为社区卫生服务站或撤销村卫生室。鼓励社会力量举办基层医疗卫生机构，满足居民多样化的健康服务需求。2020年，我国基层医疗卫生机构中，社区卫生服务中心（站）35 365个，乡镇卫生院35 762个，诊所和医务室259 833个，村卫生室608 828个。

2019年，为进一步满足人民群众对基本医疗卫生服务的需求，进一步推动分级诊疗制度建设，国家卫生健康委员会在20个省份选择部分社区卫生服务中心和乡镇卫生院，启动社区医院建设试点，2020年全面开展社区医院建设工作。同年，国家卫生健康委员会、国家中医药管理局印发《关于推进紧密型县域医疗卫生共同体建设的通知》，确定山西、浙江为试点省，北京市西城区等567个县（含县级市、市辖区）为试点，开展紧密型县域医疗卫生共同体试点。每个县根据地理位置、服务人口、现有医疗卫生机构设置和布局等情况，组建若干个（一般为1~3个）以县级医疗机构为龙头、其他若干家县级医疗机构及乡镇卫生院、社区卫生服务中心为成员单位的紧密型医共体。

2. 床位配置　按照所承担的基本任务和功能合理确定基层医疗卫生机构床位规模，重在提升床位质量，提高使用效率，并重点加强护理、康复病床的设置。2020年，我国基层医疗卫生机构床位数达到164.9万张（占总床位数18.1%），每千常住人口基层医疗卫生机构床位数达到1.2张。

3. 功能定位　基层医疗卫生机构的主要职责是提供预防、保健、健康教育、计划生育等基本公共卫生服务和常见病、多发病的诊疗服务，以及部分疾病的康复、护理服务，向医院转诊超出自身服务能力的常见病、多发病及危急和疑难重症患者。

（1）乡镇卫生院和社区卫生服务中心：受县级卫生健康行政部门委托，承担辖区内的公共卫生管理工作，负责对村卫生室、社区卫生服务站的综合管理、技术指导和人员培训等。中心乡镇卫生院除具备一般乡镇卫生院的服务功能外，还应开展普通常见手术等，着重强化医疗服务能力并承担对周边区域内一般乡镇卫生院的技术指导工作。

（2）村卫生室、社区卫生服务站：在乡镇卫生院和社区卫生服务中心的统一管理和指导下，承担行政村、居委会范围内人群的基本公共卫生服务和普通常见病、多发病的初级诊治、康复等工作。

（3）医务室和门诊部等基层医疗卫生机构：单位内部的医务室和门诊部等基层医疗

卫生机构，负责本单位或本功能社区的基本公共卫生和基本医疗服务。其他门诊部、诊所等基层医疗卫生机构根据居民健康需求，提供相关医疗卫生服务。政府可以通过购买服务的方式对其提供的服务予以补助。

（4）社区医院：仍然承担基本医疗服务和基本公共卫生服务，其防治结合的功能定位和公益性质不变。按照《社区医院基本标准（试行）》等文件要求，进一步完善房屋、设备、床位、人员等资源配备，加强信息化等基础设施建设和设备提档升级；提高常见病、多发病的诊疗、护理、康复能力，加强住院病房建设，强化医疗质量管理，切实保障患者安全；加强防治结合，按要求做好传染病早发现、早报告工作，加强重点人员健康管理，做实基本公共卫生服务，不断强化传染病防控能力。

（5）紧密型县域医疗卫生共同体：医共体牵头医疗机构重点承担急危重症患者的救治和疑难复杂疾病向上转诊服务，统筹管理医共体内疾病预防控制工作。基层医疗卫生机构提供常见病、多发病诊疗服务，重点为诊断明确、病情稳定的慢性病患者、康复期患者提供接续性医疗卫生服务，并按要求落实基本公共卫生服务和重大公共卫生服务。

二、我国的全科医生制度

我国全科医生制度建设的历程已在第一章介绍，这里主要介绍我国全科医生制度的主要内容。

（一）2011年《国务院关于建立全科医生制度的指导意见》的主要内容

1. 逐步建立统一规范的全科医生培养制度

（1）规范全科医生培养模式：将全科医生培养逐步规范为"5+3"模式，即先接受5年的临床医学（含中医学）本科教育，再接受3年的全科医生规范化培养。在过渡期内，3年的全科医生规范化培养可以实行"毕业后规范化培训"和"临床医学研究生教育"两种方式。

（2）统一全科医生规范化培养方法和内容：全科医生规范化培养以提高临床和公共卫生实践能力为主，在国家认定的全科医生规范化培养基地进行，实行导师制和学分制管理。经培养基地按照国家标准来组织考核，达到病种、病例数和临床基本能力、基本公共卫生实践能力及职业素质要求并取得规定学分者，可取得全科医生规范化培养合格证书。

（3）规范参加全科医生规范化培养人员管理：参加全科医生规范化培养人员是培养基地住院医师的一部分，培养期间享受培养基地住院医师待遇，财政根据不同情况给予补助，其中，具有研究生身份的，执行国家现行研究生教育有关规定；由工作单位选派的，人事工资关系不变。规范化培养期间不收取培训（学）费，多于标准学分和超过规定时间的培养费用由个人承担。

（4）统一全科医生的执业准入条件：在全科医生规范化培养阶段，参加培养人员在导师指导下可从事医学诊查、疾病调查、医学处置等临床工作和参加医院值班，并可按规定参加国家医师资格考试。注册全科医师必须经过3年全科医生规范化培养取得合格证书，并通过国家医师资格考试取得医师资格。

（5）统一全科医学专业学位授予标准：具有5年制临床医学本科及以上学历者参加全科医生规范化培养合格后，符合国家学位要求的授予临床医学（全科方向）相应专业学位。

（6）完善临床医学基础教育：临床医学本科教育要以医学基础理论和临床医学、预防医学基本知识及基本能力培养为主，同时加强全科医学理论和实践教学，着重强化医患沟通、基本药物使用、医药费用管理等方面能力的培养。

（7）改革临床医学（全科方向）专业学位研究生教育：从2012年起，新招收的临床医学专业学位研究生（全科方向）要按照全科医生规范化培养的要求进行培养。要适应全科医生岗位需求，进一步加强临床医学研究生培养能力建设，逐步扩大全科方向的临床医学专业学位研究生招生规模。

（8）加强全科医生的继续教育。

2. 改革全科医生执业方式

（1）引导全科医生以多种方式执业：取得执业资格的全科医生一般注册1个执业地点，也可以根据需要多点注册执业。

（2）政府为全科医生提供服务平台：对到基层工作的全科医生（包括大医院专科医生），政府举办的基层医疗卫生机构要通过签订协议的方式为其提供服务平台。要充分依托现有资源组建区域性医学检查、检验中心，鼓励和规范社会零售药店发展，为全科医生执业提供条件。

（3）推行全科医生与居民建立契约服务关系：基层医疗卫生机构或全科医生要与居民签订一定期限的服务协议，建立相对稳定的契约服务关系，服务责任落实到全科医生个人。参保人员可在本县（市、区）医保定点服务机构或全科医生范围内自主选择签约医生，期满后可续约或另选签约医生。随着全科医生制度的完善，逐步将每名全科医生的签约服务人数控制在2 000人左右，其中老年人、慢性病患者、残疾人等特殊人群要有一定比例。

（4）积极探索建立分级医疗和双向转诊机制：逐步建立基层首诊和分级医疗管理制度，明确各级医院出入院标准和双向转诊机制。

（5）加强全科医生服务质量监管：卫生部门和医保经办机构要建立以服务数量、服务质量、居民满意度等为主要指标的考核体系，对全科医生进行严格考核，考核结果定期公布并与医保支付、基本公共卫生服务经费拨付挂钩。

3. 建立全科医生的激励机制

（1）按签约服务人数收取服务费：全科医生为签约居民提供约定的基本医疗卫生服务，按年收取服务费。服务费由医保基金、基本公共卫生服务经费和签约居民个人分担，具体标准和保障范围由各地根据当地医疗卫生服务水平、签约人群结构及基本医保基金和公共卫生经费承受能力等因素确定。

（2）规范全科医生其他诊疗收费：全科医生向签约居民提供约定的基本医疗卫生服务，除按规定收取签约服务费外，不得另行收取其他费用。全科医生可根据签约居民申请提供非约定的医疗卫生服务，并按规定收取费用；也可向非签约居民提供门诊服务，按规定收取一般诊疗费等服务费用。

（3）合理确定全科医生的劳动报酬：全科医生及其团队成员属于政府举办的基层医疗卫生机构正式工作人员的，执行国家规定的工资待遇；其他在基层工作的全科医生按照与基层医疗卫生机构签订的服务合同和与居民签订的服务协议获得报酬，也可通过向非签约居民提供门诊服务获得报酬。基层医疗卫生机构内部绩效工资分配可采取设立全科医生津贴等方式，向全科医生等承担临床一线任务的人员倾斜。绩效考核要充分考虑全科医生的签约居民数量和构成、门诊工作量、服务质量、居民满意度及居民医药费用控制情况等因素。

（4）完善鼓励全科医生到艰苦偏远地区工作的津补贴政策：见本节"四、特殊地区的全科医疗服务"有关内容。

（5）拓宽全科医生的职业发展路径：鼓励地方按照有关规定设置特设岗位，招聘优秀的专业技术人才到基层医疗卫生机构工作。经过规范化培养的全科医生到基层医疗卫生机构工作，可提前一年申请职称晋升，并可在同等条件下优先聘用到全科主治医师岗位。要将签约居民数量、接诊量、服务质量、群众满意度等作为全科医生职称晋升的重要因素，基层单位全科医生职称晋升按照国家有关规定可放宽外语要求，不对论文作硬性规定。建立基层医疗卫生人才流动机制，鼓励全科医生在县级医院与基层医疗卫生机构双向流动。专科医生培养基地招收学员时同等条件下优先录取具有基层执业经验的全科医生。

4. 相关保障措施　包括完善相关法律法规、加强全科医生培养基地建设、合理规划全科医生的培养使用、充分发挥相关行业协（学）会作用等方面。

2018年《国务院办公厅关于改革完善全科医生培养与使用激励机制的意见》的主要内容如下。

（1）建立健全适应行业特点的全科医生培养制度

1）医教协同深化院校全科医学教育改革：高等医学院校要高度重视全科医学学科建设，面向全体医学类专业学生开展全科医学教育和全科临床见习实习。鼓励有条件的高校成立全科医学教研室、全科医学系或全科医学学院，开设全科医学概论等必修课程。依托全科专业住院医师规范化培训基地和助理全科医生培训基地，建设一批全科医学实践教学基地。加强全科医学师资队伍建设，制定建设规划，在人员配备、职称评聘、工作量考核等方面给予支持。鼓励医学院校在全科医学实践教学基地聘请有教学潜质的全科医生承担教学任务，符合条件的可聘任相应的教师专业技术职务。

2018年起，新增临床医学、中医硕士专业学位研究生招生计划重点向全科等紧缺专业倾斜。继续实施农村订单定向医学生免费培养，推进农村本地全科人才培养。改革完善高职临床医学、中医学等相关专业人才培养模式，推进教育教学标准与助理全科医生培训标准有机衔接。

2）建立健全毕业后全科医学教育制度：合理分配各专业住院医师规范化培训招收名额，扩大全科专业住院医师规范化培训招收规模，力争到2020年全科专业招收数量达到当年总招收计划的20%，并逐年增加。将全科专业招收任务完成情况纳入住院医师规范化培训基地考核，并与财政补助资金挂钩。继续开展助理全科医生培训。农村订单定向免费培养的本科医学生毕业后全部纳入全科专业住院医师规范化培训。对于单位委派参加住院医师规范化培训和助理全科医生培训的人员，委派单位应与其签订协议，就培训期间待遇、培训期满后服务年限、违约处理办法等进行约定。

认定为住院医师规范化培训基地的综合医院（含中医、中西医结合、民族医院）要加强全科专业基地建设，增加全科医疗诊疗科目，独立设置全科医学科，以人才培养为目的，开展全科临床、教学和科研工作，与基层医疗卫生机构联合培养全科医生。在培训基地内部分配中，合理确定全科医学科医务人员绩效工资水平，适当加大倾斜力度，吸引和稳定优秀专业人员。以县级综合医院为重点，加强助理全科医生培训基地建设，完善教育教学设施设备和学员住宿条件。严格培训基地动态管理，将全科专业基地建设和作用发挥情况作为培训基地考核评估的核心指标。

制定全科医学师资培训标准，实行双导师制，遴选建立一批全科医学师资培训基地，加强骨干师资培训，提高带教师资的教学意识和带教能力，将教学业绩纳入绩效考核，带教经历和教学质量作为职称晋升的重要因素。支持具有临床医学或中医硕士专业学位授予资格的高校与住院医师规范化培训基地建立协同教学关系，积极探索和完善全科专业住院医师规范化培训人员取得硕士专业学位的办法。稳妥推进全科专业专科医师规范化培训制度试点工作。

3）巩固完善全科继续医学教育：制定全科医学继续教育指南，加快网络数字化课程、课件、教材开发，大力发展远程继续教育，普及全科适宜技术，实现全科医生继续医学教育全覆盖。积极开展基层全科医生进修培训和学历提升教育。强化继续医学教育基地建设，充分发挥县级综合医院在农村基层全科医生进修培训中的作用。加强对全科医生的中医药和康复医学知识与技能培训，将中医药作为其继续教育的重要内容，鼓励提供中医诊疗、养生保健康复、健康养老等服务。

扩大全科医生转岗培训实施范围：鼓励二级及以上医院有关专科医师参加全科医生转岗培训，对培训合格的，在原注册执业范围基础上增加全科医学专业执业范围，允许其在培训基地和基层医疗卫生机构提供全科医疗服务。实行乡村医生全员全科基本知识技能培训，并有计划地安排乡村医生到乡镇卫生院、县医院等上级医疗卫生机构进修学习，鼓励具有执业（助理）医师资格的乡村医生参加全科医生转岗培训。

（2）全面提高全科医生职业吸引力

1）改革完善全科医生薪酬制度：推进医疗服务价格改革，体现包括全科医生在内的医务人员技术劳务价值。按照"允许医疗卫生机构突破现行事业单位工资调控水平，允许医疗服务收入扣除成本并按规定提取各项基金后主要用于人员奖励"要求，合理核定政府办基层医疗卫生机构绩效工资总量，提升基层医疗卫生机构全科医生工资水平，使其工资水平与当地县级综合医院同等条件临床医师工资水平相衔接。鼓励基层医疗卫生机构聘用经住院医师规范化培训合格的全科医生，地方要根据实际，在核定绩效工资总量时给予其进一步倾斜。建立基层医疗卫生机构绩效工资水平正常增长机制。完善绩效工资分配，调动基层医疗卫生机构医务人员工作积极性，内部绩效工资分配可设立全科医生津贴。

推进家庭医生签约服务，签约服务费作为家庭医生团队所在基层医疗卫生机构收入组成部分，可用于人员薪酬分配。将服务对象健康状况和居民满意度纳入考核指标，加强签约服务质量考核，考核结果与家庭医生团队的签约服务收入挂钩，确保签约服务质量。

2）完善全科医生聘用管理办法：政府办基层医疗卫生机构在核定的编制内要保证全科医生的配备，对本科及以上学历医学毕业生或经住院医师规范化培训合格的全科医生要优先安排，简化招聘程序，可采取面试、组织考察等方式公开招聘。对经住院医师规范化培训合格到农村基层执业的全科医生，可实行"县管乡用"（县级医疗卫生机构聘用管理、乡镇卫生院使用）。对经助理全科医生培训合格到村卫生室工作的助理全科医生，可实行"乡管村用"（乡镇卫生院聘用管理、村卫生室使用）。

3）拓展全科医生职业发展前景：基层医疗卫生机构在临床医师队伍建设中，对经住院医师规范化培训合格的本科学历全科医生，在人员招聘、职称晋升、岗位聘用等方面，与临床医学、中医硕士专业学位研究生同等对待，落实工资等相关待遇。

增加基层医疗卫生机构的中高级专业技术岗位比例，重点向经全科专业住院医师规范化培训和全科专业专科医师规范化培训合格的全科医生倾斜。本科及以上学历毕业、经全科专业住院医师规范化培训合格并到基层医疗卫生机构工作的，可直接参加中级职称考试，考试通过的直接聘任为中级职称。基层全科医生参加中级职称考试或申报高级职称时，外语成绩可不作为申报条件，对论文、科研不作硬性规定，侧重评价临床工作能力，将签约居民数量、接诊量、服务质量、群众满意度等作为职称评审的重要依据；申报高级职称者实行单独分组、单独评审。

4）鼓励社会力量举办全科诊所：落实国家关于促进社会办医加快发展的政策措施，医疗机构相关规划布局不对全科诊所的设置作出限制，实行市场调节。支持符合条件的全科医生个体或合伙在城乡开办全科诊所，为居民就近提供医疗保健服务。鼓励二级、三级综合医院与辖区内全科诊所建立双向转诊机制，畅通转诊渠道。加强政府监管、行业自律与社会监督，促进全科诊所规范发展。

对提供基本医疗卫生服务的非营利性全科诊所，在人才培养等方面执行与政府办基层医疗卫生机构同等补助政策，政府通过购买服务的方式，引导其参与当地基本医疗和基本公共卫生服务提供及承接政府下达的相关任务，并逐步扩大购买范围；对符合条件的，按规定纳入医保定点范围；对具备条件的，可认定为全科医生基层实践基地，承担全科医生培养任务。对全科诊所基本建设和设备购置等发展建设支出，有条件的地方可通过财政补助等方式给予适当支持。

5）增强全科医生职业荣誉感：坚持精神奖励与物质奖励相结合，实行以政府奖励为导向、单位奖励为主体、社会奖励为补充的全科医生奖励办法，提升全科医生职业荣誉感和社会地位。对长期扎根基层、作出突出贡献的全科医生，按照党和国家有关规定给予表彰奖励。在享受国务院政府特殊津贴人员推选和全国杰出专业技术人才、全国先进工作者、全国五一劳动奖章、全国优秀共产党员等评选工作中，向基层全科医生倾斜。鼓励各地按照有关规定开展全科医生表彰奖励工作。组织开展全科技能竞赛等活动，对优秀全科医生给予适当奖励。

（3）加强贫困地区全科医生队伍建设：见本节"四、特殊地区的全科医疗服务"有关内容。

（4）完善保障措施：包括加强组织领导、加强经费保障、强化督导评估、加强宣传引导等方面。

三、分级诊疗制度与全科医生队伍建设

（一）我国分级诊疗制度建设

建立分级诊疗制度，是合理配置医疗资源、促进基本医疗卫生服务均等化的重要举措，是深化医药卫生体制改革、建立中国特色基本医疗卫生制度的重要内容，对于促进医药卫生事业长远健康发展、提高人民健康水平、保障和改善民生具有重要意义。2015年《国务院办公厅关于推进分级诊疗制度建设的指导意见》中提出：按照以人为本、群众自愿、统筹城乡、创新机制的原则，以提高基层医疗服务能力为重点，以常见病、多发病、慢性病分级诊疗为突破口，完善服务网络、运行机制和激励机制，引导优质医疗资源下沉，形成科学合理就医秩序，逐步建立符合国情的分级诊疗制度，切实促进基本医疗卫生服务的公平可及。

我国分级诊疗制度建设的目标是建立起基层首诊、双向转诊、急慢分治、上下联动的分级诊疗模式逐步形成，基本建立符合国情的分级诊疗制度。①基层首诊：坚持群众自愿、政策引导，鼓励并逐步规范常见病、多发病患者首先到基层医疗卫生机构就诊，对于超出基层医疗卫生机构功能定位和服务能力的疾病，由基层医疗卫生机构为患者提供转诊服务。②双向转诊：坚持科学就医、方便群众、提高效率，完善双向转诊程序，建立健全转诊指导目录，重点畅通慢性期、恢复期患者向下转诊渠道，逐步实现不同级别、不同类别医疗机构之间的有序转诊。③急慢分治：明确和落实各级各类医疗机构急慢病诊疗服务功能，完善治疗-康复-长期护理服务链，为患者提供科学、适宜、连续性的诊疗服务。急危重症患者可以直接到二级以上医院就诊。④上下联动：引导不同级别、不同类别医疗机构建立目标明确、权责清晰的分工协作机制，以促进优质医疗资源下沉为重点，推动医疗资源合理配置和纵向流动。

我国分级诊疗制度建设的主要措施如下。①以强基层为重点完善分级诊疗服务体系：包括明确各级各类医疗机构诊疗服务功能定位、加强基层医疗卫生人才队伍建设、大力提高基层医疗卫生服务能力、全面提升县级公立医院综合能力、整合推进区域医疗资源共享、加快推进医疗卫生信息化建设等内容；②建立健全分级诊疗保障机制：包括完善医疗资源合理配置机制、建立基层签约服务制度、推进医保支付制度改革、健全医疗服务价格形成机制、建立完善利益分配机制、构建医疗卫生机构分工协作机制等内容。

（二）全科医生在分级诊疗制度建设中的作用

全科医生是居民健康和控制医疗费用支出的"守门人"，在基本医疗卫生服务中发挥着重要作用。加快培养大批合格的全科医生，对于加强基层医疗卫生服务体系建设、推进家庭医生签约服务、建立分级诊疗制度、维护和增进人民群众健康具有重要意义。国务院医改办、国家卫生健康委员会相继出台《关于推进家庭医生签约服务指导意见》（国医改办发〔2016〕1号）和《关于规范家庭医生签约服务管理的指导意见》（国卫基层发〔2018〕35号），其主要内容如下.

1. 规范签约服务提供主体

（1）开展家庭医生签约服务的机构：家庭医生签约服务主要由各类基层医疗卫生机构提供，鼓励社会办基层医疗机构结合实际开展适宜的签约服务。

（2）家庭医生：现阶段家庭医生主要包括基层医疗卫生机构注册全科医生（含助理全科医生和中医类别全科医生），具备能力的乡镇卫生院医师、乡村医生和中医类别医师；执业注册为全科医学专业或经全科医生相关培训合格、选择基层医疗卫生机构开展多点执业的在岗临床医师；经全科医生相关培训合格的中级以上职称退休临床医师。原则上每名家庭医生签约人数不超过2 000人。

（3）家庭医生团队：原则上以团队服务形式开展家庭医生签约服务。每个团队至少配备1名全科医生、1名护理人员，原则上由全科医生担任团队负责人。家庭医生团队可根据居民健康需求和签约服务内容选配成员，包括但不限于公共卫生医师（含助理公共卫生医师）、专科医师、药师、健康管理师、中医保健调理师、心理治疗师或心理咨询师、康复治疗师、团队助理、计生专干、社工、义工等。开展家庭医生签约服务的机构要建立健全家庭医生团队管理制度，明确团队工作流程、岗位职责、考核办法、绩效分配办法等。团队负责人负责本团队成员的任务分配、管理和考核。

2. 明确签约服务对象及协议

（1）服务对象范围：家庭医生签约服务对象主要为家庭医生团队所在基层医疗卫生机构服务区域内的常住人口，也可跨区域签约，建立有序竞争机制。现阶段，家庭医生签约服务重点人群包括老年人、孕产妇、儿童、残疾人、贫困人口、计划生育特殊家庭成员及高血压、糖尿病、结核病和严重精神障碍患者等。

（2）签约居民的责任与义务：签约居民可自愿选择家庭医生团队签约，并对协议签订时提供的证件、资料的合法性和真实性负责。签约居民须履行签约服务协议中约定的各项义务，并按照约定支付相应的签约服务费。

（3）服务协议：原则上每位居民在签约周期内自愿选择1个家庭医生团队签约。协议签订前，全科医生应充分告知签约居民约定的服务内容、方式、标准、期限和权利义务等信息；协议有效期原则上为1年；协议内容应当包括居民基本信息，家庭医生服务团队和所在机构基本信息、服务内容、方式、期限、费用，双方的责任、权利、义务及协议的解约和续约情况等。签约团队需在签约期满前向签约居民告知续约事宜。服务期满后需续约、解约或更换家庭医生团队的，应当重新办理相应手续。基层医疗卫生机构对持有《母子健康手册》的孕产妇及儿童，在充分告知的基础上，视同与其签订家庭医生服务协议。

3. 丰富签约服务内容　家庭医生团队在医疗机构执业登记和工作职责范围内应当根据签约居民的健康需求，依法依约为其提供基础性和个性化签约服务。基础性签约服务包括基本医疗服务和基本公共卫生服务。个性化签约服务是在基础性签约服务的内容之外，根据居民差异化的健康需求制定针对性的服务内容。

家庭医生团队应当结合自身服务能力及医疗卫生资源配置情况，为签约居民提供以下服务：①基本医疗服务；②公共卫生服务；③健康管理服务；④健康教育与咨询服务；⑤优先预约服务；⑥优先转诊服务；⑦出诊服务；⑧药品配送与用药指导服务；⑨长期处方服务；⑩中医药"治未病"服务；⑪各地因地制宜开展的其他服务。

4. 落实签约服务费

（1）签约服务费的内涵：签约服务费是家庭医生团队与居民建立契约服务关系、在签约周期内履行相应的健康服务责任的费用，体现医务人员作为健康"守门人"和费用"守门人"的劳务价值。家庭医生在为签约居民提供基本医疗和基本公共卫生服务之外，按照签约服务全方位全过程健康服务的要求，签订协议、提供健康咨询，了解签约居民健康状况并实施健康干预、评估、管理，协调转诊、康复指导等服务所需劳务成本，由签约服务费予以补偿。

（2）签约服务费的来源及分配：签约服务费可由医保基金、基本公共卫生服务经费和签约居民付费等分担。要积极争取财政、扶贫、残联等部门支持，拓宽签约服务费筹资渠道。依据各地实际情况，合理核算家庭医生签约服务费收费标准。签约服务费作为家庭医生团队所在基层医疗卫生机构收入组成部分，按照"两个允许"的要求用于人员薪酬分配，体现多劳多得。原则上应当将不低于70%的签约服务费用于家庭医生团队，并根据服务数量、服务质量、居民满意度等考核结果进行合理分配。

（3）发挥全科医生控费作用：有条件的地区可探索将签约居民的门诊基金按人头支付给基层医疗卫生机构或家庭医生团队，对经基层向医院转诊的患者，由基层或全科医生团队支付一定的转诊费用。探索对纵向合作的医疗联合体等分工协作模式实行医保总额付费，发挥全科医生在医保付费控制中的作用，合理引导双向转诊，发挥"守门人"作用，推动医疗卫生服务由以治病为中心向以健康为中心转变。

5. 优化签约服务技术支撑　包括推动优质医疗资源向基层流动、推动区域医疗卫生资源共建共享等。

6. 完善双向转诊机制　包括畅通上转渠道、精准对接下转患者、提高转诊保障能力等。

7. 推进"互联网+"家庭医生签约服务　包括加快区域智能化信息平台建设与应用、搭建全科医生与签约居民交流互动平台、开展网上签约等。

四、特殊地区的全科医疗服务

随着2009年新医改"保基本、强基层、建机制"的路径实施，以县级医院为龙头、乡镇卫生院为主体、村卫生室为基础的农村医疗卫生服务网络得到了有效巩固和完善。

通过加强贫困地区县医院能力建设和城乡医院对口帮扶，支持鼓励通过农村订单定向医学生免费培养、全科医生特岗计划、"县管乡用""乡聘村用"等方式，着力解决一些乡镇卫生院和村卫生室缺乏合格医生的问题。

2011年，《国务院关于建立全科医生制度的指导意见》规定，对到艰苦边远地区政府办基层医疗卫生机构工作的全科医生，按国家规定发放艰苦边远地区津贴。对在人口稀少、艰苦边远地区独立执业的全科医生，地方政府要制订优惠政策或给予必要补助，中央财政和省级财政在安排转移支付时要予以适当倾斜。

2013年，国家卫生计生委等五部门联合印发《关于开展全科医生特设岗位计划试点工作的暂行办法》，指出全科医生特设岗位是针对基层（乡镇）全科医生紧缺的问题，在县级公立医疗机构专门设置，并将所聘全科医生派驻乡镇卫生院工作的非常设岗位。通过实施全科医生特设岗位计划，引导和鼓励优秀医疗卫生人才到基层医疗卫生机构从事全科医疗工作，逐步解决基层全科医生紧缺和无执业医师的问题，力争试点地区每个乡镇卫生院有1名全科医生，促进基层医疗卫生队伍建设取得积极进展。2013年度首先在安徽、湖南、四川、云南等四个中西部省份开展全科医生特设岗位试点工作，优先解决艰苦边远地区全科医生紧缺及乡镇卫生院无执业医师的问题。东部有条件的地区和其他中西部地区可自行开展全科医生特设岗位试点工作。在总结经验的基础上，完善试点工作及相关政策，逐步扩大实施范围，激励全科医生长期在基层服务。

2018年，《国务院办公厅关于改革完善全科医生培养与使用激励机制的意见》提出：①加快壮大贫困地区全科医生队伍：对集中连片特困地区县和国家扶贫开发工作重点县（以下统称"贫困县"）加大农村订单定向医学生免费培养力度。有关省份可结合实际，以贫困县为重点，订单定向免费培养农村高职（专科）医学生，毕业生经助理全科医生培训合格后，重点补充到村卫生室和艰苦边远地区乡镇卫生院。充分利用远程教育等信息化手段，面向贫困县免费实施国家继续医学教育培训项目。各地要加大县级以上医疗卫生机构对口支援农村基层医疗卫生机构力度，县级以上医疗卫生机构要通过远程教育等方式加强对基层的技术指导和培训。②扩大全科医生特岗计划实施范围：继续推进全科医生特岗计划试点工作，到2020年，逐步将试点范围覆盖到所有贫困县的乡镇卫生院，所需资金由中央和地方财政共同承担并适当提高补助标准。鼓励有条件的地区结合实际实施本地全科医生特岗计划，引导和激励优秀人才到基层工作。③职称晋升政策向贫困地区进一步倾斜。对长期扎根贫困县农村基层工作的全科医生，可突破学历等限制，破格晋升职称。全科专业住院医师规范化培训合格、取得中级职称后在贫困县农村基层连续工作满10年的，可经职称评审委员会考核认定，直接取得副高级职称，取得的副高级职称原则上应限定在基层医疗卫生机构聘任，由基层医疗卫生机构向上级医疗卫生机构流动时，应取得全省（区、市）统一的高级职称。

2020年9月，《国务院办公厅关于加快医学教育创新发展的指导意见》提出：逐步扩大订单定向免费医学生培养规模，中央财政继续支持为中西部乡镇卫生院培养本科定向医学生，各地要结合实际为村卫生室和边远贫困地区乡镇卫生院培养一批高职定向医学生。

第二节 国外医疗卫生服务体系与全科医生

一、英国医疗卫生服务体系与全科医生

（一）英国的医疗卫生服务体系

英国于1948年建立了集医学科研、全民医疗保健、儿童保护及对老年人和残障人群的关怀为一体的英国国家医疗服务系统（national health service，NHS）。卫生部为最高决策和管理部门，通过联合各级公立医院、社区卫生中心、各类诊所等医疗机构，满足国民日常所需的卫生服务。英国的医疗卫生服务体系可分三层。①以社区为主的基础医疗网：主要由社区全科医生和护士组成，提供基本医疗保健和社区关怀服务等；②地区二级医院服务：包括NHS下属的公立医院及专科医生，负责接诊全科医生转介的患者或处理一些重大意外事故或急诊患者，提供90%以上的急诊和住院服务；③三级医院：在地区二级医院的服务内容以外，负责集中救治重大或疑难杂症。

NHS是典型的全民福利型医疗体制模式，英国全体国民接受卫生服务时无需付费，并实行医药分离制度，居住在英国的合法居民，除支付一些处方药事服务费、眼科、牙科的费用外，可以享受免费的医疗服务。特殊人群如60岁以上老人、孕妇、1年期的哺乳妇女、儿童、慢性病患者、在校学生等可免去药事服务费。

（二）英国全科医生与医疗卫生服务体系

1. 培养与执业要求　英国皇家全科医师学会负责制定英国全科医生的培养体系及考核机制的相关标准。培训体系包括五年制本科教育、两年制基础培训、三年制全科医学专业培训和执业后继续教育四个阶段。三年全科医学专业培训考试合格后，通过英国皇家全科医师学院会员注册，使可获得全科医师执业资格。

英国的全科医生在取得相关执照后可以独立开业，但目前普遍以全科诊所形式进行团体行医。全科医生执业需要两份文件：①与卫生行政部门签订合同，政府通过签订合同的方式购买全科医生提供的基本卫生保健服务，并由卫生部门按照合同相关规定对全科医生的服务行为进行监管；②社区居民签署诊所注册文件，全科医生为与其注册的社区居民提供基本卫生保健服务。

2. 服务模式　英国实行严格的社区全科医生首诊和双向转诊制度：①居民必须选择某一诊所注册；②非急诊患者必须先在注册的全科医生诊所就诊，通过全科医生转诊，才能到医院就诊；③特殊紧急情况下可直接到医院急诊部门就诊；④三级医院接受的转诊患者，救治处理后患者转回到注册的全科医生诊所接受后续治疗；⑤英国建立了明确的转诊流程和标准，并融合了预防、康复等内容，指导医生规范临床行为。

NHS还建立了具有急诊服务功能的公立日间诊所，由政府聘用的全科医生或护士入驻，无须预约就诊，进一步避免了不必要的急诊住院。NHS针对特定疾病（如肿瘤）建立了绿色转诊通道，要求两周内完成所有相关检查及诊断。英国政府还在不断整合医疗和民政服务，融合一站式医疗与社会照护服务，追求以全科医疗为基础的卫生保健服务

与公共卫生工作的衔接，从分割式卫生服务向一站式社会照顾体系发展，此类新兴模式的范例包括基本卫生保健之家。

由于英国公立医院基本运行发展费用由政府承担，专科医生收入与处方行为不挂钩，因此医院没有提供额外服务的动力。据统计，除急诊外，英国80%的患者都在全科医生诊所获得诊疗服务，仅20%经转诊去医院接受门诊或住院治疗。全科医生在英国的医疗体系中起着至关重要的"守门人"作用，既减轻了专科医生的负担，节约了医疗资源，又方便了社区居民。

3. 激励约束机制　英国实行按人头付费为主、绩效模式为辅的付费方式，在政府赋予的自主权范围内遵循多劳多得的薪酬激励方法。英国全科医生的工资总额为社会平均工资的3~4倍，与普通专科医生平均工资水平基本持平，甚至超过专科医生，优厚的薪酬待遇为英国全科医生提供了充足的人才储备。英国从服务购买、绩效管理、质量控制等方面对全科医生进行引导和规范，以推进医疗质量提升，但难免也会出现全科医生为追求利益而忽视医疗质量的不当行为。同时，政府规定签约的社区居民可以随时改变注册的全科医生，促使全科医生以优质服务吸引居民。

二、美国医疗卫生服务体系与全科医生

（一）美国的医疗卫生服务体系

1. 美国的医疗卫生服务体系　我国的全科医生在美国称为家庭医生。在此介绍美国的医疗卫生服务体系时使用"家庭医生"这一称谓。

（1）基层卫生服务机构：①家庭医生诊所，家庭医生可以单独开业或团体执业，诊所规模大小各异，有单人诊所（solo clinic）、多人组合诊所（group clinic）、多学科复合诊所（multiple specialty clinic）等。无论单人诊所还是复合诊所，都有挂靠的医院，若有需要，可以及时有效地转诊；②社区卫生中心（community health centers，CHCs）是联邦政府在缺医少药的城乡地区开办，为无医疗保险的穷人、无家可归者和少数族裔等提供基本医疗和预防服务的机构，是贫困人群和没有医疗保险业的人的基本卫生保健安全网。③其他，包括联邦政府在偏远农村地区设立的农村卫生中心、移民卫生中心、州政府或地方政府设立的公共卫生诊所、志愿组织或慈善机构设立的免费诊所、零售药店等。

（2）医院：分类复杂。

根据所有权可分为：①联邦、州或地方政府举办的公立医院；②私立非营利性医院；③私立营利性医院。

根据公民的使用权可分为：①社区医院，指非联邦政府所有、为普通居民提供短期住院服务的医院；②非社区医院，指联邦政府经营的医院，其他机构中的医疗部门，如监狱、大学医院，以及长期照护医院。

为了提高偏远地区医疗服务的可及性，美国国会提出设置两个特别类型的乡村医院：①独家社区医院（sole community hospital），农村偏远地区唯一的医院服务提供者；②医疗保健计划依赖的医院（medicare-dependent hospital），规模较小，至少60%的出院患者

为享受医疗保健计划的乡村医院。

医院有不同规模的门诊和急诊，或独立的门诊中心，除面向社区患者提供医疗服务外，还向家庭医生出租诊室用以接诊患者。

（3）医生：按照专业可分为三类。①基层保健医生（primary care physicians，PCPs），美国PCPs不仅包括家庭医生和通科医生（特指没有经过家庭医学住院医师培训、没有取得家庭医师资格证的基层医生），还包括普通内科医生、普通儿科医生、妇产科医生等。近年来，医生助理、执业护士、助产护士也不断加入基本医疗服务领域，特别是在医疗服务水平低下的地区。在社区卫生中心，家庭医生约占70%，执业护士占20%，医生助理占9%，助产护士占1%。②内科类专科医生，包括心脏病学、胃肠病学、血液病等。③外科类专科医生，包括普通外科、心胸外科、神经外科等。

2. 美国的医疗保险体系

（1）商业健康保险：又称私人医疗保险，大多数是群体保险或职工医疗保险，是雇主提供给职工的附加福利，职工可选择只覆盖自己或整个家庭，雇主支付的比例一般是75%。

20世纪90年代以来，卫生经费的高速增长使医疗保险公司不堪重负，同时随着疾病谱的改变和卫生经费的短缺，美国私人医疗保险公司提出了管理型保健的新模式。①健康维护组织（health maintenance organization，HMO）：保费较低，适用于低收入人群，购买HMO保险的患者采用按人头付费，由参加HMO的医院、医生和其他医护人员提供保健服务，发挥"守门人"作用。②优先医疗服务提供者组织（preferred provider organization，PPO）：保费较贵，适用于中产阶级，其特点是投保人同意使用同PPO签订合约的医院和医生，这些同PPO签订合约的医院和医生就是"优先提供者"，但允许投保人在"优先提供者"名单之外选择医院和医生，支付方式不是按人头，而是同"优先提供者"协商设定优惠价格，一般在其原定价格降低25%~30%，先由患者全额付款，PPO按优惠价格补偿患者，差额则由患者自付，如患者选择"优先提供者"名单之外的医院和医生，则患者自付的比例提高，以此来阻止患者在"优先提供者"名单之外选择医院和医生。③专一提供者组织（exclusive provider organization，EPO）：其组织形式和目的类似于PPO，不同之处在于投保人只能使用"优先提供者"名单上的医院和医生。EPO可效仿HMO发挥"守门人"作用。④服务时点计划（point of service，POS）：是将HMO和PPO结合形成的新的管理型保健计划，吸收HMO的按人头付费及"守门人"作用等特点，在需要服务的时点，允许患者在"优先提供者"名单之外选择医院和医生并按服务项目收费标准额外付费。

（2）政府医疗保障制度：又称公共医疗保险，包括以下几项。

①医疗保健计划：由美国联邦政府预算筹资，为65岁以上老人、享受社会保障救济金的残疾人、终末期肾脏患者和肌肉萎缩性侧索硬化症患者提供医疗保健资助。②医疗救助计划：由联邦政府和州政府联合资助，为穷人提供医疗保健资助。但该计划并不囊括所有的穷人，享受该计划需要满足一定的条件。③针对低收入家庭儿童的健康保险计

划。此外，还有联邦雇员及其家属享受的联邦雇员医疗保险计划，现役及退伍军人医疗保险计划，印第安人和阿拉斯加原住民健康服务计划等。

（二）美国家庭医生在医疗卫生服务体系中的作用

1. 培养与执业要求

（1）美国家庭医生培养模式分为三个阶段：①四年制本科教育。②四年制医学专业学习，取得医学博士学位（doctor of medicine，MD）或骨科博士学位（doctor of osteopathy，DO）。由于DO的医学教育更重视基本医疗保健，绝大部分DO毕业生成为基层保健医生，更愿意到农村地区行医。③三年制住院医师培训，经过3年家庭医学培训后申请参加美国家庭医学委员会（American Board of Family Medicine，ABFM）组织的美国家庭医师资格证考试，通过者可获得家庭医师资格证书。

（2）家庭医生资格再认证：取得家庭医生资格证书的家庭医生，从1976年起，必须每3年获得继续医学教育150分、完成自我测试和绩效改进等活动，每7年必须通过ABFM的家庭医生资格再认证考试，从2011年起改为每10年必须通过ABFM的家庭医生资格再认证考试，才能继续执业。

（3）家庭医生的服务技术专长培训：ABFM还为家庭医生提供一些特殊服务项目的资格认证，如临终关怀与姑息医学、疼痛医学、睡眠医学、运动医学、老年病学、青春期保健等，有效期10年，期满必须重新考试。

2. 服务模式

在美国，家庭医生可以开办诊所或在社区卫生中心等基层保健机构行医。居民大多通过购买私人医疗保险的方式获得医疗卫生服务，在医疗保险公司的建议下选择家庭医生，就医时一般先联系其家庭医生。家庭医生能提供健康咨询、预防保健、医疗康复和常见病的诊断治疗等长期服务，并对慢性病患者和康复期患者主动追踪观察，对危重患者进行初步稳定处理和及时转诊，对疑难病症的转诊及与其他专科的协调，对住院患者出院后随访等。无医疗保险的弱势人群可到社区卫生中心、公共卫生诊所和免费诊所等就诊。

美国的家庭医生制度通过市场经济的原则，结合个人的医疗消费能力，帮助患者充分利用社会医疗资源，其核心是"医疗保险家庭医生首诊制度"，是美国医疗卫生体系的"守门人"。

3. 激励约束机制

美国基层保健医生薪酬大约是社会平均收入的3.5倍，但仍低于专科医生。为壮大基本卫生保健队伍，《平价医疗法案》规定：①增加医疗保健计划和医疗救助计划对基本医疗保健医生的支付；②设置奖学金和贷款减免等措施鼓励毕业生到医学专业人员短缺的地区服务；③扩大社区卫生中心项目和提高其保健服务能力；④设立更多培训项目，以培训更多的基层卫生保健医生。

三、加拿大医疗卫生服务体系与全科医生

（一）加拿大医疗卫生服务体系

全科医生在加拿大被称为家庭医生。1984年，加拿大联邦政府通过了《加拿大卫生法》，

为加拿大永久居民或公民享受全民免费医疗提供了法律依据，也为加拿大的医疗卫生服务提供了统一标准。加拿大的医疗卫生制度以公费医疗为主，即由政府出资、由私营医院医生提供医护服务。加拿大在全国10个省和3个领地实行一整套相互挂钩的全民医疗保险计划。该计划是由公众（政府）出资，由私人经营；从普通税收中拨款建立；统一由省级政府进行管理，免费提供医疗服务给加拿大所有公民和永久居民。

加拿大医疗卫生服务体系包括两级。①初级医疗服务：主要由家庭医生及其诊所组成，还包括牙医、护士、药剂师等，是最先接触的医疗服务提供方。为了增加患者就医的可及性，安大略省2004年5月推出家庭医生服务团队项目，鼓励在传统小规模的家庭医生诊所的基础上，吸纳更多的家庭医生和其他专业人员加入，为患者提供多学科服务。除此之外，安大略省在没有家庭医生开业的农村地区及城市特殊地区，如新移民区、难民居住区等，开设社区卫生中心，由多学科团队提供基本医疗、健康促进等服务。②二级医疗服务：主要指专科医生及医院所提供的急诊和住院服务。一些辅助治疗人员（如物理治疗师、营养师、作业治疗师等）也属于次级医疗服务的范畴。还包括某些专科医生提供的复杂药物及手术治疗，如癌症治疗、神经外科手术、心血管手术等。以上两类医疗服务基本上都是在医生的诊所或医院进行。在医疗系统中，还有很多医疗服务是在社区甚至是患者家里直接进行的，这就是家庭与社区式照护，包括对行动不便的患者的社区康复治疗、家庭护理、养老院、长期护理、生活助理等。使用家庭与社区式照护服务一般也需要家庭医生的推荐。此外，还有一种步入式诊所，规模较小，通常只有1~2位医生和1~2位护士，一般不接受患者的注册，也不需预约，主要处理一些常见的非紧急性病症。在步入式诊所看病能使用医保卡，没有医保卡的本地居民和外国游客也可以去看病。

（二）加拿大的全科医生与医疗卫生服务体系

1. 培养与执业要求　加拿大家庭医生培养包括以下几个阶段。①先经过4年非医学高等教育，取得学士学位；②进入医学院校开始医学教育：分为2年医学基础课程、2年临床课程和临床见习，获得医学学位；③如要申请医师执照，须先进行为期2年的家庭医学住院医师培训，可自主选择第三年的额外技能培训；④实习期满后，必须通过由加拿大家庭医生学院组织和实施的从业资格认证考试，才能成为执业家庭医生；⑤接受加拿大家庭医生协会认证的继续教育，提高临床技能。

2. 服务模式　加拿大的家庭医生绝大部分是个体经营，与居民实行签约服务，并负责患者的全部医疗档案。专科医生一般不直接接收患者，必须由家庭医生转诊而来，家庭医生扮演着居民健康"守门人"的角色。家庭医生每次接诊的时间为10~15分钟，是以家庭为中心的看诊，不仅是接诊患者，还要考虑患者所涉及的家庭环境。假如遇到急症，患者可以找家庭医生，可以去急症诊所或去医院急诊室。

（1）签约流程：在加拿大，居民可以自由选择自己的家庭医生。签约时，每一位加拿大居民都要签署一份《个人健康数据表》，该表能够保障在任何健康状况下，他们均能够享受免费医疗。为保证照顾的连续性，患者通常只选择一人作为其家庭医生。加拿大的家庭医生不需要每年签约一次，只要家庭医生同意接受新患者，任何持有所在省份或地区的合法健康保险文件（绝大多数持有效的健康卡，少数人也可以凭有效的移民纸或难民庇护纸）申请签约，成为该医生的长期服务对象。

（2）转诊流程：大多数居民看病首先要预约自己的家庭医生，对于家庭医生不能诊治的疾患，可以通过电子邮件或电话等方式把患者转诊至专科医生。专科医生在诊治患者后，会将患者的情况及时向家庭医生通报。

（3）慢性病管理：家庭医生除负责普通居民每年的体检外，还要对慢性病进行管理。慢性病管理团队是由家庭医生、护士、药师、营养师和运动专家等组成，如果病情需要，专科医生也可以参与。慢性病管理过程由家庭医生主导，其他医疗人员或资源为辅，也需要患者积极参与。

（4）全科医学病房：加拿大每个大型医院均有20~25张床位的全科医学病房，收治脓毒血症、充血性心力衰竭及髋部骨折等病种，家庭医生可以根据需要寻求专业人士的协助。

3. 激励约束机制

（1）薪酬待遇：加拿大的家庭医生诊所是私营的，家庭医生的报酬由政府根据家庭医生提供的医疗服务进行支付，其标准医师协会与由省政府协商达成。加拿大家庭医生的年平均收入仍低于专科医生，加拿大政府正努力缩小其差距。

（2）偏远地区家庭医生的招聘和留用：加拿大政府正采取措施鼓励医生到偏远地区从业，如对符合条件的从业家庭医生免除助学贷款还贷、一些医学院为来自北方或偏远地区的学生提供奖学金、为少数民族学生制定优惠措施等。

四、澳大利亚医疗卫生服务体系与全科医生

（一）澳大利亚的医疗卫生服务体系

1. 澳大利亚医疗服务体系　澳大利亚医疗服务体系由社区卫生服务中心、专科诊所和综合医院三级架构组成。

（1）全科医疗服务中心：在澳大利亚，每个地方政府在其辖区内通常都会设置一个全科医疗服务中心，包括社区卫生服务机构和全科医生诊所等。

①社区卫生服务机构：包括妇女卫生服务中心、妇幼保健站、土著卫生服务中心、社区心理卫生服务中心及社区护理服务中心等；②全科诊所：一般是私人或合伙诊所，或是由集团式公司运营设立的综合性诊所。小的全科诊所仅有1名全科医生，规模较大的可能有10余名全科医生，2~4名护士甚至更多，有些诊所还配备有理疗师、营养师和心理医生等。集团式公司经营的诊所还配备有血液生化实验室、X光机、超声机和CT机。

（2）专科诊所：是由私人专科医生或医院门诊部提供的专家服务，通常又被称为二级医疗服务机构。澳大利亚政府认可的专科医生包括麻醉、皮肤病、产科和放射科等，多达60余种。

（3）综合医院：为三级医疗服务机构，分为公立和私立医院。

①公立医院：一般由州/领地政府管理，并接受联邦政府和州/领地政府的共同资助；主要接收急诊、全科医生或专科医生转诊的患者，提供急诊、门诊和住院治疗服务。②私立医院：分为营利性和非营利性两种，提供高端的个性服务，通常只接收短期治疗有效、低成本患者，部分医院不设急诊科和ICU，甚至不愿接收癌症等高成本患者。但部分医院设急诊科和ICU，接受所有持有私人医保的患者。

2. 澳大利亚医疗保险制度　由医疗保健计划（medicare）、药品津贴计划和私人医疗保险组成。

（1）医疗保健计划：澳大利亚从20世纪70年代开始实行全民医疗保险计划，1984年引入"medicare"的概念，其目标是为所有澳大利亚人提供基于临床需求的、能承受的、高质量的医疗服务，所有居住在澳大利亚的澳大利亚或新西兰公民，或拥有永久居住签证者均可享有免费医疗。在需要看病时，医疗保健计划将支付部分或全部的医生服务费用和检查费用，以及免费在公立医院住院治疗。在购买处方药时，也可以由医疗保健计划提供药费补助。医疗保健计划的经费主要由政府、保险公司和个人三方承担。

（2）药品津贴计划：澳大利亚的医疗服务和药品销售是严格分离的。澳大利亚政府通过药品津贴计划保障重要药品的可及性，其核心内容是纳入药品津贴计划制度框架内的药品主要由联邦政府支付，个人仅需支付较小的费用，目前可以基本满足患者的临床诊断和治疗需求。联邦政府每年公布一次药品津贴计划的药品目录，并经过谈判确定进入药品津贴计划目录的药品价格。为了切实减轻慢性病和重大疾病患者的负担，澳大利亚政府设立了"安全网"，即对一年内自付费用累计达到一定临界值的患者提供更高比例的补助水平。

（3）私人医疗保险：由公民自愿购买，不具有强制性。澳大利亚居民购买私人医疗保险可以获得政府返还30%左右的保险费，高收入者可以免交医疗保健计划补充税等各种优惠。私人医疗保险可以报销许多医疗保健计划所不保障的医疗服务，如牙科检查和治疗、验光配镜、家庭护理及针灸理疗等辅助医疗。

（二）澳大利亚的全科医生与医疗卫生服务体系

1. 培养与执业要求　澳大利亚的全科医学是与其他专科并列的一门独立学科，其培训经历一般分四个阶段。①4~6年的医学院本科教育，毕业后授予内外科学士学位（MBBS）。②毕业后培训1~2年：主要在三级综合性医院临床科室完成轮转学习，完成培训后获得澳大利亚从业者监管机构颁发的医生执业执照。③全科医师职业培训：获得医生执照后在全科医学培训中心进行为期3~4年的培训，并通过全科医生学会的资质考试以获得澳大利亚皇家全科医生学院的会员资格，正式成为独立执业的全科医生，这是全科医生完成职业培训的标志。④终身继续医学教育，每3年考核1次。⑤全科医生的亚专科培训：部分全科医生提供继续医学教育培训可以拿到亚专科执业证（三年有效），如全科妇产科、全科麻醉师、全科姑息关怀和全科皮肤癌医生等。

2. 服务模式　澳大利亚执行严格的社区首诊制度，所有患者（除急诊外）必须首先就诊于全科诊所。经全科医生诊治后认为不能在基层全科医疗卫生服务中处理的患者，再通过全科医生的推荐转诊至专科医生或综合医院进行治疗。如果没有全科医生的转诊信，医疗保险体系便无法支付专科医生的医疗服务费用。与此同时，国家对医院实行按病种付费（diagnosis-related groups，DRGs）核算拨款，医院为控制成本，提高床位周转率，将术后患者或明确诊断的患者转社区康复治疗。医院非常注重与全科医生、社区的关系，主动为患者介绍驻地相应的全科医生，以便收治和转送患者。因此，澳大利亚的全科医生制度在提供连续协调、方便可及的基本医疗卫生服务、有效调节卫生资源、合理控制医疗费用等方面发挥着重要作用。

3. 激励约束机制

（1）支持全科医生培养的激励政策

①安置补助：①每一名愿意到缺乏医生的农村和偏远地区执业行医的医生可以获得2万澳元安置补助，而且一次性用于搬迁安置；②培训补助：为了吸引全科医生到农村地区工作，或是已经到农村地区工作的医生需要提高技能，政府提供一定的培训补助；③偏远地区补助：为了帮助偏远社区吸引和留住全科医生，全科医生在这些社区服务3年，就有资格获得每年5万澳元的补助。

（2）医保政策：公立医院和全科医疗产生的费用，由政府按医疗保险福利目录进行全额支付，而私人专科医生提供的医疗服务，医疗保健计划仅支付其中的75%~85%（诊所为85%，私立医院为75%）。在医疗保健计划支付全科医疗费用之外，还实行全科医疗激励补助计划，通过额外的激励补助支付，鼓励全科医生提高服务质量。目前，医疗保健计划对全科医疗的支付比例为100%。

五、古巴医疗卫生服务体系与全科医生

（一）古巴的医疗卫生服务体系

1959年古巴革命胜利后，逐步建立起覆盖全民的全额免费的医疗保障制度。所有医疗卫生支出依靠国家财政，融资依靠政府预算。全体古巴居民都可以享受全额免费的医疗卫生服务，医疗待遇人人平等。

古巴的医疗服务体系分为三级。①初级医疗网：指社区家庭医生诊所和综合诊所。每个社区设置一个家庭医生诊所，配备1名家庭医生和1名护士，为120~150个家庭约1 000个居民提供综合性预防和医疗服务。在家庭医生诊所基础上，设置综合诊所，设儿科、妇科、口腔、康复、精神科等，配备较先进的临床实验室和检查设备，并由综合诊所主任、护士长、专科医生及社会工作者组成多学科团队，对家庭医生诊所进行监管和提供支持，每个综合诊所管理20~40个家庭医生诊所。②第二级医疗网：指城市的综合医院，负责治疗疑难和复杂疾病。③第三级医疗网：指省级的专科医院或研究所，主要对并发症和后遗症进行处理。在各个层级，古巴的公共卫生和医疗服务都紧密融合。

（二）古巴的家庭医生与医疗卫生服务体系

古巴政府从1984年起开始在城乡实行家庭医生制度，并于20世纪90年代逐步推广到全国。

1. 培养与执业要求　　古巴所有医学生接受6年医学本科教育毕业后，都要经过2年的全科医生培训，经考试合格后先成为家庭医生，然后才有机会学习其他医学专科。在此期间，可以申请该专科范围内的课题来进行深入研究，并通过这种方式获得某领域的硕士学位。

古巴医学生通过毕业时的"国家考试"后，即获得医师从业的"资格证"。另外，还必须通过政治思想和职业道德方面的考核，符合"为人民的幸福而奉献"的职业要求。家庭医生由政府雇佣在家庭医生诊所执业，不允许受雇于私人机构。但家庭医生也要轮流到社区的综合诊所值班。家庭医生和护士每周有半天到综合诊所集中学习或培训，更新理论知识、掌握新技术。另外，政府不定期地安排家庭医生或护士到上级医疗单位进修。

2. 服务模式　　古巴的家庭医生诊所位于居民区，提供24小时服务，家庭医生通常上午在诊所接待患者，下午外出巡诊。综合诊所从上午8点开放到凌晨4点，夜间有两个家庭医生值班。家庭医生提供的服务主要包括医疗、公共卫生和妇幼卫生三部分。

在基层首诊制和三级诊疗制度下，患者就诊流程均由家庭医生诊所和综合诊所开始，当家庭医生和综合诊所的诊疗技术达不到患者需求时，家庭医生负责将患者及完整的就诊信息推送至上级医院甚至专科研究所，并随时跟踪和掌握患者的病情发展，配合其治疗。当病情缓解之后可再转回社区做康复治疗。同时，各医院也设立有24小时专科急诊，急症患者可直接"越级"到医院就诊。在这个体系中，家庭医生扮演着主角，覆盖率约100%的家庭医生保障了全体公民病有所医；通过双向转诊的控制，促进医疗资源利用率的提高和公平分配。

3. 激励约束机制　　①古巴医务人员的工资完全由政府支付，家庭医生的工资水平高于国有行业月平均工资，与专科医生相比差距不大。②家庭医生诊所的投资和建设由政府负责，住房和生活设施也由政府提供。③为了让更多医生愿意留在基层医疗卫生机构工作，给家庭医生提供了与其他医生一样的职业发展机会，无论在哪个级别的医疗机构工作，只要通过专家委员会审核满足晋升条件后，均可晋升职称。④古巴政府坚持采取免费教育的方式充实医疗卫生领域的人力资源，从1960年起，政府要求凡医学院校毕业生必须服从国家分配，到农村或城市的基层单位工作2~3年后才可以自由流动。凡政治思想和业务技能不合格者，不能从医。⑤古巴国家公共卫生部和省、市及地方卫生部门代表各级人大具体负责医疗卫生机构与医务人员的监督工作，同时加强群众对卫生工作的监督和参与，让家庭医生常年与群众生活在一起，形成固定的服务关系，让基层群众对家庭医生工作效率和效果予以更多的关注。由于政府的重视和群众的支持，古巴的家庭医生制度发展迅速，但带有平均主义的分配制度降低了医生工作效率。

（胡丙杰）

致谢：本章关于英国、美国、加拿大、澳大利亚等国家医疗卫生服务体系与全科医生的

内容，得到英国伯明翰大学公共卫生研究院郑家强教授、胡琳博士，澳大利亚科廷大学医学院许丹教授，加拿大全科医生Jacky Guo等审阅修改，特此鸣谢！

思考题：

1. 我国全科医生制度的主要内容包括哪些方面？

2. 全科医生在分级诊疗制度建设中的作用？

推荐阅读文献

[1] 杜雪平. 全科医学案例解析. 北京：人民卫生出版社，2017.

[2] 梁万年，路孝琴. 全科医学. 2版. 北京：人民卫生出版社，2018.

[3] 路孝琴. 全科医学概论. 北京：北京大学医学出版社，2014.

[4] 路孝琴. 全科医学基本理论教程. 北京：人民卫生出版社，2019.

[5] 李幼平. 实用循证医学. 北京：人民卫生出版社，2018.

[6] 吕兆丰，郭爱民. 全科医学概论. 北京：人民卫生出版社，2017.

[7] 国家卫生计生委，国家中医药管理局.《关于进一步规范社区卫生服务管理和提升服务质量的指导意见》（国卫基层发〔2015〕93号），2015.

[8] 国务院办公厅. 国务院办公厅关于印发中医药健康服务发展规划（2015—2020年）的通知（国办发〔2015〕32号）. [2021-12-23]. http://www.gov.cn/zhengce/content/2015-05/07/content_9704.htm.

[9] 国务院办公厅. 国务院办公厅关于印发全国医疗卫生服务体系规划纲要（2015—2020年）的通知（国办发〔2015〕14号）. [2021-12-21]. http://www.gov.cn/zhengce/content/2015-03/30/content_9560.htm.

[10] 国务院办公厅. 国务院办公厅关于制定和实施老年人照顾服务项目的意见（国办发〔2017〕52号）. [2021-12-25]. http://www.gov.cn/zhengce/content/2017-06/16/content_5203088.htm.

[11] 李健，朴慧烘，刘莹莹，等. 全科医生接诊能力评价工具系统综述. 中华全科医学，2021，19（5）：841-845.

[12] 沈士立，于晓松. 英国基本医疗卫生体制及其改良对中国全科医学发展的启示. 中国全科医学，2019，22（19）：7.

[13] 孙福川，王明旭. 医学伦理学. 北京：人民卫生出版社，2013.

[14] 王小钦，何耀. 循证医学. 北京：人民卫生出版社，2020.

[15] 王岳. 医事法. 北京：人民卫生出版社，2013.

[16] 王吉耀. 循证医学. 北京：人民卫生出版社，2020.

[17] 王家良. 循证医学. 北京：人民卫生出版社，2016.

[18] 武宁，程明羕，闫丽娜，等. 中国全科医生培养发展报告（2018）. 中国全科医学，2018，21（10）：1135-1142.

[19] 姚树坤，张抒扬. 临床思维. 北京：人民卫生出版社，2020.

[20] 于晓松，路孝琴.全科医学概论.5版.北京：人民卫生出版社，2018.

[21] 中华人民共和国国务院.国务院办公厅关于推进医疗联合体建设和发展的指导意见（国办发[2017]32号）.[2021-12-23].http://www.gov.cn/zhengce/content/2017-04/26/content_5189071.htm.

[22] 中华人民共和国国务院.关于印发推进家庭医生签约服务指导意见的通知（国医改办发〔2016〕1号）.[2021-12-14].http://www.gov.cn/xinwen/2016-06/06/content_5079984.htm.

[23] 中华人民共和国国务院.国务院办公厅关于改革完善全科医生培养与使用激励机制的意见（国办发〔2018〕3号）.[2022-02-11].http://www.gov.cn/zhengce/content/2018-01/24/content_5260073.htm.

[24] 中共中央，国务院."健康中国2030"规划纲要.[2021-11-21].http://www.gov.cn/xinwen/2016-10/25/content_5124174.htm.

[25] 中华人民共和国国务院.深化医药卫生体制改革2021年重点工作任务的通知（国办发〔2021〕20号）.[2022-02-21].http://www.gov.cn/zhengce/content/2021-06/17/content_5618799.htm.

[26] 中华人民共和国国务院.关于加快中医药特色发展的若干政策措施.[2022-01-21].http://www.gov.cn/zhengce/content/2021-02/09/content_5586278.htm.

[27] 祝墡珠.全科医学概论.4版.北京：人民卫生出版社，2017.

[28] GBD 2019 Diseases and Injuries Collaborators. Global burden of 369 diseases and injuries in 204 countries and territories, 1990–2019: A systematic analysis for the Global Burden of Disease Study 2019. Lancet, 2020, 396: 1204-1222.

[29] Word Health Organization. Noncommunlcable diseases. Geneva: World Health Organization, 2015.

[30] ZHOU M G, WANG H D, ZENG X Y, et al. Mortality, morbidity, and risk factors in China and its provinces, 1990-2017: A systematic analysis for the Global. Lancet, 2019, 394 (10204): 1145-1158.

中英文名词对照索引

Z